Matthias Kummer

Die Tür zum Leben geht nach innen auf

Was passiert, wenn wir Lasten über Bord werfen,
Ja sagen zu Gottes Liebe und mutige Schritte gehen

MATTHIAS KUMMER

Die Tür zum Leben geht nach innen auf

Was passiert, wenn wir Lasten über Bord werfen, Ja sagen zu Gottes Liebe und mutige Schritte gehen

SCM
Hänssler

SCM

Stiftung Christliche Medien

SCM Hässler ist ein Imprint der SCM Verlagsgruppe,
die zur Stiftung Christliche Medien gehört, einer gemeinnützigen Stiftung,
die sich für die Förderung und Verbreitung christlicher Bücher,
Zeitschriften, Filme und Musik einsetzt.

MIX
Papier | Fördert gute Waldnutzung
FSC® C014496

Hänssler in der SCM Verlagsgruppe GmbH
Max-Eyth-Straße 41 · 71088 Holzgerlingen
Internet: www.scm-haenssler.de; E-Mail: info@scm-haenssler.de

Lektorat: Ursula Stählin, Winterthur; Mirja Wagner, www.lektorat-punktlandung.de
Umschlaggestaltung: Sybille Koschera, Stuttgart
Autorenfoto: © Matthias Kummer
Titelbild: freepik
Satz: typoscript GmbH, Walddorfhäslach
Druck und Bindung: GGP Media GmbH, Pößneck
Gedruckt in Deutschland
ISBN 978-3-7751-6213-5 · Bestell-Nr. 396.213

Vorbemerkung

Die Protagonistin Lina und die zwei Protagonisten Ben und der kauzige Professor Douglas W. Peterson sind frei erfunden. Die Themen, mit denen sie sich auseinandersetzen, und die Wege in die Freiheit, die sie gehen, beruhen auf eigenen Erfahrungen des Autors sowie auf Begebenheiten, die seine Klientinnen und Klienten erlebt haben. Als Seelsorger und Coach durfte er bereits viele Menschen auf ihrem Weg begleiten.

Was betrübst du dich,
meine Seele,
und bist so unruhig in mir?

PSALM 43,5a

LUT 2017

Zur Freiheit hat
uns Christus befreit.

GALATER 5,1a

LUT 2017

Inhalt

Vorwort

Mit der Vergangenheit Frieden schließen, den Glauben stärken, das Herz von Jesus heilen lassen, wahrhaftig leben, Gottes Stimme hören, das tun, was man liebt – das sind Dinge, die wir unbedingt tun sollten. Und all das wird nötig sein, wenn wir in unsere göttliche Berufung hineinwachsen und »unseren Lauf« vollenden wollen. Gibt es überhaupt etwas Großartigeres, als von Gott zu erfahren, wer man wirklich ist und was er mit Ihrem Leben vorhat?

Ich bin sicher: In jedem von uns schlummert dieser verborgene Schatz, der darauf wartet, entdeckt zu werden. Jeder von uns hat etwas wie eine Bestimmung, die wir mutig und vertrauensvoll anpacken dürfen. Ich denke, dieser göttliche Plan fängt damit an, dass wir einfach mal das tun, was wir am besten können. Im Gehen zeigt Gott uns den Weg, und von ihm geleitet, wachsen wir in unsere neue, wahre und göttliche Identität. Wenn wir fest in Gott verwurzelt sind, seine Wahrheiten annehmen und uns auch in stürmischen Zeiten daran festklammern, sind wir in der Lage, das zu tun, was er ursprünglich geplant hat. Dazu sind wir alle berufen – die seelische Wüste hinter uns lassen, auf Gottes Liebe vertrauen und voller Lebensmut in eine hoffnungsvolle Zukunft steuern.

Natürlich ist das Leben auch gepflastert von Schwierigkeiten, Sorgen und manchmal auch Krankheiten. Und nicht selten lassen wir uns von Rückschlägen und Herausforderungen entmutigen und geben auf – oder packen unsere Träume erst gar nicht an, weil wir uns fragen: Wer bin ich schon? Was soll ich zu bieten haben? Ich bin doch nur ein normaler Durchschnittsmensch.

Liebe Leserin, lieber Leser, das sollten wir auf gar keinen Fall tun. Unser liebender Gott legt einen ganz anderen Maßstab an. Er sagt von uns, dass wir zu seiner Familie gehören und dass er einen guten Plan mit unserem Leben hat. Wenn wir uns selbst klein machen, nützt das niemandem. Wir dürfen und sollen uns zeigen – mit all unseren Schwächen und Fehlern. An einer Stelle im Neuen Testament sagt Jesus: »Ihr seid das Salz der Erde. […] Ihr seid das Licht der Welt« (Matthäus 5,13-14). Wir alle wurden geboren, um die Herrlichkeit Gottes, die in uns wohnt, groß zu machen. Wir sollen die Welt ein Stück besser (Salz) und heller (Licht) machen. Dieses Privileg ist nicht nur einigen christlichen Leiterinnen und Leitern vorbehalten, zu denen wir manchmal aufschauen. Dieses Salz und dieses Licht lebt in uns allen. In Ihnen genauso wie in mir. Egal, was wir erlebt haben, egal, wie viel Schrammen unsere Seele abbekommen hat: Gottes Liebe hat die Kraft, all unsere Wunden zu heilen, die sich über die Jahre eingeschlichen haben. Das Buch von Matthias ermutigt uns, uns von Gott gesund lieben zu lassen, Schritt für Schritt ganz wir selbst zu werden und mit neuem Lebensmut große und kleine Träume anzupacken.

Egal, woher wir kommen, egal, was wir erlebt haben: Unsere Umstände bestimmen nie, wer wir sind. Gott hat jeden von uns einzigartig erschaffen, mit einer genialen Persönlichkeit, die wir immer besser kennenlernen dürfen. Mit dieser Identität und einem geheilten Innern dürfen wir unsere und Gottes Herzensangelegenheiten nicht nur träumen, sondern auch tatsächlich anpacken. Wir alle sind berufen, in einer von Not geplagten Welt mutige Entscheidungen zu treffen. Sie hat es nötiger denn je. Wir Christinnen und Christen sollen vorwärtsgehen und mit unserem Leben einen Unterschied machen – klein oder groß ist nicht die Frage. Jeder von uns hat ganz eigene, individuelle Gaben, Talente, Interessen und Lebenserfahrungen, die ihn als Menschen ausmachen. Wenn wir ganz wir selbst werden, unserem Herzen und den Worten Jesu folgen, setzen wir damit nicht nur uns, sondern auch etwas in anderen Menschen frei. Davon bin ich überzeugt.

Mit unserer Non-Profit-Organisation GlowbalAct bekämpfen wir seit Jahren den Menschenhandel in Israel und der Schweiz. Wir setzen uns mit Herzblut für die Freiheit von Frauen, Männern und Kindern ein. So wie wir uns mit GlowbalAct für die Freiheit der betroffenen Menschen einsetzen, sollen wir uns auch für unsere eigene Freiheit starkmachen. Ich weiß, diesen Teil der »Guten Nachricht« hören wir nicht besonders gern. Aber wenn wir zu dem Menschen werden wollen, den Gott gemacht hat, dann werden wir manchmal dafür kämpfen müssen. Das Leben ist nicht immer ein Zuckerschlecken. Vor uns türmen sich manchmal große Herausforderungen auf. Nichtsdestotrotz: Auf die Melodie unseres Herzens zu hören, auf diese leise und liebende Stimme des Heiligen Geistes, lohnt sich immer – auch wenn es uns Mut und Vertrauen kostet. Schon mehrmals habe ich erlebt, dass Stürme uns nicht immer aufhalten oder zerstören möchten. Es gibt auch Stürme, die uns den Weg frei machen für all das Gute, das Jesus bereithat.

Der himmlische Vater, der jede und jeden von uns wunderbar gemacht hat, ist auf Wiederherstellung spezialisiert. Er ist ein Meister darin, uns in eine vollkommene Freiheit zu führen – wenn wir ihn nur lassen. Das ist sein Wille, das ist sein größter Wunsch. Es ist, als würde Jesus jeder und jedem von uns zurufen: »Ich möchte *dich*! Du bist so wertvoll! Du hast so viel zu geben! Steh auf und lass uns gemeinsam die Welt verändern!« Gott wird alles in Bewegung setzen, um uns auf die Bahn zu bringen, die er für uns vorbereitet hat, damit wir seine Hände und Füße auf dieser Erde sein können. Ich bin Botschafterin von Zuccerro (www.zuccerro.com), der Institution, die Matthias gegründet hat, weil die Welt mehr denn je Frauen und Männer braucht, die sich von Gottes Liebe verändern lassen und mit ihrem Leben sein Licht in die Welt tragen.

Reise in die Freiheit. Machen wir uns also auf den Weg, laufen wir in unserer Bahn, ohne nach links oder rechts zu schauen – selbst wenn wir viel um die Ohren haben und manchmal den Wald vor lauter Bäumen nicht mehr sehen können. Der Himmel jubelt uns zu, wenn wir uns aufmachen, ganz wir selbst werden, Altlasten Jesus übergeben, die wahre Identität entdecken, mutig unseren Träumen folgen und Gott auch in schwierigen Zeiten von ganzem Herzen vertrauen. Genau das sollten wir auf jeden Fall tun.

Tabea Oppliger, Tel Aviv

Über Tabea Oppliger

Tabea ist Gründerin von GlowbalAct (www.glowbalact.com), einer Non-Profit-Organisation mit Sitz in der Schweiz und Tel Aviv, die sich aktiv und nachhaltig gegen den Menschenhandel einsetzt. Zudem gründete Tabea zusammen mit ihrem Mann, Matthias Oppliger, das Social Business KitePride, um für ehemalige Sexarbeiterinnen Arbeitsstellen zu schaffen. KitePride produziert und verkauft in der ganzen Welt trendige Taschen, Rücksäcke und vieles mehr aus recycelten Materialien. Der Erlös von jedem verkauften Produkt wird in das Unternehmen investiert, um mehr Menschen in Not eine Beschäftigung zu ermöglichen. Tabea ist Autorin des Buches *#NoFilter*, das im Herbst 2019 im Fontis Verlag erschienen ist. Lesenswert!

Eine kurze Einführung

Wenn jemand an mich glaubt, werden aus seinem Inneren [...] Ströme von lebendigem Wasser fließen.

Jesus Christus[1]

Endlich Wochenende. Lina hatte mit ihrem Freund einen Ausflug in die Berge geplant: auf Abstand mit dem Alltag, ein bisschen Bewegung, Sonne tanken, die Ruhe genießen, den Kopf freikriegen. Lina hatte sich während der Woche mehrmals den Wetterbericht angesehen, weil sie auf Nummer sicher gehen wollte. Es schaute ganz gut aus. Doch am Samstag kam ihre Stimmung dem Gefrierpunkt nahe – Nebel, weit und breit nichts als Nebel. Das Thermometer zeigte kaum ein Grad über null. Und es machte nicht den Anschein, als würde das Wetter in den nächsten Stunden umschlagen. Lina konnte sich genau daran erinnern, als der Kerl vom Wetterbericht hoch und heilig versprochen hatte: »Ab tausend Meter ist eitel Sonnenschein so sicher wie das Amen in der Kirche.« Von wegen. Sie konnte die Hand vor Augen kaum sehen – und so schnell würde sich an dieser Tatsache nichts ändern. *Mist,* dachte sie und stieß einen Seufzer aus. Sie hätte den Kerl auf den Mond schießen können.

»Ströme von lebendigem Wasser …« Ich gestehe, für den Einstieg ist diese Aussage ein bisschen gewagt. Doch genau das soll unser Ziel sein: Die inneren Quellen sollen wieder sprudeln. Voll werden von Gottes Geist. Wir wollen mutig durchs Leben gehen. Voller Vertrauen auf Gottes Versorgung.

Ich glaube, jede und jeder von uns ist irgendwann einmal mit dieser Lebendigkeit in Berührung gekommen. Aber Hand aufs Herz: Ein Leben voller Lebendigkeit ist nicht an der Tagesordnung. Dieser Meinung waren auch Lina und Ben. Lina haben Sie eben bereits kennengelernt, Ben wird uns später noch begegnen. Beide durfte ich als Coach ein Stück ihres Weges begleiten. Und beide beschlich in ihrem Leben viel zu oft dieses diffuse Gefühl, nur noch zu »funktionieren«. Sie sahen sich als Durchschnittsmenschen. Nichts Besonderes. Immer dieselben Runden. Jeden Tag, jede Woche, jeden Monat.

»Ich bin eben nur Lina.«

»Ich bin eben nur Ben.«

Nach vielen Jahren, in denen sich nichts änderte (und ein paar Enttäuschungen obendrauf), fühlten sich beide ausgelaugt, schachmatt, am Ende mit sich, mit den Menschen und hie und da auch am Ende mit Gott. Lina und Ben hatten sich das Leben anders vorgestellt. Genauso wie sich Lina das Wochenende mit ihrem Freund in den Bergen anders ausgemalt hatte – schließlich war ihr schönes Wetter versprochen worden, dann aber zog Nebel auf.

Nebel, so weit das Auge reichte.

Die jeweiligen Situationen von Lina und Ben haben mich an den Song »Shallow« von Lady Gaga und Bradley Cooper in dem Hollywood-Streifen »A Star is Born« erinnert. In diesem Lied haben sie die Enge des Lebens besungen.[2] Tief im Herzen wussten Gaga und Cooper: Da muss es noch mehr geben. Das kann noch nicht alles gewesen sein. Das Leben muss mehr zu bieten haben.

Lina und Ben dachten beide, dass die viele Arbeit schuld an diesem Gefühl sei. Deswegen sind sie irgendwann ein bisschen kürzergetreten – geholfen hat es nicht viel. Und auch der lange Urlaub hat keinem der beiden geholfen. Ihre »Ströme« haben aufgehört zu fließen. Aber dem Himmel sei Dank, das war nicht das Ende ihrer Geschichten.

Dieses Buch möchte uns in Berührung mit der Sehnsucht bringen. Es geht um unser Leben – unser wirkliches Leben. Ein Leben, wie es einst gedacht war. Ein gutes Leben, das tief in uns auf uns wartet. Dieses verborgene Leben möchten wir gemeinsam ausbuddeln. Natürlich ist nicht immer alles in Butter. Gerade das Leben von gläubigen Menschen ist oft umkämpft. Nicht weil sie mehr Schicksalsschläge treffen, sondern weil sie an einen liebenden Gott glauben, den sie in diesen Momenten nicht verstehen, und weil es jemanden gibt, dem es überhaupt nicht gefällt, wenn sie Fortschritte machen. Mit Gott unterwegs zu sein bedeutet nicht, dass wir als Christinnen und Christen ständig auf einer Erfolgswelle surfen. Im Gegenteil. Es gibt sie, diese dunklen Stunden, in denen wir uns von Gott und den Menschen verlassen und verraten fühlen.

Und trotzdem sollen und dürfen wir Schritt für Schritt zu dem Menschen werden, den Gott einst so wunderbar geschaffen hat. Wenn das geschieht, dann trauen wir uns plötzlich wieder etwas zu. Dann äußern wir unsere tiefsten Wünsche, treffen mutige Entscheidungen und Lebensträume werden plötzlich greifbar. Offenbar geschieht das, wenn wir uns auf unser Innerstes einlassen.

Wie hat es Jesus ausgedrückt? »Wenn jemand an mich glaubt, werden aus seinem Inneren [...] Ströme von lebendigem Wasser fließen.«

Mit anderen Worten: Die Tür zum Leben geht nach innen auf.

»Schön und gut«, meinte Lina, als sie einige Zeit nach ihrer Wanderung bei mir in der Beratung war und wir über dieses Innere sprachen. »Diese innere Super-Quelle klingt prima, aber weshalb ist es so schwierig, sie zu finden?«

Ihr kam es eher so vor, als ob uns die lieben Schriftsteller der Bibel ziemlich toll an der Nase herumgeführt oder sie in anderen Sphären gelebt hätten. Für Lina war das Leben in etwa so wie ihre Wanderung: als hätte man ihr einen sonnigen Tag in den Bergen versprochen, doch als sie sich dann frühmorgens zum Gipfel aufmachte, steckte sie in einer Nebelsuppe fest, die ihr wirklich die Laune vermieste.

Damals, am Tag des Ausfluges, hätte Lina schreien können: »Warum hat mir dieser Kerl vom Wetterbericht diesen Schwachsinn erzählt?« Von wegen eitel Sonnenschein. Lina und ihr Freund hatten sich dennoch auf den Weg gemacht, den Weg vor sich hatten sie allerdings kaum erkennen können. Vom Panorama war weit und breit nichts zu sehen gewesen. Was war hier schiefgelaufen? Warum hatte der Kerl nicht einfach die Wahrheit sagen können, so in etwa: »Liebe Zuschauer, vergessen Sie es. Morgen wird nichts aus der hübschen Wanderung. Bleiben Sie lieber zu Hause und machen Sie es sich auf dem Sofa gemütlich.«

Das Leben spielt sich oft ganz ähnlich ab. Wie oft fragen wir uns, ob wir den richtigen Weg eingeschlagen haben. Haben wir überhaupt einen Weg eingeschlagen? Gibt es diesen Platz, an dem wir uns wohlfühlen, gedeihen und im besten Fall das Leben von anderen Menschen bereichern? Warum diese Versprechen in der Bibel von Liebe und Freude im Überfluss, wenn das Leben in Tat und Wahrheit äußerst verzwickt ist? Warum nehmen wir uns Dinge vor, die wir nicht zu Ende führen? Warum fällt Veränderung so schwer?

Aus dem Inneren werden »Ströme von lebendigem Wasser fließen«.

Meine Güte, was hat dieser Mann, der von sich behauptete, Gottes Sohn zu sein, damit gemeint? Gibt es dieses Leben heute noch? Oder hat uns da tatsächlich jemand einen Bären aufgebunden?

Liebe Leserin, lieber Leser, es gibt einen alten Mann, der hoch oben in den Bergen wohnt. Sein Name ist Douglas. Und dieser Douglas – den wir noch näher kennenlernen werden – ist der Ansicht, dass es dieses Leben noch gebe. Er sagte einmal zu Ben: »Alle, die sich dazu entschließen, sich von alten, längst überholten Mustern, inneren Blockaden und falschen Überzeugungen zu lösen, beweisen sich selbst und der Welt, dass es möglich ist, ein Leben in Würde, Liebe und ungeahnter Freiheit zu gestalten.«

Douglas ist überzeugt davon, dass wir alle die Tür zu diesem Leben aufstoßen können, das Gott in uns hineingelegt hat. Dabei betont er immer wieder, dass es um das Wichtigste überhaupt gehe: um unser Herz, um unsere tiefsten Sehnsüchte und Hoffnungen. Dreh- und Angelpunkt sei die Heilung unserer verletzten Seele. Heilung des Innersten.

Aus dem Inneren ...

Keine Frage: Dieses Innere ist von großer Bedeutung. Die Bibel behauptet es – und auch in so ziemlich allen anderen Lehren von der Antike bis heute findet man es. Und deshalb möchten wir diesem Geheimnis gemeinsam auf die Spur kommen. Denn diese Quelle, von der Jesus höchstpersönlich gesprochen hat, gibt es tatsächlich. Sie lebt in Ihnen, sie lebt in mir – sie lebt in uns allen.

Aber vielleicht kommt es Ihnen auch manchmal so vor, als wäre Ihnen die Tür zu geistlichem Wachstum verschlossen und alle außer Ihnen hätten den passenden Schlüssel dazu. Wer bin ich schon? Was kann ich überhaupt? Welchen Plan hat Gott für mein Leben? Hat er überhaupt einen? Das sind Fragen, mit denen wir uns in diesem Buch auseinandersetzen werden. Ja, wir sehnen uns nach diesem überfließenden Leben, von dem die Bibel spricht (und wenn wir dieses Leben leben, dann sind wir auch bereit, die Herausforderungen zu akzeptiere, die ab und an auf uns warten ...). Doch wie oft fühlen wir uns in den »falschen Schuhen«, trauen uns nichts zu, bleiben unter unseren Möglichkeiten, machen uns klein und schwach? Und was werden wohl »die anderen« von uns denken, wenn wir diesen oder jenen Weg einschlagen? Wie oft werden wir von Gefühlen heimgesucht, die uns blockieren?

Warum haben sich Lina und Ben, öfter als ihnen lieb war, in der altbekannten Endlosschleife wiedergefunden? Wie oft nehmen wir uns etwas vor, bringen es aber nicht zu Ende. Oder wir träumen von einem besseren Leben, aber dabei bleibt es dann auch. Dann stecken wie genau wie Lina und Ben in einem blockierten Leben fest. Wir ahnen, wie das Leben in zwei Monaten aussehen könnte. Und in zwei Jahren ist alles noch beim Alten, außer dass wir ein bisschen älter geworden sind. Chronische Langeweile, Enttäuschung oder wie von Geisterhand dauerhaftes Getriebensein.

Und irgendwann nehmen wir uns nicht mehr ernst. Es schleicht sich die Überzeugung ein: Na ja, so ist es eben. Ein Teil in uns weiß zwar, dass es falsch ist, aber mit der Zeit finden wir uns damit ab. Zwar sehnen wir uns nach diesen »Strömen von lebendigem Wasser«, doch mittlerweile sind wir Meisterinnen und Meister der Anpassung geworden. Wir plustern uns auf, um endlich gesehen zu werden, oder machen uns klein nach dem Motto: Mich kann man sowieso zu nichts gebrauchen. So fahren wir ständig mit angezogener Handbremse durchs Leben und fragen uns, was schiefgelaufen ist. Deshalb dieses Buch. Die »Ströme« aus unserem »Inneren« sollen wieder anfangen zu fließen.

Keine Bange, mit diesem Buch möchte ich kein rosarotes Märchen zeichnen oder falsche Hoffnungen wecken. Es gelingt uns nicht alles. Wir erleben auf unserer Reise immer wieder Rückschläge. Manchmal sind die Herausforderungen unfassbar groß. Wir fragen uns, wie wir den morgigen Tag überstehen. Sie werden es auch schon herausgefunden haben: Wir leben noch nicht im Paradies, das Leben ist kompliziert. Es gibt Situationen, die wir nicht begreifen, wo wir am Ende unseres Lateins sind. Dann schaffen es selbst die größten Optimistinnen und Optimisten nicht mehr, in allem einen Sinn zu sehen. In diesem Buch geht es also nicht darum, Luftschlösser zu bauen, die sich niemals erfüllen.

Aber weshalb fühlt sich das Leben oft so schwer an? Warum verlieren wir uns so oft darin, die Erwartungen anderer zu erfüllen? Weshalb packen wir unsere Lebensträume an und lassen sie dann wieder fallen? Irgendwann weiß man nicht mehr, was man selbst möchte und was man braucht. Wenn wir nichts unternehmen, bleibt das Leben eng, begrenzt, langweilig und … vor allem ernüchternd. »Man kann sich das Leben halt nicht aussuchen« ist dann die oft gehörte Antwort. Aber der alte Douglas, von dem ich erzählt habe, würde dies so nie und nimmer unterschreiben.

Dieser Douglas ist so etwas wie ein alter Seelenführer. Er lebt hoch oben in den Bergen. Sein Name ist Peterson, Sir Douglas W. Peterson, und er trägt einen weißen Bart. Unter seinen buschigen Augenbrauen verstecken sich zwei wache, intelligente Augen (die hinter sehr schmutzigen Brillengläsern hervorlinsen). Wenn einer etwas über das Leben weiß, dann er. Der alte Peterson ist wohl einer der friedliebendsten Menschen, den die Welt je gesehen hat. Douglas ist äußerst gebildet, als Kind wurde er auf namhafte Eliteschulen geschickt und hat sich in gehobenen Kreisen bewegt. Als junger Mann hat er in London Psychologie studiert, sein Herz galt aber schon immer der Philosophie. Später hatte Douglas an der renommierten Oxford-Universität über dreißig Jahre einen Lehrstuhl inne. Er gilt als einer der angesehensten Gelehrten unserer Zeit. Nicht, dass ihn das irgendwie kümmern würde – aber so ist es nun mal. Er ist ein Mann der leisen Töne. Einer, der tadelloses Oxford-Englisch spricht – es sei denn, man stachelt ihn an, indem man ihn auf das heimische Wetter anspricht.

»Glaub mir, dieses englische Wetter ist keinen Penny wert – außer im Süden vielleicht«, meinte er einmal zu Ben. Im gleichen Atemzug warnte er ihn: »Und wenn du meinen richtigen Namen erwähnst, mache ich dich einen Kopf kürzer.«

Zum Glück lächelte er, als er das sagte. Obwohl er in seinem langen Leben schon häufig Vorträge gehalten hat, legte er nie Wert darauf, in der Öffentlichkeit wahrgenommen zu werden. Im Gegenteil. »Wenn du meinen Namen erwähnst …«

Und man sollte sich nie mit einem Achtundachtzigjährigen anlegen, der so einiges auf dem Kasten hat. Also musste auch ich mit seinem Namen etwas schummeln. Mit vollem Namen heißt er Sir Douglas William Peterson-Twisleton-Wykeham (oder so ähnlich). Alter englischer Adel. In seinen Adern fließt blaues Blut. Er ist der Cousin des Cousins des dritten Barons von Banbury, geboren in Windsor und über sieben Ecken mit King Charles verwandt. Aber auch das ist nichts, worauf er Wert legen würde. Einmal sagte er: »Adel ist kein Geburtsrecht. Er wird einzig durch Taten erworben.«

Man muss sich ein bisschen an ihn gewöhnen. Aber wenn jemand etwas vom Leben versteht, dann er. Peterson ist ein unaufdringlicher, liebenswerter Kerl, ich nenne ihn einfach Douglas. Das passt auch besser zu ihm und seinem Leben (übrigens hat er einen unglaublich schlechten Geschmack, was Mode betrifft. Wir werden darüber noch mehr erfahren).

Auch ich habe ihn einige Male getroffen. Douglas hat die besondere Gabe, sein Wissen in eine Sprache umzumünzen, die es für einen Otto-Normalverbraucher wie mich einigermaßen verständlich macht. Die meisten machen sich Notizen, wenn sie mit Douglas reden. Ich habe sogar schon mal gesehen, wie Megan, seine Frau mit den schlohweißen Haaren, mitschrieb. Mal ehrlich, meine Frau tut das nicht, wenn wir uns unterhalten. Und genau dieser Douglas wird uns in diesem Buch, wo nötig, auf die Sprünge helfen, damit wir diesen Schatz, den Gott in jede und jeden von uns hineingelegt hat, entdecken und die Quelle wieder zu sprudeln beginnt.

Ben lernte Douglas vor vielen Jahren kennen, als dieser in der Schweiz einmal vor Tausenden von Leuten einen Vortrag über die menschliche Seele und das verlorene Herz hielt. Es war jene Art von Konferenz, die man kennt, wenn man in der christlichen Welt zu Hause ist. Vor allem bei jungen Leuten war sie ziemlich beliebt. Lichttechnik, Nebelmaschinen und Soundanlagen – man hatte das Gefühl, in Coachella oder Woodstock 2.0 gelandet zu sein – nur nicht unter freiem Himmel.

An jenem ereignisreichen Tag sprach Douglas darüber, wofür das Herz geschaffen wurde: für Freiheit, Freude, Glaube, Hoffnung, Schönheit und Tapferkeit – und Liebe natürlich. Douglas sprach aber auch davon, wie das Herz getrübt, verletzt, kraftlos oder verstockt sein kann. Er erinnerte das Publikum daran, was wirklich Sache ist, was wirklich wichtig ist.

Noch am selben Tag begegnete Ben ihm zufällig auf der Herrentoilette, als sie sich nebeneinander die Hände wuschen. Auf der Bühne wirkte er größer. Er trug ein beiges Hemd, das vor vielen Jahren aus der Mode gekommen war, und schreckliche Schlaghosen, die Ben nicht einmal getragen hätte, wenn ihm ein Mafioso eine geladene Pistole an den Kopf gehalten hätte.

Irgendwie kamen Ben und er ins Gespräch. Er streckte ihm seine frisch gewaschene Hand entgegen und sagte: »Hallo, ich glaube, ich habe Sie in der zweiten Reihe gesehen, nicht wahr?«

Stotternd erwiderte Ben: »Es ist mir eine Ehre, Sie kennenzulernen. Sie bedeuten mir sehr viel. Sie sind ein wichtiger Teil meines Lebens geworden.«

(Sir Peterson war eine lebende Legende – schon allein wegen seiner äußeren Erscheinung.)

Am Ende dieser ersten Begegnung sagte Douglas: »Es ist so einfach wie Händewaschen«, und deutete auf die Waschbecken. »Es lässt sich ganz einfach abspülen. Man muss nur die richtige Seife benutzen.«

Diese Begegnung war ein Geschenk des Himmels. Ben und er stehen bis heute in Kontakt.

Ich weiß nicht, an welcher Stelle im Leben Sie gerade stehen. Vielleicht haben Sie Ihren Lebensfaden längst verloren. Vielleicht fließen Ihre inneren »Ströme« schon lange nicht mehr richtig. Womöglich fühlen Sie sich alles andere als lebendig oder schon lange in den »falschen Schuhen«. Oder wie ein Fähnchen im Wind, das sich in einem Augenblick in die eine und im nächsten in die andere Richtung dreht. Vielleicht fragen Sie sich, weshalb Glaube und Veränderung manchmal so schwerfallen. Woran es liegt, dass Sie einen Job haben, eine Wohnung oder ein Haus besitzen, sich genügend Essen leisten können und doch eine innere Leere verspüren. Die Fragen sind berechtigt: Warum verändert sich kaum etwas, obwohl Sie an Gott glauben, beten und in der Bibel lesen? Meine Güte, warum ist es so schwierig, unsere Mitmenschen zu lieben? Und weshalb können Sie nicht einfach der Mensch sein, der Sie wirklich sein möchten?

Das Herz wiederfinden

Die gute Nachricht lautet: Wir alle können die Tür zu unserem Inneren aufstoßen und die »Ströme« wieder ankurbeln, von denen Jesus gesprochen hat. Und dabei wird uns Douglas zur Seite stehen. Er hat dieses Buch geprägt wie kein anderer. Douglas ist ein Meister seines Fachs. Ihm macht so schnell niemand etwas vor. Sein offenes Gemüt bringt selten etwas aus der Ruhe (außer das englische Wetter oder wenn kein Tee im Haus ist).

Eines Tages war Ben in seinem kleinen Berghaus in den Schweizer Alpen zu Besuch. Es war noch warm, also saßen sie nach dem Essen draußen auf der Holzbank und schauten hinüber zu den Schneebergen auf der anderen Seite des Tals. Ben trank Kaffee, Douglas Tee, während er gemütlich an seiner Tabakpfeife paffte. Douglas und seine Frau hatten ihn zum Abendessen eingeladen – selbst gemachte

Tagliatelle mit einer einfachen Soße aus eingekochtem Weißwein, Zwiebeln, frischen Kräutern aus dem Garten und einem Hauch von Trüffel, den Douglas zusammen mit Chuck, seinem Deutschen Jagdterrier, in der Nähe gefunden hatte. Dazu herrlich duftendes Brot, Käse und Oliven. Der unetikettierte Hauswein konnte, wie Ben erstaunt feststellte, gut und gerne mit einem DOC ausgezeichneten Tropfen aus dem Valpolicella mithalten.

»Das Wichtigste im Leben ist nicht das, was du tust, sondern dass dein Herz gesund bleibt«, sagte Douglas zu Ben mit leicht englischem Zungenschlag. »Und es verlangt Mut, sich selbst in einer Tiefe kennenzulernen, die nicht nur schmeichelhaft ist. Es braucht Mut, sich den inneren Gespenstern zu stellen, die dir den Weg zu einem erfüllten Leben versperren.« Er paffte genüsslich an seiner Pfeife. »Aber so schwierig ist es gar nicht.«

Lange Pause.

»Und noch was«, meinte der Mann mit dem weißen Bart. »Es braucht auch ein bisschen Mut, die Schuld nicht nur bei Gott zu suchen. Manchmal liegt es an uns, wie sich die Dinge entwickelt haben. Lass endlich diese Lebenslügen los und gestehe dir ein, dass du dich dahinter versteckt und klein gemacht hast.«

Wie bitte? Klein gemacht? Douglas konnte sehr direkt sein. Ben schaute ihn an und dachte: *Hart, aber fair – und dieser Professor hätte sich wirklich mal die Brillengläser putzen können.*

»Hör mal«, Douglas neigte sich etwas vor und klopfte sich mit einer Hand auf die Brust, »das alles hat mit deinem Herzen zu tun. Nichts ist wichtiger als dein Herz.«

Das hätte ich fast vergessen: Douglas ist zwar emeritierter Philosophie-Professor, aber auch überzeugter Christ. Douglas versteht so viel vom »Christsein«, dass mir mehr als einmal die Spucke wegblieb.

»Dein Herz wirst du noch gebrauchen, mein Freund«, meinte er. »Es ist das Wichtigste, was du besitzt. Das Herz ist wie ein innerer

Fluss, der alles andere in dir belebt, versorgt und stärkt. Verstehst du, nichts ist wichtiger. Und es gibt jemanden, der alles Zerbrochene, alle Verletzungen und jede Enttäuschung heilen kann.«

Natürlich lag Douglas richtig. Und deshalb dieses Buch. In diesem Buch geht es darum, unser Leben freizuschaufeln, das tief in uns vergraben liegt. Es geht darum, unser Innerstes aus dem Dornröschenschlaf wach zu rütteln. Wenn unsere inneren »Ströme«, wie es Jesus Christus versprach, wieder zu fließen beginnen, wird unser Herz mit neuem Leben erfüllt werden. Wie sehr haben Lina und Ben dieses Leben vermisst.

Vielleicht geht es Ihnen genauso. Wir müssen unser Herz wiederfinden. Darum geht es. Und es geht auch darum, wie wir Gottes Freundinnen und Freunde werden können. Wie wir es anstellen können, uns von seiner unbeschreiblichen Liebe tragen zu lassen.

Douglas brachte es auf den Punkt, als er Ben dort auf der Holzbank sagte: »Die Kunst besteht darin, mit sich selbst gut umzugehen. Das ist die beste Voraussetzung dafür, auch mit anderen gut umzugehen. Und je besser wir mit den anderen umgehen, desto besser wird es uns gehen. Das Leben ist an dieser Stelle glücklicherweise sehr gerecht.«

Lange Pause.

Ben verstand erst viel später, was Douglas damit gemeint hatte.

Vielleicht hoffen Sie auch schon lange auf eine Veränderung. Wir besuchen sonntags den Gottesdienst, glauben und beten, doch »das Neue« lässt auf sich warten. Unsere Lebensgeschichten lesen sich wie eine Karikatur des Volkes Israel, das irgendwo auf der Arabischen Halbinsel kurz vor Kanaan seine Runden drehte – vierzig Jahre lang. Solche Geschichten neigen dummerweise dazu, sich zu wiederholen. Aber dieser Mann, der von sich behauptete Gottes Sohn zu sein, war felsenfest davon überzeugt: Diese »Ströme von lebendigem Wasser« gibt es wirklich. Dieses Land, wo Milch und Honig fließen, gibt es tatsächlich. Der alte Douglas wird es uns erklären.

In den Worten des alten Professors würde das dann in etwa so klingen: »Jede und jeder von uns ist etwas Besonderes. Wir alle haben etwas zu geben. Und in uns allen steckt genau das, was wir für ein gutes Leben brauchen werden. Aber wir sehen die Dinge nicht so, wie sie wirklich sind.«

Das muss man sich auf der Zunge zergehen lassen. Jede und jeder von uns trägt einen Schatz in sich, der darauf wartet, gefunden zu werden. Wir alle tragen so etwas wie eine Bestimmung in uns, wenn es nach Gott geht. Douglas ist davon überzeugt, dass in jeder und jedem von uns viel mehr steckt, als wir uns vorstellen können. Und er glaubt zu wissen, wo der Hund begraben liegt.

Dieses Buch ist auch ein Coaching

Möglicherweise ärgern Sie sich über bestimmte Situationen, in denen Sie sich immer wieder selbst im Weg stehen. Oder aber Sie haben den Eindruck, dass es noch mehr geben müsste: privat, beruflich, in Ihrem Glaubensleben, wo auch immer. Vielleicht sehnen Sie sich nach einem neuen Ausmaß an Freiheit, Glauben oder Bedeutung. Lady Gaga und Bradley Cooper haben es mit dem Song »Shallow« wunderbar auf den Punkt gebracht: Da muss es noch mehr geben. Das kann es nicht gewesen sein. Ich möchte leben, und zwar richtig. Wenn das so ist: Herzlichen Glückwunsch, Sie sind gerade vom Holzweg auf die richtige Straße abgebogen.

Wir alle wünschen uns, diese alten Muster, inneren Blockaden und falschen Überzeugungen zu erkennen, die uns im Wege stehen. Aus diesem Grund finden Sie am Ende von jedem Kapitel einige

Fragen, die Sie für sich beantworten können. Ich möchte sie Ihnen wirklich ans Herz legen, denn diese Fragen werden Ihnen helfen, die richtigen Antworten zu finden – Ihre ganz persönlichen Antworten.

Mit Coachings ist das aber so eine Sache: Am besten klappt es, wenn Sie die Fragen nicht nur beantworten, sondern auch darüber nachdenken und danach handeln. Am besten legen Sie sich sogar ein Notizbuch parat, damit Sie Ihre Antworten aufschreiben können. Versuchen Sie also, Schritt für Schritt das zu tun, was Sie für sich entdeckt haben. Keine Bange, wenn es nicht beim ersten Versuch funktioniert. Was soll's? Es haut bei niemandem einfach so hin. Hauptsache, Sie bleiben dran. Das Buch läuft Ihnen nicht davon. Probieren Sie es nochmals. Immer wieder, bis Sie den gewünschten Erfolg sehen. Weil ich nicht direkt nachfragen kann, kommt es besonders auf Sie an. Wenn Sie das Beste aus diesem Buch herausholen möchten, dann sollten Sie sich die Zeit nehmen, um über die Fragen nachzudenken und alles aufzuschreiben.

Douglas sagte öfter, als Ben lieb war: »Was du aufschreibst, bleibt auch hängen.«

Ähnlich wie bei einem Coaching zwischen zwei Menschen wird Ihnen dieses Buch nur so gut helfen können, wie Sie sich darauf einlassen und wirklich durchhalten. Sonst passiert das Gleiche wie bei einer Diät, der wir uns eigentlich verschrieben haben: Wir starten sehr vielversprechend, und wenn es brenzlig wird, fangen wir an zu schummeln. Natürlich nur so, dass es sich noch in einem gewissen Rahmen bewegt. Dann glauben wir tatsächlich, dass wir uns noch an die Diät halten, obwohl es nicht stimmt. Wir belügen uns selbst. Auf diese Weise schippern Sie garantiert ins alte Fahrwasser zurück.

Lassen Sie sich mit Haut und Haaren auf dieses Buch ein. Veränderung braucht Zeit. Das Tolle an der Sache ist: Sie können Ihre inneren »Ströme« tatsächlich wiederbeleben, indem Sie sich mit den

Fragen auseinandersetzen und das beherzigen, was Sie herausgefunden haben.

Es wird dann so sein wie bei Lina und Ben, die plötzlich wussten, dass sie nicht irgendwelchen Anforderungen von außen folgen mussten, sondern den Ahnungen ihres Herzens, diesen göttlichen Impulsen, die ihnen schließlich den Weg zum Leben zeigten. Es ist dann in etwa so wie mit diesem Tag in den Bergen, der morgens mit Nebel begann. Vielleicht kämpfen auch Sie sich gerade fast ohne Sicht Richtung Gipfel, und die Weitsicht bleibt Ihnen verborgen. Doch genau wie bei Linas Wanderung, die nicht im Nebel endete, wird auf einmal der Himmel aufreißen, plötzlich werden Sie das grandiose Panorama sehen, all das Gute, all die Möglichkeiten, die Gott Ihnen aufzeigen möchte. Das passiert, wenn Sie zu Ihrem Innersten durchgedrungen sind. Plötzlich werden Sie genau wie Lina wissen: Der Kerl vom Wetterbericht hat mir doch nicht das Blaue vom Himmel versprochen. Es stimmt tatsächlich. Gott hat mir keinen Bären aufgebunden. Es ist wirklich wahr.

Schließen Sie einen Deal mit sich ab. Legen Sie für ein paar Wochen Ihr Handy abends zur Seite. Oder reduzieren Sie den Bildschirmkonsum zumindest ein bisschen. Lassen Sie sich ganz auf das Buch ein. Lesen Sie es, beantworten Sie die Fragen, bleiben Sie am Ball, setzen Sie um, was Sie verstanden haben, und auf einmal sehen Sie, wie leicht, gut und schön das Leben sein kann.

Ich möchte keine rosaroten Wölkchen an den Himmel malen. Das Leben bleibt immer auch eine Herausforderung – für uns Christinnen und Christen sowieso. Doch niemand vor uns hatte so viele Möglichkeiten. Keine Generation hatte so viele Chancen, wie wir sie heute haben. Wir dürfen unsere Erfahrungen machen, unser Leben gestalten, unser Glück suchen. Gleichzeitig war es aber auch noch nie so schwierig, die »richtigen« Entscheidungen zu treffen, weil sich uns derart viele Gelegenheiten bieten. Gerade deshalb soll

Ihnen dieses Buch als Kompass dienen und bei Entscheidungen zur Seite stehen. Es soll Sie dabei unterstützen, Ihren eigenen Weg zu finden und Ihre wirklichen Stärken zu entdecken, die Gott in Sie hineingelegt hat. Ich setze nur selten ein Ausrufezeichen ans Ende eines Satzes. Doch für alle, die das Gefühl haben, das Leben sollte wenigstens ein bisschen mehr Freude, Freiheit und Liebe zu bieten haben, sei gesagt: Dieses Gefühl kommt von Gott!

Ich wünsche Ihnen viel Freude beim Lesen. Viel Freude, sich selbst und Ihren ganz eigenen Weg zu entdecken.

»Wenn jemand an mich glaubt, werden aus seinem Inneren [...] Ströme von lebendigem Wasser fließen.«

Nein, das war nicht irgendeine Schnapsidee eines dahergelaufenen Wanderpredigers. Wir werden es noch früh genug herausfinden. Aber eins nach dem anderen ...

Es verlangt Mut,
sich selbst in einer Tiefe
kennenzulernen, die nicht
nur schmeichelhaft ist.

1

Das verlorene Herz

Wer glaubt, ein Christ zu sein, weil er die Kirche besucht,
irrt sich. Man wird ja auch kein Auto,
wenn man in eine Garage geht.

Albert Schweitzer[3]

In einer brisanten Mischung aus Wut und Hoffnungslosigkeit machte ein Klient, der später zu mir in die Beratung kam, vor einigen Jahren aus seiner Stereoanlage Kleinholz. Ich habe ihn bereits erwähnt: Sein Name ist Ben. Eigentlich ist er überhaupt nicht der Typ dazu, alles kurz und klein zu schlagen. Im Gegenteil. Er ist nett, zuvorkommend, barmherzig. Ben wusste damals nicht, was mit ihm passierte. In jener Zeit konnte er wegen jeder Kleinigkeit außer sich geraten. Ben hatte das Gefühl, die viele Arbeit sei schuld an seiner Stimmung. Er war frustriert, enttäuscht, verletzt. Fast zwanzig Jahre lang hatte er sich in einem taffen Job behauptet. Und jetzt dieser Ausraster. Es musste sich etwas ändern. Höchste Eisenbahn für eine Auszeit. Also heckte Ben einen hastig ausgedachten Notfallplan aus. Der Plan lautete: So rasch wie möglich die Beine in die Hand nehmen und eine

Auszeit nehmen – weit weg von zu Hause. Ruhe finden. Das Leben überdenken. Die Batterien aufladen.

Einige Wochen später flogen Ben und seine Freundin nach L. A., mieteten sich einen SUV und reisten fünf Wochen quer durch Kalifornien und Nevada. Nach ein paar Tagen Wellenreiten am Venice Beach und einem Abstecher nach San Francisco ging die Reise wieder nach Süden, ins Landesinnere. Irgendwann breitete sich das Death Valley vor ihnen aus. Das heißt übrigens so, weil es dort nie regnet – ich meine wirklich nie. Keinen Tropfen. Es wird nicht umsonst das »Tal des Todes« genannt. An dieser Stelle könnte ich Ihnen den Psalm 23 zitieren.

Weit und breit nur Sand, Steine und ein paar Kakteen. Das Death Valley liegt in der Mojave-Wüste und ist der trockenste und heißeste Nationalpark der USA. Er liegt südöstlich der Sierra Nevada, und die Region ist ein regelrechter Hitzepol. Deshalb hatten Ben und seine Freundin den Wagen runtergekühlt und schlürften den ganzen Tag an eisgekühlten Koffeinbomben mit extra Schlagsahne. Große Koffeinbomben, versteht sich. In den USA war alles groß. Groß und kalt. Weil die Amerikaner jedes Café, jedes Hotel und jedes Shoppingcenter auf gefühlte zehn Grad kühlten, holten sich Ben und seine Freundin einen Schnupfen – mitten im Sommer, mitten in Kalifornien, mitten in der Wüste.

»Hey Schatz, reich mir bitte mal ein Taschentuch.« Prima.

Aber natürlich – Kalifornien und die Nationalparks waren großartig. Es war beeindruckend. Es war einmalig und unvergesslich. Sie fuhren am Titus Canyon vorbei, einer Geisterstadt, und der Salzpfanne des Badwater Basin, dem tiefsten Punkt Nordamerikas. Der tiefste Punkt … Ben konnte sich auf urkomische Weise mit dem »Tal des Todes« identifizieren, von dem schon der Psalmist David geschrieben hatte. Ironischerweise fühlte sich Ben dort in der Wüste selbst so ausgetrocknet wie das Death Valley. Wenn wir hier eine Brücke zum Volk Israel schlagen, das, wie es im 2. Buch Mose beschrieben wird, viele Jahre in der Wüste umherirrte und nicht vom Fleck kam, dann beschreibt das die Situation von Ben ziemlich genau. Frei, aber immer noch gefangen. Keine Sklavinnen und Sklaven mehr, aber trotzdem noch nicht am Ziel.

Um es vorwegzunehmen: Ben hatte so ziemlich alles, was man sich wünschen konnte. Eine Freundin, Familie, gute Freundinnen und Freunde, einen anständigen Job. Er konnte sich sogar eine Reise nach Übersee leisten. Und was noch wichtiger war: Er konnte jeden Tag ein halbes Dutzend eisgekühlte Koffeinbomben trinken, wenn er Lust dazu hatte. Eisgekühlte Koffeinbomben waren in aller Regel die perfekte Lösung, um glücklich zu sein. Nichtsdestotrotz fehlte etwas. Ben war zwar am Leben, aber er war an einem Tiefpunkt angelangt.

Er schaute aus dem Fenster und fragte sich im Stillen: *War's das wirklich schon? Ich hoffe nicht.*

Lina, die gerade Mitte dreißig war, als ich sie als Coach begleiten durfte, verriet mir ein ähnliches Geheimnis. Sie war enttäuscht vom Leben – ähnlich wie vom Wetterbericht, der ihr für das Wochenende in den Bergen tolles Wetter versprochen hatte.

»Das Leben ist verflixt anstrengend«, sagte sie müde. »Falls ich je nochmals auf die Welt kommen sollte – was Gott verhüten möge –, dann möchte ich nicht als Frau geboren werden. Na gut, als Mann eigentlich auch nicht. Wenn ich doch zurückkommen müsste, dann höchstens als kleine Olive.«

»Ach, ja?«, fragte ich erstaunt.

»Ja, zuerst wachse ich an einem netten Baum irgendwo im sonnigen Italien. Ich genieße den Tag, hänge ein bisschen ab und lege mich dann wieder schlafen. Eine großartige Vorstellung, nicht? Eines Tages werde ich dann gepflückt und erst einmal ordentlich in Öl eingelegt, damit die Bitterstoffe verschwinden und meine Haut schön zart wird. Und später werde ich dann irgendwo auf einer schicken Party serviert und hoffentlich von einem anständigen Kerl aufgegabelt. Perfektes Happy End. Und das ganze Tamtam dauert höchstens ein Jahr.«

Wir mussten beide lachen.

»Nein, im Ernst«, meinte Lina weiter. »Ich fühle mich einfach angeschlagen und müde von der ganzen Hetzerei, vom Job, der mir nicht wirklich liegt, und all den Forderungen, die sonst noch gestellt werden.«

Am liebsten wäre ich eine kleine Olive. Ende der Story. Ihre Erwartungen an das Leben waren nicht wie erhofft in Erfüllung gegangen, ihre Gebete, so schien es ihr, nicht erhört worden. Ihr Leben war nicht völlig aus den Fugen geraten. Sie hatte nur jahrelang versucht, es besser auf die Reihe zu kriegen, ihre Träume zu leben, etwas Neues zu machen – vergebens. Lina hatte auf Veränderung gehofft, geglaubt und gebetet – und jetzt? Jetzt wollte sie nur noch eine Olive sein. Ich konnte sie allzu gut verstehen.

Sie und Ben, beide hatten über die Jahre etwas verloren, dieses Etwas, das Douglas Herz nannte. Das Herz, das eigentlich für Freude, Liebe und Schönheit geschaffen wurde, aber eben auch getrübt, verletzt, kraftlos oder verstockt sein kann.

So oder ähnlich geht es uns allen irgendwann. Bestimmt hat jede und jeder von uns schon mal das volle Leben gespürt und richtig tolle Zeiten erlebt. Aber das Leben kann auch anders.

Wir stecken in der Wüste fest

Manchmal klingt die Bibel wie ein Märchen. In der Bibel ist die Rede von dieser Vollkommenheit, von unaufhörlicher Liebe und unaussprechlicher Freude, von Fülle und nie endender Kraft. Dann und wann hört es sich zu gut an, um wahr zu sein, denn manchmal spielt das Leben eine andere Melodie.

Ich bin mir sicher, auch Sie haben schon an der einen oder anderen biblischen Verheißung gezweifelt. Gottes Zusagen tun uns gut. Richtig gut sogar. Sie wirken wie Balsam für Herz und Seele. Sie geben uns Halt, Sicherheit und Trost. Gottes Wort schenkt so viel Kraft. Doch wenn das Leben mit all seinen Herausforderungen über uns hereinbricht, wenn sich die lang ersehnte Gebetserhörung nicht erfüllt, wenn man nach vielen Jahren immer noch mit den gleichen Geistern kämpft – dann scheinen Gottes Wahrheiten nach und nach in Vergessenheit zu geraten. Das »echte Leben« ist kompliziert und gepflastert mit schwierigen Situationen. Manchmal wird jede Hoffnung zugeschüttet. Der Glaube an eine großartige Zukunft kann schon mal auf die Größe einer Olive schrumpfen. Ist es nicht so? Die Oliven-Vision von Lina passt manchmal viel eher zu unserer Situation als die Vorstellung von »In mir sprudeln Quellen von lebendigem Wasser, die niemals aufhören zu fließen« (vgl. Johannes 4,14).

Lina meinte mal zu mir: »Ich glaube zwar an Jesus, aber in meinem Leben passiert eigentlich nicht viel. Nichts ändert sich. Alles bleibt, wie es ist, obwohl ich so viel gebetet und getan habe. Langsam, aber sicher habe ich – Entschuldigung – die Nase gestrichen voll. Ich möchte eine Olive sein, mich in die Sonne legen und der Welt Adieu sagen. Ende der Durchsage.«

Wir haben unser Herz verloren.

Ich kenne viele Leute, die vom Leben als Christin beziehungsweise Christ enttäuscht wurden – mich eingeschlossen. Wir haben uns mehr darunter vorgestellt. Mehr als nur zu funktionieren. Wir atmen zwar, aber mit Leben hat das nicht viel zu tun. Diese sprudelnde Quelle, von der Jesus gesprochen hat, scheint manchmal Lichtjahre entfernt zu sein. Mittlerweile hat uns das Leben ausgelaugt. An jenen seltenen Tagen, an denen klare Sicht herrscht, erkennen wir ansatzweise, was wir wirklich wollen. Wir erkennen Bruchstücke von dem, was Gott mit unserem Leben anstellen möchte. Aber dann geht es wieder zurück auf Anfang. Zurück in den Alltag. Und dann merken wir: Wir sind doch nicht die, die wir sein möchten. Bildlich gesprochen stecken wir irgendwo in unserer eigenen Wüste fest. Doch eigentlich sehnen wir uns – um es biblisch auszudrücken – nach »unserem verheißenen Land«, nach »unserem Kanaan«, nach einem Ort, an dem im übertragenen Sinne Milch und Honig fließen. Einem Ort, an dem das Leben gut ist und man Freiheit erleben kann. Einem Ort, an dem ebendiese Fülle und Kraft existiert, von der uns der Wanderprediger namens Jesus erzählt hat.

Manchmal verlieren wir unser Herz, obwohl wir uns als Christinnen und Christen bezeichnen. Und dieses Herz müssen wir wiederfinden.

Geht es Ihnen auch so?

Apropos »Christsein«: Falls Sie sich als nicht besonders gläubig bezeichnen und mit alldem nicht viel am Hut haben – herzliche Gratulation. Vergessen Sie für einen Moment, was Sie über Gott und Kirche gehört haben. Eines darf ich Ihnen verraten: Entgegen landläufigen Meinungen geht es nicht darum, nach einer besonders moralischen Weltanschauung zu leben, sich an Regeln zu halten oder mit frommen Floskeln um sich zu werfen – und auch nicht um den Weltfrieden. Es geht in erster Linie nicht um Kirchenbesuche, Bibeltreffen und Suppenküchen – obwohl das wunderbare Dinge sind. Es ist geradezu lächerlich, wenn es nicht zum Weinen wäre. Natürlich braucht es mehr denn je erweckte Kirchen, die in der Gesellschaft einen Unterschied machen. Meiner Meinung nach braucht es auch viel mehr Suppenküchen und freiwillige Helferinnen und Helfer (anstatt luxuriöser Kirchengebäude). Das soziale Engagement ist wichtig, aber es ist eben nicht alles. Es ist nicht die zentrale Botschaft des Christentums. Es geht um mehr, um viel mehr. Es geht um uns, um Sie und mich, und um einen Gott, der mit seiner unerschütterlichen Liebe um uns wirbt. Das Christentum ist schließlich die Religion der Liebe! Gott möchte uns an seinem Leben teilhaben lassen. Er ist kein Langweiler, kein Aufpasser, kein Spielverderber, der mit erhobenem Zeigefinger Befehle erteilt. Später werden wir viel über diesen guten Gott erfahren …

Lina war wahrlich nicht die Einzige, die manchmal mit ihrem Glauben haderte. Ich denke, wir alle kennen solche »Wüstenzeiten«. Mein Klient Ben war inzwischen auch wieder zurück von seiner Reise nach Kalifornien, zurück aus der Wüste und seinem »Tal des Todes«. Er ist etwa im selben Alter wie ich, die vierzig hat er also bereits überschritten. Den SUV hatte er unterdessen wieder gegen ein normal dimensioniertes Auto eingetauscht und trank wieder aus gewöhnlich portionierten Kaffeebechern.

Auch er haderte mit dem Leben, mit dem Glauben, mit dem Vertrauen auf einen guten Gott. Ben erzählte mir bei einem Treffen noch vor seiner USA-Reise, dass er seit langer Zeit einfach nur noch funktioniere. Jeden Tag, jede Woche, jeden Monat. Die Auszeit hatte ihm gutgetan. Doch zurück in der Schweiz war alles wieder beim Alten, denn hastig ausgearbeitete Notfallpläne halten in der Regel nicht, was sie versprechen.

Nachdem Ben damals vor seiner Auszeit in dieser deftigen Mischung aus Wut und Hoffnungslosigkeit seine Stereoanlage kurz und klein geschlagen hatte, stand er verschwitzt im Wohnzimmer und ließ die Arme hängen. Ihm war klar geworden: Eine Auszeit war das eine, aber es war auch höchste Zeit, die emotionale Wetterlage genauer unter die Lupe zu nehmen. Nebenbei bemerkt: Gerade Männer müssen lernen, über ihre Gefühle zu sprechen. Gefühle sollten zugelassen, gefühlt und durchlebt werden, anstatt sie zu unterdrücken oder wegzusperren, bevor das Fass überläuft wie bei Ben. Wut ist nichts Ungewöhnliches, nichts Schlimmes, sie meldet sich einfach und sagt: »Hey, mir ist etwas Ungerechtes geschehen, das mich verletzt hat.«

»Ich bin kurz davor, alles hinzuschmeißen und ans andere Ende der Welt zu verschwinden«, meinte Ben. »Nicht nur für ein paar Wochen – für immer. Ich wünsche mir endlich ein Leben, das zu mir passt«, fuhr er fort. »Eine Veränderung, die … verstehst du, ich möchte nicht einfach nur … ich möchte einen Unterschied machen.« Ben schaute vor sich hin auf sein Glas und sagte etwas leiser: »Ich möchte etwas tun, das irgendeine Bedeutung hat.«

Ich nickte. Ich hatte das schon viele Male gehört. Ich kannte es von meinem eigenen Leben.

Wir glauben an Gott, pilgern zur Kirche, wir glauben, hoffen und beten, wir wünschen uns dieses satte Leben, von dem wir gehört haben, aber die Welt um uns herum ist verflixt chaotisch geworden. Wir spulen nur noch unser Programm ab, rennen unseren To-do-Listen hinterher, versuchen uns während des Alltags einigermaßen über Wasser zu halten und hoffen dann auf ein Wochenende, an dem nicht viel los ist.

Lina und Ben wünschten sich nichts anderes, als endlich »ihre Wüste« zu verlassen. Beide sehnten sich nach »ihrem verheißenen Land«, nach »ihrem Kanaan«, nach echtem Leben. Für beide, Lina und Ben, war es eine schwierige Zeit. Ich möchte mich in aller Form entschuldigen, denn man sollte diese Schicksale nicht auf die leichte Schulter nehmen. Aber im Grunde war ich hell begeistert von beiden Geschichten. Der Leidensdruck war ihnen nämlich über beide Ohren gewachsen. Nun war er groß genug, damit Lina und Ben bereit waren, einen neuen Weg einzuschlagen. Einen guten Weg. Einen göttlichen Weg. Einen heilsamen Weg.

Und dieser Gedanke begeistert mich immer wieder, wenn ich zerbrochenen Menschen begegne. Denn jetzt endlich kann etwas Neues entstehen.

Die Tür zum Leben geht nach innen auf

Vielleicht geht es Ihnen ähnlich. Vielleicht wünschen Sie sich auch mehr vom Leben. Nicht mehr Materielles oder noch mehr Optimierung, sondern mehr von Gottes Leben in uns. Mehr von dem, was uns in der Bibel zugesprochen wird. Im besten Fall ist der Wunsch nach Veränderung ähnlich stark wie bei Lina und Ben. Prima, mir geht es genauso (ich möchte Ihnen die Einzelheiten ersparen). Natürlich kommt die Veränderung nicht über Nacht. Sie geschieht nicht von heute auf morgen. Alles hat seine Zeit. Aber wir können heute damit anfangen. Wir können heute einen ersten Schritt Richtung »Kanaan« machen.

Wie hat es Douglas, der alte Professor, so schön gesagt? »Das Wichtigste im Leben ist nicht das, was du tust, sondern dass dein Herz gesund bleibt.«

Unser Herz muss heilen.

Douglas verriet Ben noch etwas, als sie damals nach dem Essen auf der Holzbank vor seinem Haus saßen. »Die Tür zum Glück geht immer nach innen auf. Damit du dein Herz und damit dein Leben wiederfindest, musst du durch diese Türe gehen und schauen, was du dort drinnen findest.«

Lange Pause.

Douglas fuhr fort: »Obwohl die heutige Gesellschaft ständig und krampfhaft nach Optimierung und Veränderung sucht, schaffen es die wenigsten, dieses Ziel zu erreichen – zumindest werden die meisten dabei nicht glücklicher.« Er meinte auch zu wissen, weshalb: »Mit Veränderung ist nicht gemeint, aus einem Menschen jemand anderen zu machen, sondern nach innen zu schauen und man selbst zu werden.«

Genau dazu kommen wir auch in diesem Buch noch. Genau darum geht es. Wir selbst werden. So, wie uns Gott einst geschaffen hat. Wunderbar und einzigartig.

»Die Tür zum Glück«, sagte Douglas, »die Tür zum Leben, zur Liebe und Freude geht immer nach innen auf.«

Nach innen, dachte Ben.

Wieder lange Pause.

Sich mit dem Leben anfreunden – wenigstens ein bisschen

Für Lina und Ben musste fürs Erste eine praktische Lösung her. Sie standen mit beiden Beinen im Leben. Sie konnten es sich nicht leisten, »einfach mal zu verschwinden«, die Welt komplett hinter sich zu lassen, um sich am Ende der Welt »selbst zu finden«. Also musste eine alltagstaugliche Lösung her. Eine Lösung, mit der wahrscheinlich alle gut beraten sind. Douglas hatte Ben damals vor seiner Hütte Folgendes ans Herz gelegt: das Jetzt akzeptieren. Loslassen. Kraft tanken. Frieden finden. Gott vertrauen.

Als es bereits Abend wurde, saßen Douglas und Ben immer noch draußen vor der Hütte und schauten hinüber zu den Bergen, die auf der gegenüberliegenden Seite des Tals noch zu sehen waren. Wie jeder anständige Engländer trank Douglas seinen Tee. Absolut nichts konnte ihn davon abhalten. Wahrscheinlich ist es den Angestellten von englischen Teehäusern per Gesetz verboten, am späten Nachmittag zu streiken, denn wenn sie die Arbeit niederlegen würden, bräche ohne jede Frage ein Bürgerkrieg aus.

Ben hingegen hielt eine dampfende Kaffeetasse in der Hand, während Douglas ihm ungefähr Folgendes sagte: Vor der ganz großen

Veränderung solle Ben sich vor Augen führen, dass er – selbst wenn er es nicht so empfinde – jetzt schon einen Unterschied mache. Und deshalb dürfe es nicht falsch sein, wenn er sich mit der jetzigen Situation anfreunden würde – wenigstens ein bisschen.

Eigentlich hatte Ben etwas anderes von ihm erwartet. So in etwa: »Los, gib dir mal einen ordentlichen Tritt in den Hintern und mach endlich, was du willst!« Mit der Situation anfreunden?

Ben schaute ihn an und dachte: *Douglas, deine Brillengläser …* Sie sahen aus wie zwei kleine, verschmierte Windschutzscheiben.

»In schwierigen Situationen neigen wir dazu, alles gleich hinzuschmeißen«, sagte der Professor weiter. »Am liebsten würden wir uns verdrücken, alles auf einen Schlag verändern, nach den Sternen greifen, nur um dann wieder auf die Nase zu fallen. Sei dankbar für das, was ist. Komm zur Ruhe. Verbringe viel Zeit mit Gott. Lauf erst los, wenn du bereit bist.«

Lange Pause.

Er hat recht, dachte Ben.

Als Lina und Ben später zu mir ins Coaching kamen, zeigte sich ein klares Bild davon, wie sie sich, unter anderem, oft an den Meinungen anderer Menschen orientierten und sich auf deren Basis bewerteten. Irgendwann waren bei beiden die Batterien leer. Ben fühlte sich nur noch als Rädchen im Getriebe oder im besten Fall als eine Zahl auf einer langen Lohnliste. Und Lina hatte eine bittere Enttäuschung nach der anderen erlitten. Sie war ausgebrannt und konnte nicht mehr.

Beide wollten nun eine Veränderung, die wirklich nachhaltig wirken würde. Wie Douglas es damals Ben empfohlen hatte, arbeiteten wir in der Beratung erst einmal daran, sich mit der aktuellen Situation anzufreunden. Ben konzentrierte sich auf all das Gute, das er bereits sehen konnte. Wir beschäftigten uns mit den sogenannten »archetypischen Bildern«. Das sind gute Vorstellungen, die unser Herz beflügeln und uns neuen Mut schenken und von denen auch schon der Schweizer Psychoanalytiker Professor C. G. Jung schrieb.[4] Jeder Mensch braucht diese inneren Bilder vom Heute und einer guten Zukunft, die unsere Seele beflügeln.

Jeder Beruf hat eine Bedeutung. Übrigens hat auch Martin Luther den Begriff »Beruf« geprägt. Er hat damit das lateinische Wort *vocatio* übersetzt, das in der Bibel den Ruf Gottes an den Menschen meint. Die Wurzel des Berufs ist also die Berufung, die von Gott ergeht. Aber für Luther war klar: Es bedeutet auch die ganz alltägliche Tätigkeit des Menschen in der Welt. Das, was jede und jeder Einzelne für andere Menschen tut. Wie könnte es anders sein? Jeder Beruf hat letztlich die Aufgabe, irgendeine Form der Hoffnung zu vermitteln.

Vielleicht sind wir noch nicht angekommen. Vielleicht wünschen wir uns mehr vom Leben. Vielleicht haben wir das Gefühl, in den »falschen Schuhen« unterwegs zu sein. Wunderbar, dann möchte Gott uns etwas zeigen. Doch bevor wir Hals über Kopf losrennen, dürfen wir lernen, die heutige Situation dankbar anzunehmen. Dürfen dankbar sein für alles, was wir heute schon haben. Gott sieht uns, er kennt unsere Träume und Sehnsüchte – und sie werden sich noch erfüllen.

In Krisen kann sich das Heute oft sinnlos und leer anfühlen. Wer bin ich schon? Was habe ich schon zu bieten? Was ist Gottes Plan für mein Leben?

Eines solle Ben aber nie vergessen, meinte der alte Douglas: »Jeder Job ist von Bedeutung, in jeder Tätigkeit findet man irgendeinen Wert und Sinn. Jeder Beruf hat seine Berechtigung, ob wir es glauben oder nicht. Wir alle sind ein Leben lang voneinander abhängig und aufeinander angewiesen.« Und weiter sagte Douglas: »Menschen neigen dazu, das, was sie tun, zu bewerten. Die Kriterien, nach denen bewertet wird, lernen wir einerseits in unseren Familien, andererseits spiegeln sie das gesellschaftliche Wertesystem wider.«

Putzen wird dann zum Beispiel niedriger bewertet als die Tätigkeit eines Arztes oder einer Ärztin. Deshalb wird einer Reinigungskraft ein niedrigerer sozialer Rang zugeschrieben und sie verdient auch nur einen Bruchteil von einem Medizinergehalt, kann von ihrer Rente kaum leben, obwohl sie ihr Leben lang genauso hart gearbeitet hat wie der Arzt oder die Ärztin. Auch wenn Medizinerinnen und Mediziner durch ihre lange Ausbildung und die hohe Verantwortung ruhig mehr verdienen dürfen, ist ihre Tätigkeit nicht besser als die einer Reinigungskraft.

Natürlich sollen wir uns nach Neuem ausstrecken, wenn der Schuh drückt. Und doch: Jeder Job ist wichtig. Denn Leben heißt in einem elementaren Sinn: helfen und auf Hilfe angewiesen sein – ganz egal, ob Sie nun in den Augen der Menschen erfolgreich oder einfach nur ein Rädchen im System sind. Die Veränderung wird noch kommen, ja. Doch ein erster Schritt aus der eigenen »Wüste« bedeutet in den meisten Fällen zunächst einmal, die Dinge aus der richtigen Perspektive zu betrachten.

Weil wir in einem gewissen Sinne alle voneinander abhängig sind, arbeiten wir eigentlich nicht für unseren Chef oder unsere Chefin, sondern für die ganze Gemeinschaft, und letztlich dienen wir damit Gott selbst, wie es der Apostel Paulus schrieb (vgl. Epheser 6,7).

Egal, was wir heute tun, es ist bereits von Bedeutung. Versuchen Sie sich klarzumachen: Wir sind Teil dieser Welt. Für irgendjemanden tun Sie bereits etwas Sinnvolles. Sie sind wichtig. Wir alle sind voneinander abhängig. Lassen Sie sich nichts anderes erzählen.

Douglas nahm einen letzten Schluck von seinem heiligen Tee und legte Ben zum Schluss noch Folgendes ans Herz: »Versöhne dich mit dem Heute. Male dir gute Bilder der Zukunft vor Augen. Glaube, hoffe und vertraue auf Gott. Er hat zur rechten Zeit einen guten Plan mit deinem Leben.« Und nach einer kurzen Pause: »Mit Sicherheit.«

Schritt für Schritt freundeten sich Lina und Ben mit ihrer Situation an. Sie verstanden, dass sie bereits ein wichtiger Teil des Ganzen waren. Ihnen wurde klar, dass nicht nur die ganz großen Persönlichkeiten einen Unterschied machen, sondern wir alle voneinander abhängig sind. Jede noch so kleine Geschichte trägt zur ganz großen Geschichte bei, die Gott mit der Welt schreibt. In seinen Augen ist klein nicht gleich klein und groß nicht gleich groß. Lina und Ben konnten Dinge wie Familie, Freundschaft und Beruf plötzlich aus einer anderen Perspektive wahrnehmen.

Das Jetzt akzeptieren. Loslassen. Kraft tanken. Frieden finden.

Doch das eigentliche Problem war freilich noch nicht aus der Welt geschafft. Ben und Lina wünschten sich nach ein paar Monaten immer noch mehr … mehr von sich, mehr von Gott, mehr von diesem Leben, das von der Kanzel gepredigt wurde. Mehr Freude, Freiheit, Fülle und Weite.

»Ströme von lebendigem Wasser …«

Wahrscheinlich geht es Ihnen genauso. Offenbar sitzen wir alle im selben Boot.

Lina und Ben sind bei Weitem nicht die Einzigen, die mit ihrer »inneren Wüste« zu kämpfen haben. Die Megachurch Willow Creek aus Chicago befragte in einer mehrjährigen Studie über zweihundertachtzigtausend Mitglieder von eintausendzweihundert amerikanischen Gemeinden im Rahmen der REVEAL-Studie.[5] Man wollte wissen, wie viele sich durch das Leben in einer christlichen Gemeinschaft angespornt fühlen und auch tatsächlich eine Veränderung oder nachhaltiges Wachstum erfahren haben. Man zog Bilanz – und jetzt halten Sie sich fest. Die Antwort lautete: gerade mal 11 Prozent. 11 Prozent. Anders ausgedrückt: Neun von zehn Christinnen und Christen veröden irgendwo da draußen in ihrer persönlichen »inneren Wüste«, in ihrem eigenen »Tal des Todes.« Neun von zehn Christinnen und Christen fühlen sich in den »falschen Schuhen«. Neun von zehn Christinnen und Christen haben ein bisschen mehr vom »Christsein« erwartet. Meinetwegen sollen es in Europa sieben oder acht von zehn sein – die Zahl bleibt dennoch unheimlich groß.

Und deshalb ist es mehr als wahrscheinlich, dass auch Sie sich schon mal gefragt haben: Warum bin ich eigentlich noch hier? Was ist meine Bestimmung? Wo liegen meine wahren Stärken? Was möchte ich wirklich? Welchen Plan hat Gott mit meinem Leben? Und wie finde ich den Ausweg aus meiner Wüste?

Neun von zehn Christinnen und Christen. Und auch Lina und Ben wünschten sich auf ihre Weise mehr vom Leben. Beide hatten im Alltagstrott etwas verloren, und zwar ihr Herz, ihre Träume, ihre Sehnsüchte – ihr Innerstes. Genau um dieses Innere geht es in diesem Buch. Es ist Gottes größter Wunsch, dass wir unser Herz und damit das Leben wiederfinden. Das ist quasi Gottes Kernkompetenz, wenn Sie so wollen. Das ist sein größtes Anliegen: »Lass dich von mir heilen. Finde dein Herz wieder, lebe kühn, gib weiter, was in dir steckt, werde lebendig, mache einen Unterschied, erzähl von meiner Liebe – egal, was die anderen denken oder der Gesellschaftsdruck dir vorschreibt.« Dafür steht dieses Buch. Es soll Ihnen helfen, aus dieser »inneren Wüste«, in der Sie feststecken, auszubrechen, um das zu tun, was Ihnen wirklich am Herzen liegt. Wir werden uns noch eingehend damit beschäftigen, versprochen.

Und ganz offensichtlich hatte Schweitzer recht: »Niemand wird zum Christen, weil er die Kirche besucht …« Herrje, neun von zehn … Die Studie von Willow Creek hat uns die Augen dafür mehr als deutlich geöffnet.

Die Wüste gehört zum Leben

Es wird Sie nicht wundern. Die Bibel ist voll von solchen Geschichten: nur ein Rädchen im Getriebe, immer im Kreis gehen, nichts Neues im Land, Gott liebt mich nicht mehr. Zweifel. Enttäuschung. Viele Jahre der Geduld.

Ähnlich wie die Geschichte von Ben, der sich in der Wüste von Kalifornien in einer Endlosschleife wiederfand, liest sich die Geschichte des Volkes Israel. Erinnern wir uns nur an die endlose Wüstenwanderung. Mose brach mit dem Volk Israel aus der Gefangenschaft auf und peilte ein neues Leben in Freiheit an. Ein Leben in Freiheit, Friede und Würde, irgendwo auf einem idyllischen Landstrich, wo es einen Flecken fruchtbares Land gab. Ein Ort, an dem man leben konnte.

Das Volk Israel, das nach vierhundert Jahren Sklaverei in Ägypten mit Mose in die Wüste zog – die Geschichte passt auch zu unserem Leben. Der Exodus war vorbei. Sie waren zwar keine Sklavinnen und Sklaven mehr, aber immer noch gefangen. Nicht in Ägypten, aber in der Einöde, irgendwo im Niemandsland auf der staubtrockenen Arabischen Halbinsel. Sie hatten das Alte hinter sich gelassen und sich in Richtung neuer Heimat aufgemacht: Kanaan. Sie wünschten sich ein neues Leben, volles Leben, freies Leben – ein gutes Leben. Doch sie gingen im Kreis – viele Jahre. Die Umstände sahen hoffnungslos aus (sie hatten ja nicht mal eine Klimaanlage oder eisgekühlte Koffeinbomben mit extra Schlagsahne).

Doch irgendwann – nach vielen Proben und (Glaubens-)Kämpfen kam die Veränderung.

Das Volk Israel war drauf und dran, ins fünfte Jahrzehnt ihrer Wüstenwanderung zu starten. Mose war mittlerweile gestorben. Josua übernahm das Zepter (obwohl er es sich nicht zugetraut hatte) und – plötzlich löste sich der Knoten, die glorreichen Zeiten fingen an. Der Jordan teilte sich. Die Mauern von Jericho gingen in die Brüche. Die Sonne stand still. Die Könige von Kanaan wurden besiegt. Am Ende von vielen Kämpfen waren die heimatlosen Wandervögel zu Landbesitzern geworden. Sie hatten ihren Grund und Boden gefunden. Sie hatten das Leben gefunden, nach dem sie sich viele Jahre gesehnt hatten. So viele Jahre hatten sie in der Wüste gelitten, sie waren erschöpft, fast hätten sie den Glauben verloren. Sie erlebten wie Lina und Ben Enttäuschungen. Sie hatten auf gut Deutsch gesagt »die Nase gestrichen voll« und ihre Hoffnung fast begraben.

Doch dann nahm Josua das Drehbuch selbst in die Hand (von Gott geführt natürlich, aber er nahm es in die Hand). Und siehe da: Plötzlich änderte sich alles. Sie entdeckten einen Ausweg. Sie fanden ihr Land. Mehr noch: Sie fanden ihre Bestimmung. Aus der Eintönigkeit entstand fruchtbares Leben, aus Hoffnungslosigkeit wurde Mut, aus Gefangenschaft wurde Freiheit, aus Tod wurde Leben.

Wenn wir im übertragenen Sinne die Brücke von der biblischen Geschichte zu unserem Leben schlagen, heißt das nichts anderes, als dass wir alle irgendwann in unserem Leben eine »Wüste« erleben werden. Was ist mit Ihrem »verheißenen Land«, wo Milch und Honig fließen? Dieses »Land« hat heute keine geografische Bedeutung mehr. Vielmehr steht es für den Aufbruch aus unserer »inneren Wüste«, für die Suche nach Leben, für die Befreiung unserer Herzen. Aber unsere »Wüste« ist genauso Realität wie die Wüste, die das Volk Israel erlebt hat. Sie ist real, aber sie hat niemals das letzte Wort. Denn schließlich kam das Volk in Kanaan an. Sie hatten ihr Land gefunden, das Verlangen nach allem, was wahr, schön und gut war, war gestillt.

Welches »Neue« wünschen Sie sich? Wenn es nach Gott geht, dann gibt es dieses »neue und gute Land« auch heute noch. Wir können es finden. Aber wie es der alte Douglas schon sagte: »Es liegt nicht nur an Gott, sondern auch an uns, wie sich die Dinge ändern.«

So gab der Herr den Israeliten das ganze Land, wie er es ihren Vorfahren versprochen hatte. Sie nahmen es in Besitz und wohnten darin. Der Herr hielt sein Wort und sorgte dafür, dass sie in Ruhe und Frieden leben konnten. Mit sei-

ner Hilfe hatten die Israeliten alle Feinde besiegt. Kein Versprechen des Herrn blieb unerfüllt – alles war eingetroffen!
Josua 21,43-45; HFA

Alles war eingetroffen ... Ja, das Leben hat so eine Art, auf uns herumzutrampeln. Es steckt voller Nüsse, die es zu knacken gilt. Wir bekommen es täglich zu spüren. Doch »unser Kanaan« ist keine Seifenblase. Es scheint weit weg, aber nicht Lichtjahre entfernt. Gott lädt uns ein, mit ihm dieses »Land« zu finden. Egal, ob wir uns nach ein bisschen mehr Lebensqualität sehnen, eine Neuorientierung ins Auge fassen oder das Potenzial freilegen möchten, das Gott in uns hineingelegt hat – dieses Buch soll Anstoß zu mehr Begeisterung geben. Anstoß, die eigene »Wüste« zu verlassen, um in das Leben einzutauchen, das Sie sich wünschen. Es geht einzig und allein darum: Docken Sie bei Gott an. Suchen Sie dieses Etwas, das Sie lebendig macht. Finden Sie »Ihr Kanaan«. Buddeln Sie Ihr Herz aus und fangen Sie an, entschlossen danach zu leben.

Noch einmal: Mit diesem Buch möchte ich keine Luftschlösser bauen, die sich nie erfüllen werden. Oft ist das Leben ein Kampf und bleibt eine Herausforderung. Ich würde sogar so weit gehen, zu behaupten, dass ohne Leid, Widerstand und Ringen dem Leben etwas fehlt – gerade, wenn Sie sich als gläubig bezeichnen. Ein Evangelium, bei dem alles in Butter ist, existiert nicht. Unser Leben ist und bleibt umkämpft (vgl. z.B. Matthäus 10,22; Hebräer 12,1; 1. Timotheus 6,12; 1. Petrus 4,1 u.v.a. Bibelstellen und Zeugnisse aus der Kirchengeschichte). Es gelingt uns nicht alles. Nicht jeder Traum wird Wirklichkeit werden. Lina und Ben haben »ihr fruchtbares Land« nicht über Nacht gefunden. Die Bibel ist voll von Geschichten, die ans Herz gehen. Tragischen Geschichten, schlimmen Schicksalen. Das gehört mit zu unserer Reise.

Und doch haben wir in diesen Herausforderungen die Gewissheit, Frieden zu finden. Gott kann viel mehr tun, als wir uns vorstellen können. Er flüstert uns zu: »In dir steckt mehr, als du denkst.« In jeder und jedem von uns verbergen sich Quellen, die wieder sprudeln möchten. Wenn wir nichts unternehmen, bleibt das Leben eng, begrenzt, langweilig und – vor allem ernüchternd. »Man kann sich das Leben halt nicht aussuchen« ist dann die oft gehörte Antwort.

Ich möchte eine Olive sein.

Stille Resignation. Es ist eben, wie es ist. So werden wir ernst, ohne uns ernst zu nehmen. Aber das ist glücklicherweise nicht das Ende der Story.

Mehr als auf alles andere...

Die Geschichte der vierzigjährigen Wüstenwanderung ist verblüffend ähnlich gestrickt wie die der meisten Leute, die ich kenne. Ben gestand mir, er habe oft den Eindruck, als ob er den passenden Schlüssel zum wahren geistlichen Leben nie gefunden hätte. Verstehen Sie mich nicht falsch, Ben glaubt an Gott, er hat sich taufen lassen, er geht sonntags in die Kirche, er hat das eine oder andere christliche Programm durchlaufen, aber die Freude am Leben hat er trotzdem verloren. Nach über fünfzehn Jahren als Christ kämpft er immer noch mit den gleichen Fragen wie damals.

Und Lina? Na ja, sie berichtete mir müde: »Im nächsten Leben möchte ich eine kleine Olive sein.« Das Leben empfand sie als furchtbar anstrengend. So machte es ihr keinen Spaß. Sie hatte das Gefühl: Bei allen anderen scheint es zu klappen, nur bei mir nicht. Und irgendwann gab sie sich selbst und ihren Mitmenschen die Schuld, und auch Gott, der im Grunde die Hauptverantwortung für alles trug.

Erinnern Sie sich an die Studie von Willow Creek? Die wenigsten Christinnen und Christen empfinden durch das neue Leben mit Gott tatsächlich eine spürbare Veränderung ihrer Lebensumstände und nachhaltiges Wachstum. Gerade mal 11 Prozent von mehreren Hunderttausend Befragten gaben an, sie hätten tatsächlich die Veränderung erlebt, die sie sich als Christinnen und Christen erhofft hatten.[6]

Ja, Gott liebt uns. Wir wurden gerettet. Die Sünden wurden uns vergeben. Den Himmel haben wir sicher. Das ist eine großartige Sache, ohne jede Frage. Doch wenn diese Studie nur ansatzweise recht hat, dann schleppen sich viel zu viele gerade mal so durchs Leben. Kein Wachstum, keine wirkliche Veränderung, plus/minus das gleiche Leben wie vorher. Wir fallen immer wieder in die gleichen Muster zurück. Eine neue Frisur, ein neues Auto, ein neuer Job oder eine inspirierende Konferenz mit dem alten Douglas – das alles kann uns für einige Wochen beflügeln, aber damit ist es dann auch getan.

Neun von zehn … Meine Güte, ich stelle mir ernsthaft die Frage: Wie kommt es, dass sich so wenige Menschen mit dem Leben anfreunden können? Lina und Ben waren ja nur zwei davon. Aus irgendwelchen Gründen sind wir am Leben vorbeigeschrammt. Endstation oder Endlosschleife.

Ja, wir mögen vielleicht irgendwo auf unserer Reise feststecken. Aber die gute Nachricht lautet: Wenn Sie Ihr Herz wiederfinden, können Sie die Lücke schließen zwischen dem Menschen, der Sie sind, und dem, der Sie sein möchten.

Erinnern Sie sich, was die Bibel dazu sagt? Das Herz ist wichtiger als alles andere (vgl. Sprüche 4,23). Nichts anderes sollten wir hüten wie unseren teuersten Schatz. Ich weiß, das Leben kann stürmisch sein. Aber wie konnten wir das vergessen? Unsere tiefsten Herzenswünsche sind offenbar wesentlich dafür, wer und was wir sind. Ihre

Bedeutung ist geradezu mystisch, sie machen uns empfänglich für die wirklich wichtigen Dinge im Leben.

Die alten Griechen haben es *érōs* genannt, im heutigen Sprachgebrauch Eros. Platon verstand Eros als menschliches Verlangen nach allem, was wahr, schön und gut ist.[7] Diese Sehnsucht hat etwas Zeichenhaftes an sich. Wir verlangen danach – und das ist gut so.

Für was schlägt Ihr Herz? Was möchten Sie in der Welt verändern? Was möchten Sie wirklich? Nicht was Sie den anderen »zeigen« möchten oder was die anderen von Ihnen erwarten, sondern was Sie wirklich möchten. Gott hat uns ein Herz gegeben – und deshalb sollten wir darauf achtgeben und es behüten, wie ein Huhn seine Eier. Für alle, die einen himmlischen Beweis schwarz auf weiß fordern, bitte schön:

> Mehr als auf alles gib acht auf dein Herz, denn aus ihm strömt das Leben.
>
> *Sprüche 4,23; ZB*

Mehr als auf alles andere! Das ist ziemlich viel. Es gibt nichts daran zu rütteln. Unmissverständlich dreht sich alles um die Heilung unseres Herzens, um unser Innerstes, damit »die Ströme von lebendigem Wasser« wieder fließen können. Das Herz, der Ort, an dem uns Gott aus dem Dornröschenschlaf wach rütteln möchte.

Die Untersuchung von Willow Creek zeigt eines deutlich: Zwischen all den alltäglichen und religiösen Verpflichtungen und Programmen haben wir etwas verloren, und zwar das Feuer für eine Sache, die uns eigentlich wichtig ist. Wir tun nicht, für was wir eigentlich geschaffen wurden. Mit anderen Worten: Wir haben uns selbst verloren. Wir haben vergessen, wer wir sind. Unser Herz wurde zugeschüttet. Unser Innerstes ist erloschen. Wir stecken in einer

Dürreperiode fest. Doch tief im Innern ahnen wir, dass es mehr geben muss. Wir sind auf der Suche nach unserer wahren Identität.

Auf geht's

Wir werden den Umständen des Lebens wahrscheinlich nicht von heute auf morgen ein Schnippchen schlagen. Mit großer Wahrscheinlichkeit werden Sie nicht in null Komma nichts von jetzt auf gleich alles ändern können. Sie werden Ihre »innere Wüste« nicht mit einem Paukenschlag verlassen. Um Himmels willen, das wäre unfair, würde ich so etwas in Aussicht stellen. Solche Bücher halten in der Regel nicht, was sie versprechen. Aber Sie werden im Laufe dieses Buches etwas wiederfinden – nämlich Ihr Herz. Sie werden dadurch neue Hoffnung verspüren, Lust auf Leben, Freude auf das Neue und Gute, das vor Ihnen liegt. Und dann können Sie Ihr Leben Schritt für Schritt nach Ihren Wünschen umkrempeln und Ihre Welt auf den Kopf stellen. Plötzlich scheint alles möglich, die Sicht wird klar, wie an einem schönen Wochenende in den Bergen.

Erinnern Sie sich: Gott ist Liebe. Gott ist Ihr Freund. Gott hat einen guten Plan mit Ihrem Leben. Sie können sich darauf verlassen. Er kann viel mehr tun als das, was wir uns vorstellen können (vgl. Epheser 3,20). Es klingt verrückt, aber wir sind auserwählt, Botschafterinnen und Botschafter seines Königreichs zu sein (vgl. 1. Petrus 2,9). Ich möchte mich in aller Form entschuldigen, aber das habe ich mir nicht selbst ausgedacht. So steht es in meiner Bibel. Und in Ihrer. Es haut mich vom Hocker. Das nenne ich mal einen gütigen Gott, der gleichzeitig unfassbar freigiebig ist. Ich frage Sie: Kann jemand großzügiger sein als ein Gott, der von sich behauptet, die Liebe selbst zu sein?

Aber wer denkt, ein Christ beziehungsweise eine Christin zu sein, weil er oder sie die Kirche besucht oder sich einer besonders moralischen Weltanschauung verschrieben hat, ist auf dem Holzweg.

In uns lebt Gottes Vollkommenheit. Gottes Liebe ist ein Geschenk. Kein Gebet dieser Welt ändert etwas daran. Durch Jesus Christus ist alles vollbracht. Wir können nichts mehr für unsere Erlösung tun. Uns gehört ein Leben in der Fülle. Gott ist kein Aufpasser, kein Spielverderber. Alles andere baut auf Selbstgerechtigkeit und Selbsterlösung auf. Und es wäre das pure Gegenteil der »Guten Nachricht«. Unsere Erlösung hat nichts mit Leistung zu tun – einzig mit Gottes Liebe und Gnade. Gott ist einer, der uns jederzeit und überall in seine Arme schließt. Was er möchte, ist eine Herzensbeziehung. Gott möchte, dass wir nach Hause kommen – nichts weiter.

Ja, manchmal mag es in unseren Ohren wie ein Märchen klingen: Gottes Freude, Kraft, Fülle und nie endende Liebe … »Ströme von lebendigem Wasser«. Ich weiß. Mir geht es manchmal nicht anders. Aber warum tun wir so selten, was wir gerne tun würden? Warum haben wir nicht den Mut, auszusteigen? Warum lassen wir uns von anderen diktieren, wie wir leben sollen? Und warum sterben so viele Menschen mit einem »Ach, hätte ich doch nur …« auf den Lippen?

Die entscheidenden Fragen lauten: Wie kriegen wir ein solches Leben auf die Reihe? Was hat Gott mit unserem Leben vor? Wie kommen wir in den Genuss unserer ganz persönlichen Bestimmung, die in uns hineingepflanzt wurde? Und wie um Himmels willen leben wir diese Sehnsucht in einer verrückten Welt wie dieser?

»Die Tür zum Leben«, sagte Douglas, »die Tür zum Leben, zur Liebe, Freude und Freiheit geht immer nach innen auf.«

Einen anderen Weg gibt es nicht. Genau dabei möchte Ihnen dieses Buch unter die Arme greifen – zusammen mit dem alten Douglas, der in Sachen Mode nie einen Preis gewinnen wird, aber in Sachen

»Christsein« den Dreh raushat. Es geht darum, wir selbst zu werden, zu diesem Menschen, den Gott einst so einzigartig geschaffen hat. Dafür müssen wir einen Blick zurückwerfen, damit wir verstehen, weshalb wir uns in unserer »inneren Wüste« verirrt haben. Wir müssen einen Blick auf unsere Vergangenheit und unsere Verletzungen werfen. Erst dann können wir mutig vorausschauen in eine neue und vielversprechende Zukunft.

Dieses Buch soll uns optimistisch stimmen, damit wir uns nach diesem guten Leben jenseits der »Wüste« ausstrecken, nach unserem Herzen, nach unserer ganz eigenen Berufung. Machen wir es wie Lina und Ben. Sie haben einfach einen neuen Weg unter die Füße genommen – den Weg der freien Herzen.

Mitten im Nirgendwo. Mitten im »Tal des Todes« waren Ben und seine Freundin damals mit dem schicken SUV durch den Nationalpark gegondelt. Trotz der Auszeit nach vielen Jahren harter Arbeit hatte er sich nicht sonderlich gut gefühlt. Innerlich war ihm schon damals klar gewesen: Hastig ausgearbeitete Notfallpläne gehen in der Regel selten auf. Ja, Kalifornien war bezaubernd gewesen: die eisgekühlten Koffeinbomben mit extra Schlagsahne mitten in der Wüste – eigentlich die perfekte Lösung, um glücklich zu sein – aber eben nur eigentlich. Die Shoppingcenter, die Restaurants und Bed and Breakfast waren auch großartig gewesen – wenn auch runtergekühlt bis auf den Gefrierpunkt. Er hatte es als ziemlich lästig empfunden, sich in den Ferien ständig die Nase putzen zu müssen …

Sogar die Wüste hatte Ben wundervoll gefunden, selbst wenn sie damals auf urkomische Weise auf ihn gemünzt gewesen war: leer, trocken, kein Leben weit und breit. Sein Herz war getrübt, kraftlos und verletzt gewesen.

Aber nun kommen die guten Nachrichten, jetzt kommt der springende Punkt: So sollte es nicht bleiben! Etwa ein halbes Jahr nach der Reise geschah etwas Sonderbares. Regen. Mitten in der Wüste. Der Herbst hielt Einzug und zum ersten Mal seit gefühlten tausend Jahren regnete es im Death Valley. Sehr viel Regen. Und im nächsten Frühling war das ganze Tal von einem farbigen Teppich aus Wildblumen überzogen – genauso wie es Gott in seinem Wort bezeugt. Ben war baff, als er den folgenden Psalm las:

> Durchqueren sie das Tal der Dürre, so wird es durch sie zu einem Ort mit Quellen, und auch der Herbstregen schenkt dem Tal wieder Fruchtbarkeit.
> *Psalm 84,7*

WAS DIE BIBEL SAGT

Die »Wüste« als gegenmenschlicher Raum ist für uns alle ein realer Ort. Jeder Mensch wird sich früher oder später in »seiner Wüste« wiederfinden. Die Wüste wird in der Bibel oft als Ort der Herausforderung gedeutet, manchmal als Ort der Armut, Anfechtung oder Veränderung. In der »Wüste« werden wir im übertragenen Sinne mit den Schwierigkeiten des Lebens konfrontiert. Doch die Wüste wurde seit jeher auch mit Perspektiven der Hoffnung verbunden, einem Ort der Gottesbegegnung und des Neuanfangs. Auch der Exodusweg des Volkes Israel in die Freiheit ist untrennbar mit dem Durchzug durch die Wüste verknüpft. Nicht von ungefähr ist »in der Wüste« der hebräische Name des Buches Numeri (4. Buch Mose).

Gerade die »Wüste« ist ein Ort, an dem wir Zeit finden, über das Leben nachzudenken, so wie es Lina und Ben getan haben. Gerade schwierige Zeiten bieten uns erst die Gelegenheit, uns auf etwas

Neues auszurichten. Vergessen wir nicht: Jesus wurde vom Heiligen Geist höchstpersönlich in die Wüste geführt (vgl. Matthäus 4,1). Die Wüste hat durchaus ihre guten Seiten. Offenbar spielen sich dort wichtige Dinge ab. Die »Wüste« ist also nicht per se ein schlechter Ort. Vielmehr stellt sich die Frage, wie wir darauf reagieren, was wir dort machen und mit wessen Hilfe wir einen Ausweg finden.

> So gab der Herr den Israeliten das ganze Land, wie er es ihren Vorfahren versprochen hatte [...] Kein Versprechen des Herrn blieb unerfüllt – alles war eingetroffen!
>
> *Josua 21,43.45; HFA*

Kein Versprechen blieb unerfüllt. Alles war eingetroffen. Wenn wir uns den Schwierigkeiten stellen und uns mit der Veränderung auseinandersetzen, kann und wird Gott uns einen neuen Weg zeigen, einen Weg in die Freiheit. Wenn wir uns darauf einlassen, wird er uns in »unser verheißenes Land« begleiten. Es ist ein Versprechen, und darum können wir uns darauf verlassen.

WAS DIE WISSENSCHAFT SAGT

Lina und Ben hatten beide das Gefühl, nur noch ein »Rädchen« im Getriebe der Gesellschaft zu sein. Irgendeine bedeutungslose Nummer auf einer mageren Lohnliste. Sie hatten ihr Herz vernachlässigt und über Jahre nur noch funktioniert. Der Schweizer Psychoanalytiker Professor C. G. Jung schrieb, wenn wir positive Assoziationen mit unserer Tätigkeit verbänden, bringe dies unsere Energie zum Fließen, anstatt uns Kraft zu rauben.[8]

Wenn wir erschöpft sind, wenn die Batterien leer sind, wenn wir uns fühlen, als wären wir in den »falschen Schuhen« unterwegs, dürfen wir sicher sein: In jedem Beruf steckt etwas Sinnvolles, das zum Gesamten beiträgt. Wir alle sind voneinander abhängig. So schwer Ihre Situation auch aussehen mag: Suchen Sie zuerst nach den sinnstiftenden Bildern, lernen Sie, mit Ihrer Situation positiver umzugehen, dann wird Ihnen Ihre Tätigkeit nicht mehr länger Kraft rauben, sondern Sie mit neuer Energie erfüllen. Egal, was wir heute tun: Wir sind wichtig. Wir werden gebraucht. Wir sind jetzt schon Teil von etwas ganz Großem. Diese Einsicht wird unser Herz erleuchten. Erst dann werden wir die nötige Energie haben, uns um unser Morgen kümmern zu können, um unsere Zukunft, um unsere großen Träume, um das Eros, das in uns allen steckt. Machen wir uns also klar: Wir alle sind voneinander abhängig. Wir tun heute schon etwas, das von Bedeutung ist – alles andere wäre eine Lüge. Und doch: Gott hat zur rechten Zeit noch viel Besseres mit jeder Einzelnen und jedem Einzelnen von uns im Sinn.

FRAGEN – BEREIT FÜR IHRE ANTWORTEN

- Wie würden Sie Ihre heutige Situation beschreiben? Auf einer Skala von 0 bis 10: Wie groß ist Ihre Begeisterung für das, was in Ihrem Leben vor sich geht?
- Wenn der Wert irgendwo zwischen 1 bis 5 landet: Was belastet Sie an Ihrer beruflichen (oder privaten) Situation am meisten?
- Gelingt es Ihnen, das Wertvolle Ihrer Tätigkeit zu sehen? Sind Sie sich bewusst, wie wichtig Ihre jetzige Tätigkeit für die Gesellschaft ist? Wenn nein, warum nicht?
- Selbst wenn Sie mit der momentanen Situation nicht zufrieden sind, nennen Sie mindestens drei Dinge an

Ihrem Job oder an Ihren privaten Aufgaben, die ihn beziehungsweise sie wertvoll und wichtig machen.

- Welche Bilder davon motivieren Sie am meisten?
- Wenn Sie in die Zukunft schauen: Wohin würden Sie sich in den nächsten fünf Jahren am liebsten entwickeln?
- Wenn Sie von heute auf morgen alles verändern könnten: Wie wäre es dann?
- Gott hat einen guten Plan mit Ihrem Leben. Glauben Sie das? Falls nein, weshalb nicht?
- Wer oder was könnte Sie umstimmen?
- Könnten Sie mit einer Freundin oder mit einem Freund darüber sprechen? Wenn ja, wer könnte das sein? Wenn nein, woran kann das liegen?
- Dankbarkeit erhellt das Herz. Schreiben Sie drei Sachen auf, für die Sie heute dankbar sind.

DIE NÄCHSTEN SCHRITTE

- Glauben heißt immer auch, in Bewegung zu sein, etwas anzunehmen oder danach zu handeln. Notieren Sie sich, was Sie in diesem Kapitel am meisten angesprochen hat.
- Was würde auf der ersten Seite Ihres Drehbuches stehen, wenn Sie Ihr Leben neu gestalten könnten?
- Wie könnten Sie denken, fühlen und handeln, um einen ersten Schritt aus Ihrer »inneren Wüste« zu machen?

Jeder Job ist von
Bedeutung. Wir alle
sind ein Leben lang
voneinander abhängig und
aufeinander angewiesen.

2

Die Wüste erkennen

Da nur dann wahre Zugehörigkeit entstehen kann,
wenn wir der Welt unser authentisches, unvollkommenes
Selbst zeigen, kann unser Zugehörigkeitsgefühl nie
größer sein als der Grad unserer Selbstannahme.

Brené Brown[9]

Einst war Ben furchtlos und voller Lebensmut. Nichts hatte ihn aufhalten können. Er wusste: Das Universum war auf seiner Seite. Das Leben war berauschend und voller Abenteuer. Als vierjähriger Knirps strotzte Ben nur so vor Selbstvertrauen. Die Tage konnten nicht rasant und gefährlich genug sein.

Mit vier Jahren brach er sich auch zum ersten Mal seinen linken Fuß. In jenem Winter baute sein großer Bruder zusammen mit seinen noch größeren Freunden und deren noch größeren Brüdern eine Sprungschanze aus Schnee. Ben wusste: Eine Schanze baute man, indem man sich so etwas wie eine Schaufel organisierte und Schnee auf einen Haufen schaufelte. Dann brachte man alles in Form, indem man darauf herumtrampelte. Nun durfte der Beste der Gruppe mit seinem Schlitten Schwung holen und springen. Nach ihm der Zweitbeste. Zuletzt Bens Bruder und ganz zum Schluss der kleine Ben. Er nahm so weit Anlauf und holte so viel Schwung, dass sich die anderen Brüder und Freunde nur verwundert anschauten und mit den Schultern zuckten.

Ben nahm Anlauf, duckte sich so weit über das kleine Steuerrad, wie er konnte, und nahm die Schanze ins Visier. Folgender Zusammenhang war ihm völlig bewusst: Je größer die Geschwindigkeit am Anfang, desto weiter der Flug. Grinsend flog er an seinem großen Bruder und seinen noch größeren Freunden und deren noch größeren Brüdern vorbei. Rückwärts durch die Knie betrachtet war die Welt immer am interessantesten. Doch es ging auch darum, im richtigen Moment an die Landung zu denken. Damit hatte sich Ben vertan. Aber wie sich im Nachhinein zeigen sollte, stellte er zumindest einen neuen Schanzenrekord auf. Es fühlte sich großartig an. Ben war zum Siegen geboren – gebrochener Fuß hin oder her.

Lina war als kleines Mädchen auf ähnliche Weise noch frei, glücklich und voller Energie. Wie gerne sie tanzte, sang oder sich als Prinzessin verkleidete und davon träumte, wie sie eines Tages von einem mutigen Prinzen gerettet werden würde. Wenn sie dann in den Spiegel schaute und ihre rot geschminkten Lippen sah, sah sie ein süßes Kind, das eines Tages zu einer schönen Frau heranwachsen würde, zu einer richtigen Prinzessin. Na gut, da waren diese gewöhnungsbedürftigen Panzergläser, die in einer ziemlich seltsamen Hornbrille steckten (vor mehr als dreißig Jahren war die Auswahl an Kinderbrillen wirklich bescheiden gewesen), aber das war ihr schnuppe.

Ihre liebevolle Mutter versicherte ihr immer und immer wieder: »Mit dieser Brille siehst du echt klasse aus. Es macht dich zu jemand Besonderem.« Sie umarmte die Kleine und sagte: »Du bist ein ganz besonders hübsches Mädchen. Die tollsten Prinzessinnen tragen nun mal eine Brille, keine Frage. Schau mich an, ich habe auch so ein Ding auf der Nase.«

Die kleine Lina linste verlegen über den Brillenrand und schenkte ihrer Mutter ein breites Lächeln. Lina wusste: Ich bin ein hübsches Mädchen, auch mit diesen seltsamen Panzergläsern. Wenn es meine Mama sagt, dann wird es so sein. Die tollsten Prinzessinnen tragen nun mal so ein Ding auf der Nase, daran lässt sich nichts ändern.

Ben wurde zum König der Schlittenrennen und Lina zu einer tanzenden Cinderella, die auf ihren Prinzen wartete. Ende gut, alles gut.

Doch aus den Kindern wurden Teenager, aus den Teenagern junge Erwachsene und aus den jungen Erwachsenen etwas ältere Erwachsene. Die unbeschwerten und glücklichen Tage von damals waren Geschichte. Grundsätzlich war das Leben auf ihrer Seite. Die Familie war intakt, sie hatten ein paar gute Freundinnen und Freunde, einen Job, der ein bisschen Geld brachte, ein paar Hobbys und sie fühlten sich mit dem Glauben verbunden. Und doch: Umgeben vom Alltag mühten sich Lina und Ben mehr denn je mit Ach und Krach durch die Wochen. Kaum ein Traum wurde Wirklichkeit. Die Tage, an denen sie nach Antworten suchten, summierten sich zu Jahren. Mit der Zeit zweifelten sie an allem und jedem, sie stellten sogar Gottes gute Absichten infrage. Lina wollte ihr Leben gegen das einer Olive eintauschen. Ben war kurz davor, alles hinzuschmeißen. Am liebsten wäre er für immer ans andere Ende der Welt gereist, einfach nur verschwinden und untertauchen. Keine Lust mehr. Ich bin dann mal weg.

Ben hatte sich jahrelang in seinem Job behauptet – nun war er regelrecht zermürbt. Ein Schatten seiner selbst. Es war, als würde ihm sein Innerstes sagen: »So nicht. Nicht mit mir. Ich mach erst mal Pause.« Lina und Ben, beide hatten über die Jahre hinweg etwas verloren – und zwar ihr Herz.

Nicht zu vergessen: Sie waren früh zum Glauben gekommen. Beide hatten so ziemlich alles mitgekriegt, was man in der Kirche eben mitkriegen konnte. Aber durch die vielen Enttäuschungen, die das

Leben so mit sich brachte, waren sie schon lange nicht mehr restlos überzeugt von diesem »guten Plan« Gottes. Worte wie Liebe, Freude, sprudelnde Quellen oder Gottes Familie lösten mehr Schmerz als Trost aus, weil sie diese Dinge schon lange nicht mehr erkennen konnten – zumindest nicht anhaltend.

> Ich aber bin gekommen, um ihnen Leben zu bringen –
> Leben in ganzer Fülle.
> *Johannes 10,10b*

Wie bitte? In ganzer Fülle? Wenn wir ehrlich sind, könnten dieser Vers (und viele andere) und das reale Leben unterschiedlicher nicht sein. Für kurze Zeit mögen diese Worte unsere Seele trösten. Doch wenn es hart auf hart kommt, wenn das Leben verrücktspielt, verlieren wir allzu schnell unsere Hoffnung und fallen in alte Muster zurück. Manchmal dringen die Worte der Bibel höchstens wie ein entferntes Rauschen zu uns durch.

Es ist auch verständlich. Immer wieder hat man uns eingebläut, wie wichtig wir seien, dass Gott wunderbare Pläne mit jeder und jedem Einzelnen von uns habe. Obendrauf wurde auf einige bemerkenswerte Versprechen in Gottes Wort hingewiesen, die das unterstrichen: Wir sind gesegnet. Wir gehören zu Gottes geliebter Familie. Wir alle werden in Gottes Spiegelbild verwandelt und bekommen Anteil an seiner Herrlichkeit (vgl. 2. Korinther 3,18).

Und doch läuft das Leben immer wieder aus dem Ruder. Wir träumen, aber es funktioniert nicht. Wir versuchen es, doch wir scheitern. Wir beten und werden trotzdem krank. Wir verlieren vielleicht den Job oder eine Beziehung zerbricht. Das Ergebnis ist oft dasselbe: Wir fühlen uns verraten und verlassen – und zwar von Gott höchstpersönlich. Er, der mich lieben soll, lässt mich wieder einmal hängen.

»Bei mir funktioniert das nicht«, meinte Lina in einem Gespräch. »Ich versuche mein Bestes. Ich strenge mich an. Ich lese in der Bibel, probiere, mir gute Passagen einzuprägen, und manchmal bete ich sogar. Ich glaube, ich habe eine Beziehung zu Gott, ich gehe sonntags zur Kirche … und trotzdem kriege ich es nicht wirklich auf die Reihe.«

Eines Abends lag sie in ihrem Bett und konnte nicht schlafen. Ihre Gedanken kreisten. Verzweiflung machte sich breit. Das Elend schlich unter dem Türspalt hindurch und warf ihr sein pechschwarzes Grinsen zu.

»Es ist nicht fair, mich bis ins Bett zu verfolgen«, murmelte Lina. »Was willst du von mir? Lass mich gefälligst schlafen!«

Die Hoffnungslosigkeit kam nicht über Nacht, wurde aber nach und nach zu einem altbekannten Gefühl. Doch an diesem Abend rollte die Schwere mit der Wucht einer Dampfwalze über sie drüber. Lina tauchte hinab in ein Tal von Mutlosigkeit und Sorge. Alles, was zu ihr drang, musste sich erst durch eine trübe Wolke hindurchquälen. Der Glaube an die Zukunft schrumpfte auf … Olivengröße. Um es martialisch auszudrücken: Sie war hilflos umzingelt. Der Feind saß ihr im Nacken. Die gegnerischen Truppen fielen von allen Seiten über sie her. Kurzum: Lina hatte ihr Herz verloren. Körper und Seele zogen quasi die Notbremse und sprachen deutliche Worte: »Meine Liebe, so kann es nicht weitergehen. Vergiss es. Nicht mit uns.«

Völlig verzweifelt stand sie auf, sank auf die Knie, drückte ihre Stirn auf die Matratze und richtete unter Tränen ein inbrünstiges Gebet zum Himmel – und allmählich schienen sich die Dinge zu ändern.

Ben erzählte mir während einer Sitzung Ähnliches: »Vielleicht habe ich zu wenig geglaubt, ich weiß es nicht. Aber mein Leben fühlt sich nicht so an, wie es sein sollte. Leben in ganzer Fülle und so … von wegen.«

Ich verstand gut, was er mir sagen wollte. Dort die Beschreibung der Bibel und hier das wirkliche Leben. Paulus und andere Schriftsteller der Bibel stehen da, als hätten sie uns ein Märchen aufgetischt, so wie der Typ vom Wetterbericht, der Lina einen schönen Tag versprochen hatte – und dann diese Nebelsuppe. Glänzend.

Leben in Fülle. Man könnte unser Leben viel eher mit diesen Worten beschreiben: Da passiert eigentlich nicht viel. Und dann stempeln wir die Fakten mit ein paar zynischen Floskeln ab: So ist es eben. Schwierige Zeiten. Ich komme ja über die Runden. Damit werde ich mich abfinden müssen. Was bleibt, sind ein Schulterzucken und der tiefe Schmerz, dass uns im Grunde niemand ernst nimmt, nicht einmal Gott. Ein Schmerz, der sagt: »Ich bin ihm also nicht so wichtig, wie er behauptet. Entweder habe ich es vermasselt oder Gott hat mich hängen lassen.«

Ich erinnere mich genau, als Lina in einem Gespräch sagte: »Vielleicht habe ich einfach den Kürzeren gezogen. Nicht alle sind so talentiert, begabt und gesegnet.« Sie hatte schon lange aufgehört, eine Prinzessin zu sein. Und Ben? Der Lebensmut des Vierjährigen war auch nach und nach verblasst. Schanzensprünge wurden zur Seltenheit.

Dem Himmel sei Dank ist das nicht das Ende der Geschichte. Tatsache ist: Lina und Ben, Sie und ich, wir alle können die Schönheit und den draufgängerischen Lebensmut von einst wiederfinden. Der therapeutische Seelsorger John Eldredge schreibt in einem seiner Bücher:

> Etwas weiter vorne im Drehbuch, am Anfang der Menschheitsgeschichte, waren wir mit einer großen Ehre ausgestattet. Wir alle – Frauen und Männer – waren zum Bild Gottes gemacht, geformt zu lebendigen Bildern des kühnsten, weisesten, erstaunlichsten Wesens des Universums.[10]

» […] am Anfang der Menschheitsgeschichte […]« Damals, kurz nach der Schöpfung, war alles noch in bester Ordnung. Luther formulierte es so: »Wir waren gekrönt mit Ehre und Herrlichkeit.«[11]

Und heute? Irgendetwas muss schiefgelaufen sein. Offenbar sind wir nicht mehr die, die wir einst waren. Lesen Sie die Geschichte von Adam und Eva. Die Geschichte mit der Versuchung. Sie wissen schon, die Geschichte mit der Frucht. Genau dort unter diesem Baum blieb etwas wie ein Scherbenhaufen zurück. Dort kam es zu einem Bruch, einem Bruch zwischen Gott und Mensch. Und seither leben wir – gelinde gesagt – in ziemlich schwierigen Umständen. Singende Prinzessinnen und rasante Schlittenrennen, bei denen man sich gelegentlich den Fuß bricht, gibt es nicht mehr – und das hat seinen Grund.

Wir wurden hart getroffen, aber…

Ich wünschte, ich hätte bessere Nachrichten für Sie (gute Nachrichten machen sich in Büchern nämlich viel besser). Aber keine Bange, die werden noch kommen.

Ob es uns gefällt oder nicht: Leider wurden wir nicht mehr wie Adam und Eva direkt ins Paradies hineingeboren. Egal, wo wir groß geworden sind – niemand hat die perfekte Kindheit erlebt – auch wenn vermutlich Etliches davon toll war. In den ersten Jahren unseres Lebens wurden wir mit Erlebnissen konfrontiert, die uns größtenteils zu dem Menschen gemacht haben, der wir heute sind. Wir alle standen von klein auf unter Beschuss. Egal, ob wir unter guten oder schlechten Sternen aufgewachsen sind, jede und jeder von uns hat auf irgendeine Weise Dinge erfahren – sei es emotional, körperlich oder geistlich –, die unsere Seele tief geprägt haben. Kränkungen, Worte oder Taten, die das kleine Kind verletzt haben. Wir alle haben

Dinge erlebt, die sich tief in Herz und Seele eingraviert haben. Dabei handelt es sich nicht nur um die ganz schlimmen Sachen wie sexualisierte Gewalt oder körperliche Gewalt vonseiten eines betrunkenen Elternteils, Krieg oder Katastrophen. Vielmehr sind es oftmals die vermeintlich unscheinbaren, aber subtilen Erfahrungen, die uns noch heute zu schaffen machen.

Eines ist mir an dieser Stelle noch wichtig: Wenn ich in diesem Buch seelische Verletzungen anspreche, sind damit Kränkungen gemeint, die wir alle schon zigmal erlebt haben. Dinge, die uns tief im Innern zwar getroffen, aber nicht zu einer krankhaften Veränderung unserer Persönlichkeit geführt haben. In diesem Buch geht es nicht um schwere Traumata, die beispielsweise durch jahrelangen Missbrauch, Krieg, Folter oder das Miterleben einer Katastrophe entstehen und nicht selten in einer schweren Posttraumatischen Belastungs- oder dissoziativen Identitätsstörung enden. Solche gravierenden Erfahrungen gehören in ärztliche Obhut. Schwere Traumata sollten immer von therapeutischem Fachpersonal behandelt werden. In diesem Buch geht es um die »kleinen« Traumata, die jede und jeder von uns erfahren hat und die sich prägend auf unser Leben ausgewirkt haben. Dieses Buch kann Ihnen helfen, ungesunde Muster, die durch alltägliche Verletzungen entstanden sind, zu erkennen und darauf mit Ihren eigenen Ressourcen und Gottes Liebe zu reagieren.

Lassen Sie uns also vorne beginnen: bei der Kindheit. Ich denke, wir sind uns alle einig, dass keine Mutter, kein Vater denkt: *Mal schauen, was ich heute tun kann, um meine Kinder zu sabotieren.* Sicher nicht. Eltern möchten im Normalfall das Beste für ihre Sprösslinge. Trotzdem: Jedes Wort, jede Geste und jeder Blick vermitteln unterschwellig immer auch eine Botschaft. Jedes Kind, Sie und ich, wir alle sind irgendwann einmal auf Ablehnung gestoßen, jedes Kind wurde irgendwann nicht ernst genommen, herabgewürdigt, ausgenutzt, hintergangen, verunsichert, isoliert, beschimpft, überfordert, gezwungen oder überbehütet. Vielleicht wurden wir auch nicht gesehen, nicht gehört, nicht verstanden. Das sind nur einige der häufigsten emotionalen Missbräuche, die wir alle wahrscheinlich hundertfach erlebt haben und noch erleben und die zu seelischen Schrammen geführt haben. Selbst wenn es nur kleine Giftpfeile waren, die abgefeuert wurden – sie wurden abgefeuert und haben im kleinen Kind etwas zerstört.

Es waren Worte wie »Guck dir mal die doofe Brillenschlange an« oder »Jöö, Ben ist ja viel kleiner als alle anderen«, die die verletzliche Kinderseele geprägt haben. Das Bild, das wir heute von uns haben, ist eins zu eins verlinkt mit unserer Kindheit – und damit auch verlinkt, wie wir das Leben heute angehen, wie viel Mut, Durchsetzungswillen und Selbstvertrauen in uns steckt.

Dinge, die wir erlebt haben, können der wahren Identität – dem Menschen, den Gott einst so wunderbar geschaffen hat – arg zu schaffen machen. Was dann folgt, kennen wir alle: Wir schauspielern, leben nicht wahrhaftig, verstecken unsere Persönlichkeit, fürchten uns, aus dem Schatten zu treten. Schon unsere Ureltern, Adam und Eva, haben versucht, sich hinter Sträuchern zu verstecken. Heute stellen wir dieses Versteckspiel einfach viel raffinierter an. Aber im Grunde zielen unsere modernen Feigenblätter in dieselbe Richtung. Wir schämen uns in Grund und Boden, obwohl es dazu keinen Grund mehr gibt.

Ach ja, Kindheit ... ich weiß, irgendwie tun wir uns vermutlich alle schwer damit. Zumindest mir geht es manchmal so. Ich sehe schon den Hashtag vor mir #HastDuKeineAnderenProbleme oder #SchauDirMalDenGlobalenSüdenAn und #TueWasFürDieUmwelt. Ich würde diese Hashtags wahrscheinlich liken. Natürlich sollte man sich gegen Armut einsetzen und mit der Umwelt achtsam umgehen. Natürlich gibt es andere Probleme, die viel dramatischer sind – wie all die Kriege, die zurzeit auf dem Erdball toben. Aber wie erklären Sie sich die schrecklichen Dinge, die wir tagtäglich in den lokalen

Nachrichten zu sehen bekommen? Auf welchem Mist sind die meisten Probleme gewachsen? Warum sind wir so schnell genervt, wenn uns jemand schräg kommt? Warum sinkt der Mut, wenn das Leben nicht nach unserer Pfeife tanzt? Warum trauen Sie sich nicht, vor Leuten zu sprechen? Weshalb ist es Ihnen so wichtig, was andere von Ihnen denken? Oder weshalb leiden Sie an Selbstzweifeln?

Der alte Professor Douglas sagte Ben einmal: »Verbringe mal ein Wochenende mit der ganzen Verwandtschaft und beobachte dabei die Regungen deines Herzens. An was wirst du erinnert? Was spielt sich da in deinem Inneren ab?«

Noch mehr Beweise nötig? Haben Sie schon einen Menschen getroffen, der nicht irgendeine seelische Verletzung erlitten hat? Ich nicht.

Eigentlich bin ich nicht der Typ, der sich gerne mit der Vergangenheit beschäftigt. Geschehen ist geschehen. Vor uns liegt eine großartige Zukunft. Durch den Glauben sind wir zu einem neuen Menschen geworden. Der Blick nach vorne ist viel wichtiger als der Blick zurück. Was noch kommt, ist großartig. Natürlich. Und nebenbei bemerkt hatte ich das Glück einer wirklich einzigartig tollen Kindheit.

Früher hatte ich tausend Flausen im Kopf. Damals machten wir die erste Wohnstraße der Schweiz unsicher. Es war die beste Zeit und der coolste Ort, den sich Kinder wünschen konnten. Wir verbrachten jede freie Minute draußen und kamen abends schmutzig und müde nach Hause, wie Frettchen, die den ganzen Tag in der Erde gebuddelt hatten. Und als Teenager benutzten wir Haarspray für unsere Föhnfrisuren und versuchten, Mädchen mit unseren umgemodelten Mofas zu beeindrucken. Ich glaube, niemand auf der ganzen Welt hatte es so gut wie wir. Und das meine ich ehrlich. Ich hatte die tollsten Eltern, die man sich wünschen konnte. Verstehen Sie? Ich wurde nie geschlagen (nur von meiner großen Schwester) oder angebrüllt. Meine Lehrerinnen und Lehrer waren erfreulicherweise tolle Bezugspersonen mit unheimlich viel Gespür und noch mehr Geduld. Man könnte mit Fug und Recht behaupten: Ich wuchs im Garten Eden auf. Trotzdem ...

Sie und ich, wir alle wurden vielfach von anderen Menschen verletzt, von Giftpfeilen getroffen – und diese Pfeile haben etwas mit uns gemacht. Das Problem ist: Solange wir unsere Verletzungen ignorieren und uns nie mit der Heilung beschäftigen, nehmen wir den Schmerz unserer Vergangenheit mit in unsere Gegenwart und Zukunft.

Diese Tatsache lässt sich nicht wegdiskutieren. Warum hat Lina das Singen und Tanzen bleiben lassen, obwohl sie wohlbehütet aufgewachsen ist? Weshalb glaubte sie irgendwann nicht mehr an ihre Schönheit und kämpfte stattdessen mit Gefühlen von Minderwert? Warum hat Ben seinen unerschrockenen Mut an den Nagel gehängt und ihn gegen Leistung und Perfektion eingetauscht (und warum hat er seine Stereoanlage kurz und klein geschlagen)? Die Grundsteine dafür wurden in ihrer Vergangenheit gelegt.

Eine andere junge Frau erzählte mir während einer Beratung einmal Folgendes: »Ich kann mich noch genau daran erinnern. Meine Eltern gaben mir ein bisschen Kleingeld, um mit ein paar Kindern auf den Jahrmarkt zu gehen. Leider war ich ein bisschen spät dran, und als ich um die Ecke bog und Richtung Treffpunkt lief, sah ich, wie die Gruppe in einiger Entfernung schon ohne mich aufbrach. Doch statt loszurennen und zu rufen: ›Wartet auf mich!‹, stand ich wie angewurzelt da, hielt meine Münzen fest umklammert und sah, wie die Gruppe ohne mich verschwand.«

Keine weltbewegende Sache, könnte man meinen. Doch in diesem Moment zerbrach etwas in ihrem Herzen. Sie war überzeugt, dass sie für ihre angeblichen Freundinnen überhaupt nicht wichtig war. Damit war ihre kleine Katastrophe besiegelt. Seit jenem Ereignis fühlt sie sich von allen ausgeschlossen – und zwar bis zum heutigen

Tag. Wegen diesem scheinbar harmlosen Ereignis fühlt sie sich heute nirgends zugehörig, oft abgelehnt und manchmal einsam.

Das, was wir in unserem erwachsenen Leben an Neuem lernen, ist nichts im Vergleich zu den Lebenserfahrungen, die wir als Kind in den ersten Lebensjahren gemacht haben. Die bekannte christliche Therapeutin Christiane Sautter schreibt in einem ihrer Bücher Folgendes:

> In den ersten Jahren werden die Grundlagen für das ganze Leben gelegt, denn nie lernt ein Mensch mehr als in dieser Zeit. Das kindliche Gehirn entwickelt entscheidende Fähigkeiten. Außerdem sammelt das Kind erste Erfahrungen mit anderen Menschen, und diese Lernerfahrungen sind entscheidend dafür, wie es spätere Beziehungen gestaltet.[12]

Fakt ist, wir alle haben auf irgendeine Art und Weise solche seelischen Verletzungen erfahren. Jede und jeder von uns war umgeben von Bezugspersonen wie Eltern, Geschwistern, Lehrpersonen und Mitschülerinnen und Mitschülern, die uns auf irgendeine Weise gekränkt und verletzt und dadurch geprägt haben. Was wir über unser Herz, unser innerstes Wesen, erfahren haben, legt den Rest unseres Lebens fest: Es wird zum Drehbuch für unser weiteres Leben, im Guten wie im Schlechten.

Kinder nehmen die Bewertungen ihrer Eltern, Geschwister, Lehr- und anderer Bezugspersonen auf und glauben, dass diese vollumfänglich zutreffen. Sie stellen deren Urteile nicht infrage, denn die Fähigkeit zur Selbstreflexion stellt sich erst später im Jugendalter ein.

Das kleine, verletzliche Kind kann gar nicht anders. Durch diese Kränkungen lernen diese kleinen Wesen im Handumdrehen, wie sie sich »richtig« verhalten müssen, damit sie ins Schema passen. Kein Kind (und auch keine erwachsene Person) möchte dieses Gefühl,

»etwas falsch gemacht zu haben«, »nicht zu genügen« oder »nicht dazuzugehören«, nochmals erleben. Verstanden zu werden ist ein Grundbedürfnis, weil durch Verständnis Nähe entsteht. So üben wir schon früh raffinierte Überlebensstrategien und Schutzmechanismen ein, damit wir ja nicht auf Ablehnung stoßen.

Auf gut Deutsch: Mit jeder noch so kleinen Wunde legten wir uns in der Kindheit eine falsche Identität zu, um nicht noch einmal verletzt zu werden. Wir folgten selbst ernannten inneren Leitsätzen, unserer privaten Logik, die dann in etwa so klingt: Damit andere mich mögen, muss ich mich verstellen. Ich darf nicht so sein, wie ich wirklich bin, sonst genüge ich nicht. Wenn ich nicht genüge, gehöre ich nicht dazu. Und wenn ich nicht dazugehöre, dann werde ich offensichtlich nicht geliebt. Also passe ich mich an, denn auf Liebe bin ich angewiesen. Kinder kapieren schnell.

Douglas und seine Frau Megan kehrten dem englischen Wetter vor über zwanzig Jahren den Rücken zu und zogen in die Schweiz. Heute wohnen sie weit abseits in einem windschiefen Haus hoch oben in den Bergen.

Jenes Treffen zwischen Ben und Douglas, von dem ich bereits erzählt habe, fand einige Zeit nach der Konferenz statt, auf der sich Ben und der Professor kennengelernt hatten. Es war später Frühling. Es roch nach frisch gemähter Wiese, nach Rosmarin, Salbei, Ginster und Oleander. Hinter dem Haus gab es einen überschaubaren Garten und angrenzend so etwas wie einen kleinen Hof mit ein paar Ziegen und Hühnern. Rund um das Gehöft wuchsen Apfel- und Kirschbäume in Hülle und Fülle.

Megan sagte Ben einmal, dass sie dort oben alles hätten, was sie zum Leben bräuchten.

Im Arbeitszimmer von Douglas stapelten sich Bücher und Unterlagen bis unter die Decke. Die wenigen Möbel, die herumstanden, waren sehr alt.

Wieder zu Hause sagte Ben zu seiner Freundin: »Schatz, heute bin ich endlich jemandem begegnet, der noch schlechter eingerichtet ist als wir.«

Douglas hätte das mit Sicherheit als Kompliment verstanden. Aber in Sachen Lebensführung hatte der alte Kerl einiges auf dem Kasten – Megan natürlich auch. Und kochen konnte sie wie ein Engel.

Es ist schlimm, aber so schlimm auch wieder nicht

Nach dem Essen, als sie auf der Holzbank vor dem Haus saßen und sich in der tief stehenden Sonne wärmten, kam es zu jenem bedeutsamen Gespräch, das ich bereits erwähnt habe. In der einen Hand hielt Douglas seine Tabakpfeife, in der anderen eine Tasse mit seinem unverzichtbaren Tee. Ben begnügte sich mit Kaffee und einem Stück Kuchen. Chuck, der Jagdterrier, hatte die Ohren aufgestellt, in der Hoffnung, einige auf den Boden fallende Krümel erwischen zu können.

Glücklicherweise waren die seltenen Tage, an denen es hier oben regnete, vorbei. Die Stimmung von Douglas hatte sich merklich aufgelockert (die selbst gemachten Tagliatelle, der Wein und der Kuchen, den Megan zubereitet hatte, trugen natürlich auch dazu bei).

Douglas schlug die Beine übereinander. »Diese seelischen Schrammen haben etwas mit dem kleinen Kind gemacht«, sagte er zu Ben. »Stell dir nur einmal vor, wie verletzlich so eine junge Seele ist. Und heute schlagen sich die meisten Menschen mit diesen Verletzungen aus der Kindheit durchs Leben.«

Ben nahm einen Schluck Kaffee und schaute an Douglas hinunter. Entweder hatte Sir Peterson nicht mitbekommen, dass die

Siebzigerjahre der Vergangenheit angehörten oder er legte wirklich keinen Wert auf seinen Kleidungsstil.

Douglas fuhr fort: »Dinge, die über uns gesagt werden, verankern sich zu einer Macht in unserer Seele – und mittlerweile schenken die meisten Menschen diesen inneren Gespenstern mehr Glauben, als sie verdient haben.« Er paffte an der Tabakpfeife. »Wir alle haben gelernt, unseren Selbstwert von der Beurteilung anderer abhängig zu machen. Schon das kleine Kind hat sich angepasst, um geliebt zu werden. Und wir tun es heute noch. Wir untergraben unsere Persönlichkeit. Wir schwimmen mit dem Strom. Tun Dinge, um andere zu beeindrucken. Auf keinen Fall möchten wir etwas falsch machen. Denn niemand möchte das Gefühl haben, ausgeschlossen zu sein, was nur logisch ist, denn im Grunde sehnen wir uns alle nach dem Gleichen: nach Liebe, Zugehörigkeit und Anerkennung. Der Mensch möchte wahrgenommen, gehört und gesehen werden.«

Lange Pause.

Chuck hatte seine Hoffnung, etwas vom Kuchen abzubekommen, zwischenzeitlich begraben. Seinen Kopf auf Bens Schuhe gelegt, döste er vor sich hin.

»Wenn ein Kind Erfolgserlebnisse erlebt und realistische Feedbacks bekommt«, sagte Douglas weiter, »kann es Selbstbewusstsein entwickeln. Wird es dagegen ständig kritisiert und werden nur seine Fehler betont, entstehen Minderwertigkeitsgefühle. Es liegt auf der Hand. Die seelischen Verletzungen haben in uns etwas zerbrochen.« Er nahm die Tabakpfeife aus dem Mundwinkel und fügte hinzu: »Ich wünschte, ich hätte bessere Nachrichten. Aber so ist es nun mal.« Doch dann huschte ein Lächeln über sein Gesicht. »Natürlich … es ist schlimm. Wir alle wurden hart getroffen, keine Frage. Es gibt keinen Menschen, der nicht irgendwann seelisch verletzt wurde. Es war schlimm und wir müssen darüber trauern, die Gefühle von damals zulassen und eben fühlen. Darum nennt man sie auch so: Ge-fühle. Aber unser Leben muss sich nicht von diesen Verletzungen und Gefühlen bestimmen lassen. Schon gar nicht, wenn wir an einen Gott glauben, dem alles möglich ist.«

Douglas grinste und klopfte Ben mit der freien Hand auf die Schulter.

»Hör zu. Ich sage nicht, dass es manchmal seelische Schwerstarbeit braucht, um wirklich frei zu werden, aber im Grunde ist es gar nicht so schwer.«

Um an das Beispiel der kleinen Lina anzuknüpfen: Damit sie die rosaroten Ballerinas an ihren Füßen überhaupt sehen konnte, musste sie schon als kleines Mädchen eine gewöhnungsbedürftige Brille tragen, die ihre hübschen Augen viel größer wirken ließen, als sie in Wirklichkeit waren. Es waren wirklich dicke Panzergläser und ein wirklich reizloses Horngestell, das einer hübschen Prinzessin nicht würdig war. Anfangs glaubte sie ihrer Mutter: »Du bist ein ganz besonders hübsches Mädchen. Die tollsten Prinzessinnen tragen nun mal eine Brille, keine Frage.«

Aber es kam der Tag, da musste sie zur Schule. Sie wissen, was jetzt kommt. Lina wurde gehänselt, ausgelacht, links liegen gelassen. Kinder können brutal sein. Und Sie ahnen, wie sich das kleine Mädchen gefühlt haben muss. Genau. Und die Mitschülerinnen und Mitschüler bestätigten diese Gefühle: »Guck dir mal diese doofe Brillenschlange an.« Sie machten einen Bogen um Lina. Aber es kam noch dicker.

Lina wuchs unter »guten Bedingungen« auf. Sie hatte eine glückliche Kindheit. Sie wurde nie mit körperlicher Gewalt konfrontiert. Ihre Eltern meinten es gut mit ihr – gerade weil Lina in der Schule Mühe hatte, Kontakte zu schließen. Weil ihre Mutter die kleine Lina um jeden Preis beschützen wollte, trichterte sie ihr dadurch unbewusst ein, dass sie auf einen permanenten Schutz angewiesen und selbst zu nichts fähig sei. Die Mutter hatte beschlossen, dafür zu sorgen, dass ihrer kleinen Prinzessin nie etwas geschehen durfte – niemals. Eine klassische, emotionale Verletzung vonseiten der Mutter, obwohl sie aus ihrer Sicht natürlich nur das Beste für ihre kleine Tochter im Sinn hatte. Lina wurde von ihrer Mutter in bester Absicht behütet, sie wurde ja schließlich in der Schule gehänselt.

Was die liebevolle Mutter hier tat, war aber eine falsche Wiedergutmachung auf Kosten der kleinen Prinzessin. Ein gesundes Selbstbewusstsein kann nicht wachsen, weder wenn Kinder unterdrückt noch wenn sie über den grünen Klee gelobt und beschützt werden. Es war der Mutter nicht bewusst, dass sie durch ihr bevormundendes Verhalten das ohnehin schon ramponierte Selbstbewusstsein ihrer Tochter zunichtemachte – zumal Lina bereits mit ihrer doofen Hornbrille und ein paar lästigen Pfunden zu kämpfen hatte. Linas kindliche Logik war fortan folgende: Ich muss beschützt werden. Ohne fremde Hilfe kriege ich nichts auf die Reihe. Dieses gluckenhafte Beschützen ihrer Mutter hemmte das Wachstum von Lina in jeder Hinsicht. Weil Lina von ihren Eltern kaum in ein eigenverantwortliches Leben begleitet wurde, orientiert sie sich heute noch ausschließlich an dem, was die anderen denken und sagen. Sie geht lieber mit der Masse, anstatt das Leben anzupeilen, das ihrem Herzen entspricht. Kein Wunder, dass sie nach über dreißig Jahren der Welt am liebsten Adieu sagen und im nächsten Leben eine Olive sein wollte.

Als Folge ihrer Kindheit kämpfte Lina lange Zeit mit Minderwert und verschaffte sich durch ihren aufopfernden Lebensstil jene Liebe und Aufmerksamkeit, die ihre Seele so dringend brauchte. Viele Jahre gab sie sich für andere hin und sagte zu allem Ja und Amen. Sie arbeitete härter als andere, aber ihre Selbstlosigkeit führte dazu, dass sie zu viel von sich selbst auf »später« verschob. Die Zustimmung von Menschen wurde zu ihrem größten Götzen. Das Opfer, das sie ihm zu Füßen legte, bestand darin, sich ständig anzupassen, um es allen anderen recht zu machen.

Solche und ähnliche Verhaltensmuster begleiten uns seit unserer Kindheit, weil wir alle auf irgendeine Weise eine schmerzhafte Demütigung oder Abfuhr erlebt haben – sei es durch die Eltern, Lehrpersonen, Mitschülerinnen und Mitschüler oder andere nahe Bezugspersonen. Auf keinen Fall möchten wir solche Verletzungen, Gefühle der Kränkung, nochmals erleben – weder als Kind noch als Erwachsene. Wir möchten dazugehören. Wir wollen geliebt werden. Dafür sind wir zu allem bereit – mindestens so lange, wie unsere Wurzeln nicht geheilt wurden. Und diese Wurzeln können heil werden.

Nichts gegen Hilfsbereitschaft und Freundlichkeit. Ich selbst würde mich als fürsorgliche und barmherzige Person bezeichnen. Daran gibt es nichts auszusetzen. In der heutigen Welt braucht es mehr denn je Menschen, die sich selbst vergessen und den Blick auf andere richten. Natürlich. Doch die Absicht, die sich hinter Linas Motivation versteckte, entsprang einer falschen Quelle (und deshalb konnten die inneren »Ströme« unmöglich fließen). Aus dem tief sitzenden Minderwert, den sie in der Kindheit erfahren hatte, gab sich Lina in den vergangenen dreißig Jahren ständig für andere hin, um wenigstens ein bisschen Trost und Zuneigung abzubekommen. Sätze wie »Du verstehst mich so gut …«, »Auf dich ist Verlass …«, »Wenn ich dich nicht hätte …«, »Danke, dass du für mich da bist …« wirkten wie Balsam für ihre verletzte Seele. Wenn sie früher von ihren Mitschülerinnen und Mitschülern schon nicht gemocht wurde – hier holte sie sich die nötige Liebe, die sie so sehr vermisste. Auf diese Art schuf sie sich jahrelang ihre Daseinsberechtigung. Leider auf Kosten der Selbstaufgabe.

Lina hat sich buchstäblich verbogen, damit Menschen sie mögen. Sie lächelte, wenn sie tief drinnen nur noch weinte. Sie dachte, es sei ein besonderer Ausdruck von Heiligkeit, ständig für alle da und überarbeitet zu sein, sich nie Ruhe zu gönnen. Mit dieser Einstellung setzte sie sich jahrelang auch in der Gemeinde ein. Der emotionale Puls von Lina wurde immer langsamer. Nach und nach verlor sie ihr

Feuer, weil sie immer wieder vergeblich an Orten nach Anerkennung suchte, an denen kaum etwas zu holen war. Und irgendwann war Schluss. Ihre Seele sagte: »Ich mach das nicht mehr mit.« Natürlich zog sie sich immer weiter in ihr Schneckenhaus zurück. Natürlich wurde sie von einer tiefen Traurigkeit eingeholt. Irgendwann kam der Zeitpunkt, an dem sie die Nase endgültig voll hatte und dem Schrecken ein Ende machen wollte.

Auf Vögel schießen konnte er ziemlich gut

Die Kindheit von Ben verlief ganz anders, doch auch er entwickelte sich aufgrund seiner kindlichen Erlebnisse zu einem angepassten Mann, der echte Freiheit kaum erlebte. Sein Vater war ein cooler Typ und er wusste sehr genau, was das Herz eines Jungen höherschlagen ließ. Die väterliche Seite wusste genau, auf welcher Wellenlänge man einen Jungen abholen musste.

Manchmal holte sein Papa ziemlich weit aus, indem er beispielsweise darüber sprach, dass schließlich jeder echte Schweizer eine Waffe auf dem Dachboden bereithalten müsse. Soweit sich Ben erinnerte, waren echte Schweizer laut seinem Vater quasi dazu verpflichtet, eine zu besitzen. Schließlich könne man nie wissen, ob und wann eines Tages ein Bösewicht versuchen würde, ins Land einzumarschieren. Unter diesem lächerlichen Vorwand, der natürlich frei erfunden und nicht ernst gemeint war, kaufte er Ben, als er acht Jahre alt war, ein Luftgewehr – Gott sei Dank. Ben mochte Gewehre.[13]

Ben hatte eine wunderbare Kindheit. Doch kurz darauf wurde sein Vater krank und damit fehlte Ben die starke Hand, die ihm gezeigt hätte, wie man als Junge heranwächst. Ben hörte von seinem Vater nur selten, dass er das Zeug dazu habe, die Dinge zu erreichen, die er sich wünsche. Der kleine Junge betete inständig, dass sein Papa am Leben bleiben möge. Sie ahnen auch hier, was jetzt kommt. Kurze Zeit später starb der Vater. Völlig verständlich, dass sich im Schlepptau dieser Schmerzen bei Ben ein Gefühl des Betrogenseins und der Verlassenheit einstellte: »Ich betete wie verrückt, aber Gott hörte mich offenbar nicht oder hatte gerade Besseres zu tun.«

Ben stand plötzlich ohne Vater da. Und obendrauf war er der schmächtigste Junge weit und breit. Seine Beine waren dünn wie die eines Storches. Und was seine schulischen Leistungen betraf, war er nicht gerade ein Wunderkind. Ben, der kleine Racker, fühlte sich draußen in der Natur am wohlsten (um Himmels willen, wer schreibt denn schon gerne Prüfungen?). Obwohl er ein hagerer Junge war, gehörte Ben zu den Schnellsten seiner Zeit – Fußball spielen, Skateboard fahren, im Wald herumschleichen, auf Bäume klettern, mit dem Luftgewehr auf wehrlose Vögel schießen, Verstecken spielen oder einfach eine Schanze aus Schnee bauen und mit Volldampf darüberdonnern – das war seine Welt. Mit Mathe, Algebra und Co. konnte er sich nie richtig anfreunden.

Trotz des frühen Verlustes seines Vaters gab es glücklicherweise eine wundervolle Mutter, die ihm auf seinem Weg zur Seite stand und mit Liebe versorgte. Doch unglücklicherweise gab es auch weniger liebenswürdige Menschen. Wie Lina wuchs Ben ebenfalls in einem gläubigen Elternhaus auf. Erfreulicherweise nicht streng religiös oder besonders fromm, sondern auf eine gute Art. Verstehen Sie, was ich meine? Und so besuchte Ben hin und wieder auch die Sonntagsschule.

Vor dem ersten Besuch wurden er und seine Mutter ins Sekretariat der Pfarrei gerufen, wo Gott persönlich auf den kleinen Ben wartete. Zumindest glaubte er das. In Wirklichkeit war es eben nur ein Mann in einer schwarzen Kutte, der die kahle Stelle auf seinem Kopf mit ein paar wenigen glatt rübergekämmten Haaren zu bedecken versuchte. Der gute Mann sagte ein paar Dinge, an die sich Ben nicht mehr erinnern konnte, und gab ihm zum Schluss eine Ablichtung des Nizänischen Glaubensbekenntnisses. Dann bekam er von Gott einen Brief in die Hand gedrückt, in dem stand: Ben ist jetzt katholisch. Prima.

Später in der Sonntagsschule erfuhr Ben vom Dorfpriester, was im »christlichen Kuchen« gerade besonders angesagt war. Damals in den späten Achtzigern war es das brandaktuelle Thema rund um die Persönlichkeit. Der Priester hatte gerade ein brandneues Tool auf dem Markt entdeckt, das die Menschen in gewisse Kategorien einteilte. Es hieß die »Temperamentenlehre«.[14] Ein von der antiken Humoralpathologie abgeleitetes Persönlichkeitsmodell, das jeden Menschen nach einem ausgeklügelten Raster seinem Wesen nach kategorisiert und in einen der vier Töpfe warf.

Der Priester erzählte den Sonntagsschülerinnern und -schülern von den Sanguinikern, den Cholerikern, Melancholikern und den Phlegmatikern. Alle hätten so ihre Eigenschaften und Eigenarten, wie sie mit Konflikten umgingen. Besonders gut konnte man die vier Persönlichkeitstypen verdeutlichen, indem man sich das Bild eines großen Steines vorstellte, der dem Kind den Weg versperrte. Offenbar reagierte jeder Persönlichkeitstyp anders auf diesen Stein – entweder unbeschwert oder aufgebracht, gleichgültig oder ein wenig hoffnungslos. Das war die Kurzfassung. So viel hatte Ben kapiert. Er war ja nicht schwer von Begriff.

Dann begann der Priester jeder Sonntagsschülerin und jedem Sonntagsschüler zu erklären, in welchen Topf sie oder er gehöre. Ben und die anderen Kinder saßen im Kreis und eins nach dem anderen wartete gespannt, was der gute Mann zu erzählen hatte – besonders der kleine Ben. Auf Steine klettern konnte er nämlich ziemlich gut. Was würde wohl dabei rauskommen? Würde ihm endlich ein Mann sagen: »Hey, du bist ein ganz toller Junge. Weißt du was? Ich glaube, aus dir wird mal ein echter Kerl. Vielleicht ein Astronaut oder ein gefährlicher Geheimagent«?

Klar, Klein Ben verstand nicht bis ins kleinste Detail, was die verschiedenen Töpfe und Typen bedeuteten. Aber allein die Vorstellung, dass Gott höchstpersönlich ihm nun endlich sagen würde, wer er wirklich war, ließ sein Herz höherschlagen.

Neben Ben saß die kleine Tiffany. Sie war schon immer ein Sonnenschein gewesen. Ben mochte sie. Tiffany war ein kluges Mädchen, voller Energie. Und der Priester mochte sie auch. Mit großer Begeisterung und einigen theatralischen Ausschweifungen erklärte er dem Mädchen, sie sei wie der anbrechende Frühling: heiter und ungetrübt, jemand, der immer fröhlich über die Steine hüpfe und Probleme aller Art mit Leichtigkeit aus dem Weg schaffe. *Toll,* dachte Ben und schenkte Tiffany ein Willst-du-meine-Freundin-sein-Lächeln.

Ben war sich nicht mehr sicher, ob es die Art und Weise war, wie der Priester ihn ansah, oder die Worte, die aus seinem Mund kamen. Doch blitzschnell wurde dem kleinen Ben bewusst: Mit Sicherheit bin ich nicht wie der Frühling, ich bin nicht wie Tiffany. Der Mann Gottes stellte mit einer äußerst kurz gehaltenen Rede klipp und klar fest, Ben sei einfach nur jemand, der sich schon beim Anblick des Steines einfach hinsetze und verzweifelt über seine missliche Lage nachdenke. Überdies war der liebe Priester mit der besonderen Gabe gesegnet, den kleinen Ben anzusehen und ihm dabei ohne weitere Worte klarzumachen: Sorry, Junge, du bringst es nicht.

Ben konnte nur noch leer schlucken. Alles in ihm wurde dunkel. Er schaute vor sich hin und dachte: *Ich hab's geahnt.* Mit einem Schlag wurde ihm bewusst, dass es tatsächlich stimmte: kein Vater, ein hundsmiserabler Schüler … Storchenbeine. Und jetzt das noch: nicht zu gebrauchen. Ben war bis zu jenem Tag der festen Überzeugung gewesen, Gott wäre so ziemlich der Einzige, der ihn verstehen würde (und natürlich alle lieben Tiere auf dem Planeten Erde). Jetzt waren es nur noch die lieben Tiere. Das Sprachrohr Gottes hatte sich eine feste Meinung über den kleinen Ben gebildet, ohne noch ein weiteres Wort darüber zu verlieren.

Dieses frühe Erlebnis war eine besonders brisante Mischung aus emotionalem und religiös-geistlichem Missbrauch. Eine seelische Schramme der Extraklasse, da es sich beim Priester um eine Person handelte, der Ben logischerweise voll und ganz glaubte. Wem sonst, wenn nicht ihm? Endlich war da ein Mann in seinem Leben, der ihm hätte sagen können, wer er war. Und jetzt so was? Die rechte Hand Gottes hatte ihm gerade klargemacht: Den Stein vor dir wirst du wohl nie überwinden. Du bringst es nicht, weder in der Schule noch sonst irgendwo.

Natürlich hatte der Dorfpriester nicht ganz unrecht mit seiner Prognose. Aber die Art und Weise, wie er einem ohnehin schon schüchternen Jungen seine Offenbarung bezüglich des neuesten Trends der Persönlichkeitsforschung um die Ohren haute, setzte dem Minderwert des kleinen Ben die Krone auf. Zumindest hätte man ihm und allen anderen introvertierten Kindern noch all die Vorteile eines Melancholikers erklären müssen. Doch der Blick des Priesters verriet alles. Und die Tonlage seiner Stimme: »Ach, du. Du bist einfach nur ...« Punkt, Ende. Kein weiteres Wort. Ben fiel sprichwörtlich die Kinnlade runter. Er sah an sich hinunter und dachte: *Aus mir wird ganz sicher nie ein Astronaut, und auch nie ein Geheimagent.* Innerlich wurde es plötzlich dunkel und schwer.

Das Leben hört auf zu fließen

Dreißig Jahre später hat Ben seine Kindheit und all die Verletzungen und ihre Folgen in vielen Sitzungen aufgearbeitet. Er hat erkannt, dass das Ergebnis seiner inneren »Ich bin komplett unbrauchbar«-

Überzeugung, die er sich zugelegt hatte, ein riesiges Vakuum war, das er all die Jahre zu kompensieren versucht hatte. Ben war von Kindesbeinen an der festen Überzeugung gewesen, dass er zu nichts tauge. Der Priester als nahe Bezugsperson und quasi Stellvertreter Gottes hatte ihm mit dem Vorschlaghammer klargemacht, dass er als Person nichts anderes als ein Fehler sei. Selbstverständlich hatte der kleine Junge durch diese frühkindliche Erfahrung die Verknüpfung zu seinem jungen Glauben gemacht: »Gott, wenn das so ist, dann magst du mich wohl auch nicht besonders.«

Auch der frühe Tod seines Vaters hatte einen Fleck auf seiner Seele hinterlassen. Raten Sie mal, wie sich Ben heute noch fühlt, wenn die Dinge mal nicht so laufen, wie er es sich erhofft? Richtig: von Gott betrogen und verlassen, wie damals, als er inständig dafür gebetet hatte, der Vater möge gesund werden. Die inneren Gespenster stechen exakt dort zu, wo wir in der Kindheit verletzt wurden.

Als Erwachsener weigerte sich Ben, in irgendeiner Form Verantwortung zu übernehmen, weil er tief im Inneren immer wieder an diese Geschichte mit dem Priester erinnert wurde. Lieber übernahm er gar keine Verantwortung, als einen Fehler zu machen und so wieder an jenen Schmerz erinnert zu werden.

Dafür baute sich Ben über die Jahre hinweg ein neues, ausgeklügeltes Image auf, das ihn nach außen hin als klug und überlegen wirken ließ. Mit anderen Worten: Er ließ sich größer und besser erscheinen. Er zimmerte sich mit Mühe eine Lebensaufgabe zusammen, die nach außen hin den Eindruck vermittelte, wichtig zu sein. Dieses Image hielt Ben über Wasser. Seine falsche Persönlichkeit versprach ihm wenigstens ein bisschen Lebensberechtigung. Damit ließ sich der tief sitzende Minderwert, der in der Kindheit entstanden war, wenigstens ertragen. Eine Überkompensation in Form von Anpassung, Leistung und Perfektion wurde zu seiner Überlebensstrategie. Als schlauer Fuchs war es Ben völlig klar, dass ihn dieses ständige Maskentragen viel Kraft kostete. Aber er konnte nicht anders. Obwohl er dem Gefühl, vielleicht doch ein Versager zu sein, nicht entfliehen konnte, war ihm bewusst: Eigentlich tische ich allen eine Lüge auf.

Willkommen in der »Wüste«. Hier kann man ohne Weiteres vierzig Jährchen verbringen.

Irgendwann lief das Fass aber auch bei Ben über. Wie in einem Dampfkochtopf nahm der innere Druck über die Jahre hin immer mehr zu, bis es zur Entladung kam. Jahrelang machte er sich und den anderen etwas vor und doch wusste er: Sosehr ich mich auch anstrenge, ich genüge nicht. Der unterdrückte innere Konflikt wurde dermaßen verstärkt, dass es zu einem unkontrollierten Wutausbruch kam: Als letzten Akt der Verzweiflung schlug er seine Stereoanlage zu Kleinholz – obwohl er eigentlich nicht der Typ dazu war.

Irgendwann musste er das Gefühl der Wut zulassen. Offenbar hatten die Menschen Ben trotz seiner immensen Anstrengungen häufig nicht gehört, nicht gesehen, nicht verstanden – und dadurch entstand über die Jahre hinweg Frustration, die sich nach und nach in Aggression und Wut verwandelte. Denn die Wut sagt: »Mir ist etwas Ungerechtes geschehen, das mich verletzt hat.« Zugelassene Wut lässt das Ungerechte und die Schuld bei der verursachenden Person oder der Situation. Deshalb dürfen und sollen wir Gefühle annehmen, anstatt ständig gegen sie anzukämpfen. Gefühle möchten gefühlt werden. Man sollte darüber sprechen, alles rauslassen, was einen belastet. Hätte Ben das damals gewusst, gäbe es die Stereoanlage heute noch.

Und Lina? Sie resignierte in stiller Trauer und Isolation. Mit Singen und Tanzen hatte sie aufgehört. Offenbar war sie keine Prinzessin, sondern einfach eine doofe Brillenschlange mit ein paar Pfunden zu viel. Sie zerbrach buchstäblich daran und endete in einer schlimmen Depression.

Kurzum: Durch diese und andere seelischen Verletzungen erlitten Lina und Ben Schaden – ihr Inneres, ihre Herzen, erlitten Schaden. Lina wurde von ihren Mitschülerinnen und Mitschülern als »fette Brillenschlange mit Glupschaugen« ausgelacht. Und obendrein hat sie durch ihre sehr besorgte Mutter kaum gelernt, eigene Entscheidungen zu treffen. Ihr Selbstwert schrumpfte tatsächlich auf Olivengröße.

Und der schmächtige Ben, der es mit der Schule nicht auf die Reihe kriegte und lieber mit seinem Luftgewehr im Wald herumstreifte, musste von »Gott« eigenhändig erfahren, dass er im Grunde zu nichts zu gebrauchen war.

Beide fielen durch diese vielleicht eher gewöhnlichen, aber doch traumatischen Kindheitserfahrungen in typische Opferrollen. Sie sehnten sich so sehr nach Annahme und Liebe und kompensierten den entstandenen Minderwert über viele Jahre hinweg durch Anpassung, Aufopferung und Leistung.

Durch viele noch so kleine seelische Stiche und Kränkungen haben sich wohl bei uns allen falsche Glaubenssätze und Überzeugungen eingeschlichen wie: Ich bin nicht gut genug. Ich muss mich beweisen. Ich muss es allen recht machen. Ich muss mich immer anstrengen. Die anderen sind besser als ich. Es gäbe noch viele weitere, die ich hier aufzählen könnte.

Ich weiß, ich weiß. Die emotionale Wetterlage anzuschauen, ist nicht immer angenehm. Auch ich beschäftige mich lieber mit der Zukunft, als in der Kindheit herumzustochern. Schließlich gibt es auch noch andere wichtige Themen. Und natürlich sollten wir etwas gegen Armut, Krieg und die Umweltzerstörung tun. Doch es lässt sich nicht wegdiskutieren: Die Kindheit hat bei uns allen Spuren hinterlassen.

Oder wie erklären Sie sich die schrecklichen Bilder, die wir tagtäglich in den Nachrichten zu sehen kriegen? Weshalb hungern so viele Menschen nach mehr Freiheit und Leben und drehen dennoch endlose Runden in der »Wüste«? Warum ist unsere Seele derart aufgewühlt und unzufrieden? Eine mögliche Antwort wäre: Auf unseren Herzen liegt eine tonnenschwere Last. Höchste Zeit, sie endlich loszuwerden.

> Was betrübst du dich, meine Seele, und bist so unruhig in mir?
> *Psalm 43,5a; LUT 2017*

> Zur Freiheit hat uns Christus befreit.
> *Galater 5,1a; EÜ*

Ganz man selbst werden

Hier fädeln wir uns nochmals in die Geschichte des Volkes Israel ein, das vor vielen Tausend Jahren den Exodus unter die Füße nahm. Irgendwann wurde der Leidensdruck der hebräischen Sklavinnen und Sklaven zu groß. Sie hielten es nicht mehr aus. Sie wollten weg. Ein neues Leben anfangen. Ägypten war eine Zeit lang in Ordnung gewesen. Es gab genug zu essen, einen Schlafplatz, ein bisschen Sicherheit. Doch irgendwann war das Maß voll. Sie wussten: So kann es nicht weitergehen. Hier ist es zu eng. Uns steht ein Leben in Freiheit zu.

Und auch uns steht dieses Leben zu. Ihnen, mir, Lina und Ben.

Wenn es nach dem alten Douglas geht, besteht Grund zur Hoffnung. Sehr viel Hoffnung. Er und Ben saßen immer noch draußen auf der Holzbank und schauten auf die gegenüberliegende Bergwelt, die von der Abendsonne angestrahlt wurde. Die Kuchenstücke hatten sie mittlerweile vertilgt. Chuck schlief auf Bens Schuhen und schnarchte leise.

Douglas lächelte (das ist immer ein gutes Zeichen). Er nahm einen letzten Schluck von seinem englischen Tee und schaute Ben an: »Pass auf. Gewisse Erfahrungen werden uns ein Leben lang begleiten. Manchmal braucht es Jahre, die kindlichen Prägungen ganz loszulassen. Ja, manchmal bedeutet es Schwerstarbeit, die seelischen Wunden zu verarzten. Und trotzdem können wir jederzeit eine Entscheidung treffen, die Vergangenheit abzuwaschen – sofern wir die richtige Seife benutzen und uns wirklich darum bemühen.« Der alte Professor lehnte sich zurück und fuhr lächelnd fort: »Ein freies Leben ... es klingt, als wäre das ein Ding der Unmöglichkeit.« Und nach einer kurzen Pause ergänzte er: »Das ist es aber nicht. Natürlich war es schlimm. Das kleine Kind in uns wurde hart getroffen. Wir alle tragen unsere Päckchen. Doch die Wahrheit ist, du und ich, wir alle können diesen seelischen Verletzungen Goodbye sagen.«

Douglas steckte die Tabakpfeife in seinen Mundwinkel, paffte und ließ eine Rauchwolke zum Himmel steigen. Der Wind blies Ben den Rauch in die Augen, sodass sie tränten. Er musste ein Husten unterdrücken.

»Natürlich ist es ein Prozess. Ich sage nicht, dass sich von heute auf morgen alles ändert. Die Seele gibt sich nie mit einer Instant-Lösung zufrieden. Heilung des Inneren geschieht langsam und schrittweise. Es geht nicht schnell, aber das Prinzip der Heilung ist im Grunde sehr einfach. Und das ist letztlich eine Entscheidung, die nur du treffen kannst. Nur du und niemand anderes.« Der alte Professor paffte noch mal an seiner Pfeife und schloss mit den Worten: »Und dann, mein Junge, erst dann können wir schrittweise ganz wir selbst werden, so wie Gott uns ursprünglich geschaffen hat. Verstehst du? Die Kindheit hat viel mit unserem heutigen Leben zu tun.«

Lange Pause.

Manchmal finde auch ich es doof, an der Kindheit herumzudoktern. Und natürlich sind die hier aufgezeigten Zusammenhänge weitaus komplexer und vielschichtiger als dargestellt (zu diesem Thema gibt es wissenschaftliche Literatur wie Sand am Meer). Sowohl Linas als auch Bens Geschichte sind einfach nur Beispiele, wie wir alle sie erlebt haben könnten. Niemand von den beiden ist sexueller Gewalt ausgesetzt gewesen oder vom betrunkenen Vater geschlagen worden. Kein Krieg. Keine Katastrophen. Vielmehr waren es unscheinbare, aber perfide Dinge, die sie von anderen Menschen erfahren haben. Worte sind fähig, Menschen zu zerstören. Sie können andere ins Unglück stürzen, sie können tief verletzen, Lebensfreude klauen und Lähmungsgefühle auslösen.

Solange wir diese Verletzungen ignorieren oder einfach mit Bibelversen »überdecken«, nehmen wir die Last unserer Vergangenheit mit in unsere Gegenwart. Das Ergebnis: Aus der kleinen Prinzessin war über die Jahre ein trauriges Entlein geworden. Und der unerschrockene Ben von damals hatte sich in einen perfektionistisch veranlagten Typen verwandelt, der sich nur noch über Leistung und Ansehen identifizieren konnte, um seinen Selbstwert zu steigern. Ganz nach dem Motto: Seht her, wie toll ich bin. Das verschaffte ihm die Sicherheit und Anerkennung, die er so sehr vermisst hatte.

Viele Jahre später schrieb Ben in sein Tagebuch: »Als ich etwa neun Jahre alt war, wurde der Schwindler in mir geboren. Dieser Schwindler flüsterte mir zu: ›Sei nicht du selbst. Niemand mag dich, so wie du bist. Du bist zwar nicht gut genug, aber du kannst es werden. Los, verstell dich. Werde zu jemandem, den alle mögen. Niemand wird es bemerken.‹« Tatsächlich bekam Ben ein bisschen Bewunderung und Liebe. Aber das falsche Selbst war eine Lüge. Dieser falsche Plan basierte auf Selbstbetrug und war deshalb immer zum Scheitern verurteilt.

Und doch: Wir alle möchten dazugehören. Wir möchten gesehen, gehört und geliebt werden. Das ist auch prima. Doch am besten klappt das, wenn wir bis auf die Knochen ehrlich sind – einige neue Verletzungen hin oder her.

Auch Jesus zeigte unerschrocken seine verletzliche Seite. Wie wir wissen, eckte er mit seiner kämpferischen Art immer wieder an, und zwar nicht nur am korrupten System, bei den Oberschlauen, den Heuchlerinnen und Heuchlern oder den Superfrommen. Viele schüttelten wohl den Kopf und tuschelten hinter vorgehaltener Hand: »Was ist denn das für einer?« Doch für Jesus war es offensichtlich um Längen besser, den Leuten sein wahres Gesicht zu zeigen, anstatt seine Persönlichkeit zu untergraben – selbst wenn er dafür einige Wunden einstecken musste und letztlich sogar mit dem Tod dafür bezahlte. Er war durch und durch authentisch – eben ehrlich bis auf die Knochen. Einzig und allein seine Berufung durfte bestimmen, wer er war und was er tat.

Was wäre aus ihm und uns geworden, wenn er sich angepasst hätte, mit dem Strom geschwommen wäre oder sich für ein bisschen Anerkennung verstellt hätte? Wenn Jesus auf Anerkennung aus gewesen wäre, wenn ihm das Ansehen, Geld und Ruhm wichtig gewesen wären, dann wäre er den Fußstapfen der großen Rabbiner gefolgt. Damit hätte er sich Respekt verschafft. Und wissen Sie was? Niemand würde sich heute an diesen Jesus erinnern. Niemand! Ich bin ziemlich froh, dass wenigstens einer den Mumm hatte, ganz er selbst zu sein und sein Ding durchzuziehen.

Karl Frielingsdorf, ein Pastoralpsychologe, hat ein Buch geschrieben mit dem Titel »Vom Überleben zum Leben«.[15] Darin beschreibt er, dass viele Kinder nur bedingte Daseinsberechtigung erfahren: »Du darfst sein, wenn du etwas leistest, wenn du Erfolg hast, wenn du brav bist, wenn du pflegeleicht bist.«[16] Wenn Kinder solche Erwartungen erfahren, dann entwickeln sie Strategien des Überlebens. Sie versuchen, möglichst viel zu leisten, um gesehen und angenommen zu werden. Sie sagen nie die eigene Meinung, passen sich den anderen an, um überall beliebt zu sein. Doch das ist kein wirkliches Leben, sondern nur ein Überleben. Wirklich leben können wir nur, wenn wir spüren: Ich bin bedingungslos angenommen.

Bei Gott sind wir bedingungslos geliebt. Ich muss meine Liebe, mein Angenommensein nicht durch irgendeine Strategie erwerben. Und deshalb dürfen wir auch uns selbst ohne Bedingungen annehmen. Wir meinen, wir müssten immer perfekt, immer erfolgreich, immer fröhlich, immer cool sein. Doch dagegen rebelliert unsere Seele. Inneren Frieden finden wir nur, wenn wir uns vor Augen halten: Ich nehme mich an, so wie ich bin. Natürlich sollten wir uns nicht alles durchgehen lassen. Wir dürfen und sollen uns umgestalten lassen, uns entwickeln, ins Neue hineinwachsen. Doch Gott nimmt uns schon heute so an, wie wir sind. Und so sollen wir gemäß Karl Frielingsdorf auch selbst mit uns umgehen, damit wir uns zugehörig fühlen. Denn es gilt der Grundsatz: Nur was wir bedingungslos annehmen und liebevoll pflegen, kann wachsen. Lina und Ben konnten wachsen, nachdem sie die momentane Situation akzeptiert hatten und lernten, zu sich zu stehen.

Auch die US-amerikanische Psychologin Brené Brown schreibt in ihrem Buch »Die Gaben der Unvollkommenheit« Folgendes:

> Zugehörigkeit ist der angeborene Wunsch des Menschen, Teil von etwas Größerem zu sein. Da diese Sehnsucht so ursprünglich ist, versuchen wir häufig, sie zu erfüllen, indem wir uns der Gesellschaft und gängigen Rollenbildern anpassen und nach Zustimmung suchen, was nicht nur ein hohler Ersatz für Zugehörigkeit ist, sondern diese häufig sogar verhindert. Da nur dann wahre Zugehörigkeit entstehen kann, wenn wir der Welt unser authentisches Selbst zeigen, kann unser Zugehörigkeitsgefühl nie größer sein als der Grad unserer Selbstannahme.[17]

Wahre Zugehörigkeit, so sagt Brown, erführen wir also erst dann, wenn wir schonungslos zu uns selbst ständen, anstatt uns zu verbiegen. Das ist auch der Grund dafür, warum wir, wenn wir uns für andere verbiegen, trotzdem nie das Gefühl von wahrer Zugehörigkeit verspüren. Es gibt also nur eine Lösung: voll und ganz wir selbst werden – koste es, was es wolle. Selbst dann, wenn wir dadurch hin und wieder von einem Giftpfeil getroffen werden. Das Gift lässt sich, wie Douglas meint, ziemlich einfach wieder abwaschen. Dazu kommen wir im nächsten Kapitel noch. Die Hauptsache ist, Sie sind Sie selbst. Das ist das Wichtigste. Dann blüht das Herz auf.

Laut Brown ist wahre Zugehörigkeit nichts Passives. Es geht nicht um die Zugehörigkeit, die entsteht, wenn man einer Gruppe beitritt. Es geht nicht darum, sich einzufügen, etwas vorzutäuschen oder sich selbst zu verraten, weil das weniger gefährlich ist. Es geht um eine praktische Erfahrung, die wir nur dann machen können, wenn wir aus dem Hamsterrad aussteigen, das wir uns aufgrund von Meinungen anderer zusammengezimmert haben. Es geht darum, in der Gegenwart von anderen vollständig da zu sein, ohne dass wir das, was uns ausmacht, verraten. Wir dürfen aus der Deckung kommen und unsere modernen Feigenblätter fallen lassen. So viel sei verraten: In den nächsten Kapiteln werden wir von Douglas einiges darüber hören. Die guten Nachrichten sind wirklich gut. Sehr gut.

Schrittweise und mit Gottes Hilfe dürfen wir unserem wahren Ich näher kommen. Die düsteren inneren Stimmen werden dann vielleicht fragen: »Für wen zum Teufel hältst du dich eigentlich?«

»Schön, dass ihr fragt«, könnten wir dann antworten. »Ich kann euch sagen, für wen ich mich halte: Ich bin ein Kind Gottes. Im Übrigen bin ich ein Teil dieses Universums und habe unsichtbare Helfer, die an mich glauben und mit mir zusammen unterwegs sind. Und noch eins: Die Tatsache, dass ich überhaupt hier bin, beweist, dass ich das verflixte Recht dazu habe, hier zu sein. Im Übrigen, liebe Lügengespenster: Ihr habt kein Anrecht auf mein Leben. Ich gehöre dem Himmel und lebe hier auf Erden ein mutiges Leben!«

Es hängt entscheidend davon ab, was wir aus dem machen, was uns angeboten wird. Denn nicht nur die Gene, die Persönlichkeit, der Charakter oder unsere Kindheitserfahrungen spielen eine Rolle, sondern auch, wie wir damit umgehen und was wir daraus machen. Das Bild, das wir von uns haben, hat viel damit zu tun, wie wir das Leben hier und heute angehen. Dinge, die wir erlebt haben, sei es ein ungeschickter Priester, eine traurige Scheidung, eine schlimme Krankheit oder das Gelächter der Mitschülerinnen und Mitschüler, können die wahre Identität – den Menschen, den Gott einst so wunderbar geschaffen hat – vernebeln und uns damit die gute Zukunft rauben, die uns eigentlich zugedacht war.

Gott sei Dank endet das Ganze nicht an dieser Stelle. Gott fordert uns dazu auf, aus unserem Schatten herauszutreten und uns zu zeigen. Wir dürfen uns entscheiden, aus dem neuen, geheilten Herzen heraus, das Gott uns schenken möchte, zu leben. Um das Abenteuer zu bestehen, in das wir hineingeraten sind, werden wir es nämlich noch brauchen – jedes Quäntchen Mut, Glaube und Liebe, das wir finden können, wird nötig sein. Seien wir uns gewiss: All das steckt tatsächlich in uns.

Doch dafür müssen wir unser wahres Herz wiederfinden.

Auch Lina und Ben fanden es schließlich wieder. Sie legten ihre Schutzpanzer ab. Sie durften lernen, sich nicht ständig zu verurteilen und abzulehnen, sondern ihr Leben aus dem geheilten Herzen heraus anzupacken. Sie machten sich auf, sie selbst zu werden – und genau das ist der Schlüssel zum Leben, von dem dieser Mann namens Jesus gesprochen hat.

Wenn jemand an mich glaubt [der Tatsache glaubt, weshalb ich auf die Erde kam], werden aus seinem Inneren, wie es in der Schrift heißt, Ströme von lebendigem Wasser fließen.
Johannes 7,38[18]

Woher kommen die »Ströme von lebendigem Wasser«? Aus dem »Inneren«.

Die gute Nachricht lautet (darum wird sie auch so genannt: »Gute Nachricht«): Auch wir können diese seelischen Verletzungen ein für alle Mal abwaschen, damit wir frei werden für eine Zukunft, die uns von Anfang an zugedacht war. Wir müssen das Problem nur bei der Wurzel packen.

Wie hat es Douglas damals bei der ersten Begegnung mit Ben auf der Herrentoilette gesagt? »Es ist so einfach wie Händewaschen. Es lässt sich ganz einfach abspülen. Man muss nur die richtige Seife benutzen.«

Ein Spruch, den man immer wieder auf Postkarten liest, lautet: »Lass dich nicht unterkriegen. Sei frech, wild und wunderbar.«[19]

Natürlich kannte der kleine Ben diesen Spruch damals noch nicht. Aber als Kind war ihm dessen Bedeutung noch völlig bewusst, wenn er dachte: *Ich habe mir zwar eine kleine Verletzung zugezogen, aber warum sollte ich mich davon aufhalten lassen? Mit einem gebrochenen Fuß kann man (fast) genauso gut Schlitten fahren wie mit einem gesunden. Das wird schon wieder. Also los.*

Und so traf sich Ben drei Wochen nach dem kleinen Zwischenfall auf der Schanze mit seinem großen Bruder, zusammen mit seinen noch größeren Freunden und deren noch größeren Brüdern auf der Piste. Eine Schanze baute man, indem man sich so etwas wie eine Schaufel organisierte und Schnee auf einen Haufen schaufelte. Dann brachte man alles in Form, indem man darauf herumtrampelte. Nun durfte der Beste der Gruppe mit seinem Schlitten Schwung holen und springen. Jetzt war Ben der Beste. Er schwang sich – den gebrochenen Fuß in einen Skischuh geschnürt – auf seinen Schlitten, holte so weit Anlauf wie nie zuvor und nahm die Schanze ins Visier. Die anderen warfen sich fragende Blicke zu und zuckten mit den Schultern. Ben strahlte über das ganze Gesicht.

Sei frech, wild und wunderbar.

WAS DIE BIBEL SAGT

Die Seele ist eine hochkomplexe Angelegenheit. Das kann man besonders dann erkennen, wenn wir an die vielen Gemütszustände und Empfindungen denken. Wo in manchen Bibelübersetzungen das Wort »Seele« steht, findet man in der hebräischen Ursprache das Wort *néphesch* und im Griechischen das Wort *psyché*. Das hebräische Wort bedeutet wörtlich »atmendes Geschöpf« und das griechische »lebendes Wesen«.[20] In einigen Fällen ist es mit »Leben« übersetzt, wie zum Beispiel in 1. Mose 19,17b (ELB): »Rette dich, es geht um dein Leben!«

Kränkungen, emotionale, körperliche und geistliche Missbräuche aller Art, hinterlassen Spuren auf der menschlichen Seele (in unserem Wesen), wodurch sich die Hoffnung auf ein gutes Leben verfinstern kann. Wir können auf vieles verzichten, nicht aber auf Hoffnung.

Deshalb sollten wir daran festhalten, dass der allmächtige Gott neues Leben in scheinbar erloschene Bereiche unserer *néphesch* bringen kann. Denn in der Bibel heißt es:

> Meine Seele dürstet nach Gott, ja, nach dem lebendigen Gott.
>
> *Psalm 42,3a*

Bei Gott allein soll meine Seele Ruhe finden, von ihm kommt meine Hoffnung.
Psalm 62,6

Er stärkt und erfrischt meine Seele.
Psalm 23,3a

Am Ende der Bibel wird lebhaft beschrieben, wie Gott »alles neu« macht (Offenbarung 21,5). Egal, wie viele seelischen Verletzungen wir im Laufe unseres Lebens einstecken mussten: Dieser Zuspruch gilt auch für uns. Eines Tages wird Gott Schönheit aus Asche machen, Zerbrochenes verbinden und Tränen werden in Freude verwandelt. Diese Hoffnung trägt uns durch alle Schmerzen und Verletzungen – schon hier und heute.

WAS DIE WISSENSCHAFT SAGT

Niemand erlebte die perfekte Kindheit – auch wenn das meiste davon vermutlich großartig war. Die Dinge, die wir in den ersten Jahren unseres Lebens erlebt haben, haben uns größtenteils zu dem Menschen geformt, der wir heute sind. Wir alle waren von klein auf unter Beschuss. Egal, ob wir unter guten oder schlechten Sternen aufgewachsen sind, jede und jeder von uns hat auf irgendeine Weise Ablehnung oder Gewalt erfahren – sei es emotional, körperlich oder geistlich –, die unsere Seele geprägt hat.

Die Psychoanalytikerin Karen Horney und der Psychologe und Psychotherapeut Carl R. Rogers stellten Mitte des 20. Jahrhunderts unabhängig voneinander die Theorie zur kindlichen Entwicklung auf.[21] Horney und Rogers legten Folgendes dar: Wenn ein Kind nicht wisse, ob es von seinen Eltern (oder anderen nahen Bezugspersonen) akzeptiert werde, sei es großen (Verlust-)Ängsten ausgesetzt. Da das Kind noch in völliger Abhängigkeit von den Eltern funktioniere, könne es nicht einfach kehrtmachen und sagen: »Okay, ich mache mein eigenes Ding und büxe morgen aus.« Folglich müsse es Möglichkeiten finden, sich sicher zu fühlen und seine Eltern (Freundinnen und Freunde, Mitschülerinnen und Mitschüler, Lehrerinnen und Lehrer usw.) für sich zu gewinnen.

Horney und Rogers erklärten schon vor vielen Jahren, ein verunsichertes Kind versuche mit allen Mitteln, sich die Zuneigung seiner Bezugspersonen zu verschaffen, indem es ein anderes Selbst erschaffe, das den Eltern und allen anderen besser gefalle – bedauerlicherweise auf Kosten der Selbstaufgabe und des wahren Ichs, das jeder Mensch eigentlich dringend brauche, um ein gutes Leben zu führen.

FRAGEN – BEREIT FÜR IHRE ANTWORTEN

- Vielleicht wurden auch Sie schon mal von jemandem gekränkt, enttäuscht, beschimpft, abgelehnt, diskriminiert, nicht ernst genommen, ausgelacht, links liegen gelassen oder ungerecht behandelt. Können Sie sich an Situationen in Ihrem Leben erinnern, als Ihnen jemand seelische Verletzungen zugefügt hat? Wenn ja, welche waren das?
- Wer hat Ihnen gesagt oder zu verstehen gegeben, dass Sie dieses oder jenes nicht können, nicht dazugehören oder nicht genügen, so, wie Sie sind?
- Vielleicht fühlten Sie sich als Kind oft nicht gesehen, nicht gehört, nicht verstanden von anderen Menschen. Trifft dies heute manchmal noch zu?

- Welche von diesen Situationen hat Sie am meisten geprägt? An welche erinnern Sie sich am besten?
- Was haben Sie bei dieser Kränkung gefühlt? Versuchen Sie, die Gefühle so gut wie möglich zu beschreiben.
- Können Sie sich daran erinnern, ob Sie sich nach dieser Verletzung anders verhalten haben? Wenn ja, inwiefern?
- Können Sie erkennen, ob Sie sich heute mit Anpassung, übermäßiger Leistung und/oder Perfektion identifizieren, um die Erwartungen anderer zu erfüllen?
- In welchen Bereichen verspüren Sie am meisten Anpassungsdruck? In welchen Situationen »müssen« Sie sich am meisten verstellen?
- Was wäre, wenn diese Aussagen und Kränkungen, die Sie erlebt haben, nicht der Wahrheit entsprochen haben?
- Was denkt Gott über Sie? Wie sieht er Sie? Falls Ihnen gerade nichts in den Sinn kommt: Fragen Sie ihn jetzt: »Gott, was denkst du über mich?« Was sagt er Ihnen?
- Gott sieht Sie. Er hört Sie. Er versteht Sie zu 100 Prozent. Er möchte Sie in seine Arme schließen. Was macht diese Wahrheit mit Ihnen?
- Selbstliebe bedeutet in erster Linie, sich selbst nicht ständig abzuwerten, sondern gernzuhaben und sich selbst zuzuhören, was gerade wichtig ist. Was denken Sie darüber?
- Wie würde Ihr Leben aussehen, wenn Sie die Person sein dürften, die Sie wirklich sind?
- Dankbarkeit ist immer eine gute Wahl. Schreiben Sie noch drei Sachen auf, für die Sie heute dankbar sind.

DIE NÄCHSTEN SCHRITTE

- Glauben heißt immer auch in Bewegung sein, etwas annehmen oder danach handeln. Notieren Sie sich, was Sie in diesem Kapitel am meisten angesprochen hat.
- Was könnten Sie unternehmen, um einen ersten Schritt in Richtung »Ich selbst sein« zu machen?
- Was müssten Sie tun, um von heute an mehr auf Ihr wahres Herz zu hören?

Wenn ein Kind Erfolgs-
erlebnisse erlebt und
realistische Feedbacks
bekommt, kann es ein
gesundes Selbstbewusstsein
entwickeln.

3

Die Seele befreien

Du kannst nichts dafür. Du kannst nichts dafür.
Du kannst nichts dafür.

Robin William alias Sean Maguire in Good Will Hunting[22]

Vor vielen Jahren besuchte Ben diese Konferenz, bei der auch Douglas einen von vielen lang erwarteten Vortrag hielt. Als er an der Reihe war, sprach er über seelische Verletzungen, was sie mit uns gemacht haben und wie wir es anstellen können, aus einer anderen Quelle zu leben, um unser wahres Herz wiederzufinden.

Der Saal war brechend voll. Hunderte junge Menschen fanden sich an diesem Wochenende zusammen, solche, die ganze Gemeinden oder den Worshipteil in den Gottesdiensten leiteten, aber auch andere brennende Christinnen und Christen. Es war jene Art von Konferenz, die man kennt, wenn man in der christlichen Welt zu Hause ist. Die Bühne wurde mit modernster LED-Technik und Soundanlagen ausgestattet – Coachella mitten in der Schweiz. Der Wahnsinn.

Als Douglas auf die Bühne kam, befürchtete Ben, es könnte peinlich werden. Verstehen Sie: Douglas legte nie Wert auf sein Äußeres (und er war etwa dreimal so alt wie alle Besucherinnen und Besucher zusammen). Er machte sich auch nie Gedanken darüber, welcher

Stil bei welcher Veranstaltung gerade gefragt war. Er trug ein beiges Hemd, sein uraltes Jackett und eine farbige Krawatte, eine Kombination, die überhaupt nicht passte. Übrigens: Niemand sonst trug eine Krawatte. Die wenigsten wussten überhaupt, wie man eine Krawatte bindet. Und dann die Art von Hosen, bei denen Ben lieber gestorben wäre, als sie zu tragen.

Douglas war eben einfach Douglas. Und er erzählte auch keine großen Geschichten. Er erzählte überhaupt keine Geschichten. Er stand einfach da, las von seinem Notizbuch ab und schaute hin und wieder durch seine Brillengläser (die aussahen wie zwei kleine, schmutzige Windschutzscheiben). Und deshalb: Ben machte sich ein bisschen Sorgen, ob diese Art von Referat hier ankam.

Es kam gut an.

Douglas erinnerte das junge Publikum daran, dass wir einst wirklich und leibhaftig gelebt und geliebt hätten, dass wir geschaffen worden seien, um mit unserem Dasein die Welt ein bisschen besser zu machen. Aber durch eine Reihe von Schicksalsschlägen und systembedingten Normen sei etwas in unserem Herz zerbrochen, weshalb wir uns für gewöhnlich mit Ach und Krach durchs Leben schleppten. Doch genau dieses Herz sei überlebenswichtig, wenn wir unsere Kraft und die Schönheit des Lebens zurückhaben möchten. Douglas erzählte, mittlerweile würden die meisten Menschen Geschäftigkeit für das halten, was das Leben ausmache – auch die Kirche sei von dieser falschen Annahme infiziert. Mit der Zeit würden wir so nicht nur unser Herz verlieren, also das, was wirklich wichtig sei, sondern genauso unsere Wahrnehmung: Wir würden nicht nur die Dinge nicht mehr klarsehen, sondern auch das, was Gott möchte und wer wir wirklich sind. Und das sei eine ziemlich gute Voraussetzung, um am Leben vorbeizuschippern.

Douglas sprach darüber hinaus von Vergebung und Versöhnung – und dass wir diese zwei Dinge mit einem Lächeln auf dem

Gesicht annehmen sollten. Er sprach von diesem neuen Menschen, der mit sich und der Welt im Reinen sei. Und auch davon, dass Gott keinen Mist mache. Natürlich lag Douglas richtig. Je mehr er erzählte, umso mehr fragte sich Ben: Warum sind wir so tief gesunken?

Am Ende seines Vortags war klar: Die Befreiung unserer Herzen ist eine zentrale Sache, die Gott wichtig ist. Die Tatsache, dass wir nur daran erinnert werden müssen, zeigt doch, wie weit wir davon entfernt sind. Denken wir zurück an die Studie von Willow Creek: Neun von zehn Christinnen und Christen ... Meine Güte!

Die Sache mit dem zerbrochenen Herzen ist nicht etwa an den Haaren herbeigezogen. Aus gutem Grund befasst sich die Bibel mit keinem anderen Thema so oft. Das Wort »Herz« wird in der Bibel beinahe fünfhundert Mal genannten. Im Vergleich: das Wort »Glaube beziehungsweise glauben« nur gerade vierundsechzig Mal und das Wort »Gebet« hundertachtzehn Mal.[23] Natürlich sind letztlich auch Dinge wie Hoffnung, Barmherzigkeit, Mut oder Gnade Herzenssachen, aber die Bibel spricht auf direkte Weise auffällig viel davon, wie wichtig unser Herz ist. Wir können nichts daran ändern. Weder Nachfolge noch Gottesdienste, weder Mission noch Glaube, Gehorsam oder Gebet werden so oft angesprochen wie das Herz. Wie konnten wir das nur vergessen? Es scheint fast so, als müsste uns Gott immer wieder anstupsen und darauf hinweisen.

Auch der Gelehrte Sir Peterson, alias Douglas mit den schmutzigen Brillengläsern, hätte in diesem Vortrag eine Reihe von Themen ansprechen können – aber er wählte ausgerechnet das Herz. Warum? Wenn einer über den scharfen Verstand oder christlich-philosophische Ansätze hätte predigen können, dann er. Aber er tat es nicht. Natürlich ist der Verstand eine wunderbare Erfindung, und zwar eine bemerkenswerte. Schon Immanuel Kant hat festgehalten: »Sapere aude! Habe Mut, dich deines eigenen Verstandes zu bedienen.«[24] Genau das sei echte Mündigkeit: seinen eigenen Verstand zu gebrauchen und nicht alles der Verantwortung eines anderen zu überlassen. Stimmt natürlich.

Doch für Douglas war klar: Leben und Tod spielen sich an einem anderen Platz ab. Unsere Überzeugungen werden an diesem Ort gewonnen oder verloren: im Herzen.

»Das Wichtigste im Leben ist nicht das, was du tust, sondern dass dein Herz gesund bleibt.«

Er hatte recht.

An jenem Tag sprach Douglas darüber, für was das Herz geschaffen worden sei: für Freiheit, Freude, Glaube, Hoffnung, Schönheit und Tapferkeit – und Liebe natürlich. Er sprach aber auch davon, wie getrübt, verzagt, kraftlos, verletzt oder verstockt das Herz sein könne. Und dass es an uns liege, aus dem Karussell von falschen Glaubenssätzen auszusteigen. Und dass Jesus genau deshalb auf die Erde gekommen sei: Offenbar wolle Gott unser (zerbrochenes) Herz wieder zusammenschustern. Er sei nicht in erster Linie gekommen, um uns die Türen zum Himmel aufzustoßen, nicht, um Frieden zu bringen, nicht, um uns zu sagen, was wir alles tun und lassen sollten – ja auch dafür –, aber in erster Linie sei er gekommen, um unsere Herzen zu verarzten, damit wir ein freies und gutes Leben führen könnten. Bevor Douglas rechtsum kehrtmachte und die Bühne verließ, sagte er, ein großer Teil der Kirche habe sich zu einem religiösen Monster entwickelt, das den einzelnen Menschen und sein Herz vergessen habe. Seine letzten Worte waren: »Heiliger Strohsack, wie konnten wir nur so tief sinken? Und jetzt liegt der Ball bei euch. Macht etwas daraus.« Und dann war er weg.

Vielleicht erinnern Sie sich. Jesus brachte seinen Auftrag auf eine einfache Formel: Heilung für zerbrochene Herzen und Freiheit für die Gefangenen (vgl. Lukas 4,18). Warum? Weil wir erst mit einem geheilten Herzen richtig leben können. Laut dem alten Professor gibt es nur einen, der das Zerbrochene in uns wieder gerade biegen kann: Jesus Christus. Douglas meinte, die Welt brauche nichts dringender als das: von Gott angesteckte Menschen, die wirklich lebten und anderen zeigten, wie man dieses Leben bekomme.

Als Douglas sein Notizbuch zuschlug, kochte der Saal vor Begeisterung. Ohrenbetäubender Beifall brach aus. Bravorufe, Fußgetrampel, Pfiffe. Nach und nach erhoben sich alle, das Publikum klatschte über zwei Minuten lang. Sie jubelten Douglas zu wie einem gefeierten Rockstar. Ben glaubte aus der zweiten Reihe gesehen zu haben, wie ein bisschen Röte in sein Gesicht stieg.

Douglas hatte keinen rhetorisch perfekten Vortrag gehalten. Doch er hatte das Publikum daran erinnert, was wirklich Sache ist. Seine Message war in etwa folgende: Wir alle tragen Verletzungen mit uns herum. Unsere Kinderseele hat so einiges abgekriegt. Als Folge davon schlagen wir uns mit komplett falschen Überzeugungen durchs Leben und tragen Masken, um uns über Wasser zu halten – aber damit endet die Geschichte keineswegs. Wenn es nach Douglas geht, lassen sich diese seelischen Schrammen ziemlich gut verarzten. Erst dann kommt unser wahres Herz zum Vorschein. Erst dann werden wir wir selbst. Erst dann fließen die »Ströme« wieder, von denen Jesus gesprochen hat. Großer Gott, erst dann können wir endlich wieder leben.

Wenn man auf diese Weise die Herzen berührt, wie es Douglas bei jener Konferenz tat, dann kann man auch einen fürchterlichen Anzug und eine farbige Krawatte tragen.

Wir können nichts dafür

Ben war begeistert vom alten Douglas. Am selben Tag begegneten sie sich per Zufall auf der Herrentoilette – Sie erinnern sich –, wo sie sich nach dem Händewaschen kurz unterhielten. Dieser Kontakt zu Douglas ist bis heute geblieben.

Einige Zeit nach seinem ersten Besuch im Frühling besuchte Ben den Professor und seine Frau Megan wieder in den Bergen. Inzwischen war es Herbst geworden. Die Blätter der Apfelbäume rund um das Haus hatten sich rot und gelb gefärbt. Die Temperaturen waren gerade noch so, dass man es draußen gut aushalten konnte. Sie saßen auf der Holzbank und genossen nach einem herrlichen Abendessen die letzten Sonnenstrahlen. Chuck, der Vierbeiner, lag Ben wieder zu Füßen und döste friedlich vor sich hin. Wie jeder anständige Engländer schlürfte Douglas an seinem Tee und servierte Ben währenddessen einige Lügen, denen dieser lange geglaubt hatte. Douglas war und ist keiner, der ein Blatt vor den Mund nimmt. Und darüber war Ben ziemlich froh. Endlich war da mal einer, der ihm die Wahrheit sagte. Ein bisschen schroff vielleicht, aber wenigstens ehrlich. Und vor allem: Douglas nannte Ben keinen Grund dafür, weshalb er sich so fühlte. Er erzählte ihm nichts von Auslösern oder tief liegenden Gründen für seine Gefühle. Wenn jemand am Ertrinken ist, gibt es nur eines, das schlimmer ist, als ihm keinen Rettungsring zuzuwerfen: ihm einen Grund zu nennen, warum er am Absaufen ist.

Nach einem langen Gespräch über das menschliche Herz, geglaubte Lügen und das freie Leben paffte Douglas an seiner Tabakpfeife und sagte Ben zum Schluss: »Du musst diese alten Lügen loslassen, die dein Herz zerstört haben. Sie gehören nicht zu dir. Du bist für etwas anderes geschaffen. Lass sie los. Und es liegt einzig an dir, ob du es machst oder nicht. Es wird nicht von heute auf morgen passieren. Aber du musst endlich aussteigen und zeigen, wer du wirklich bist.«

Lange Pause.

»Statt dich abzuwerten oder dich totzuarbeiten, schlage ich vor, du versuchst dich und alles, was du bist, anzunehmen. Tu einfach mal so, als sei das möglich.«

Verena Wurster und Daniel Linder, Autorin und Autor des Buches »Nemo – voll versöhnt«[25], schreiben dazu ganz Ähnliches:

> Der konsequente Ausstieg bedeutet, dass wir uns mit unserem Mangel auseinandersetzen und bereit werden, den Weg der Versöhnung zu gehen. Dadurch wachsen wir Schritt für Schritt in die Eigenständigkeit, Lebensfreude, Freiheit, Fülle und Weite des Lebens hinein. Dabei entdecken wir unsere wahre und eigentliche Identität und beginnen zu erkennen, wie einzigartig und kostbar wir sind.[26]

Jede Verwundung der Seele ist von Prozessen des Loslassens (das Alte, Ungerechte, Böse) und Empfangens (das Neue, das Wahre, das Gute) begleitet.

Auch für Brené Brown bedeutet dieses Aussteigen, endlich man selbst zu werden, zu diesem Menschen, den Gott einst so großartig gemacht hat. Wenn wir mit dem echten Leben in Berührung kommen möchten, sollten wir nicht ständig versuchen, unser Selbst zu verstecken, sondern lernen, einfach wir selbst zu sein.[27] Es geht nicht darum, dass wir uns »neu erfinden«, denn das Allermeiste an uns ist bereits gut und richtig.

Der preisgekrönte Film »Good Will Hunting«[28] bringt die Thematik mit einer wunderbaren Geschichte auf den Punkt. Der zwanzigjährige Will Hunting wohnt in einer heruntergekommenen Gegend irgendwo in South Boston. Seine Freizeit verbringt er mit seinen Freunden Chuckie, Billy und Morgan. Will prügelt sich gerne. Er prügelt sich für sein Leben gerne. Er kann bereits einige saftige Vorstrafen vorweisen, die von Körperverletzung bis zu Autodiebstahl reichen. Sein Geld verdient er mit Hilfsarbeiterjobs, obwohl der junge Will ein Genie wie aus dem Bilderbuch ist. Während er als Putzhilfe an einem renommierten Institut in Cambridge die Flure sauber macht, löst Will in einem unbemerkten Moment scheinbar mühelos eine komplizierte mathematische Aufgabe, die selbst für Professor Lambeau als unlösbar galt.

Nachdem Will zum wiederholten Mal eine Prügelei angezettelt hat, kommt er vor Gericht und wird aufgrund seines Vorstrafenregisters zu einer Gefängnisstrafe verurteilt. Professor Lambeau trifft mit dem Richter die Vereinbarung, Will unter seiner Beobachtung aus dem Gefängnis zu entlassen, sofern er sich an zwei Bedingungen hält: Will muss sich einmal pro Woche mit ihm treffen und einen Therapeuten aufsuchen. Der Richter hält dies für eine gute Sache und willigt prompt ein. Doch so leicht lässt sich Will nicht zähmen. Nachdem er bereits den fünften Therapeuten zur Weißglut getrieben hat, sieht Lambeau die letzte Chance im Psychologen Sean Maguire.

Natürlich wurde Will nicht ohne Grund zum Rebellen, der sich ständig vor Gericht verantworten musste. Will erlebte in seiner Kindheit einschneidende Verletzungen, die ihn geprägt haben. Der Psychologe Maguire erfährt aus den Gerichtsakten, dass Will in einer Pflegefamilie aufgewachsen ist, wo man ihn körperlich misshandelt hat – nicht einmal, sondern hundertmal. Von seinem ständig betrunkenen Stiefvater wurde der kleine Will regelmäßig verprügelt. Will wurde geschlagen, links liegen gelassen und verachtet. Auf diese körperlichen und emotionalen Verletzungen reagierte Will nicht mit Anpassung und Perfektion, wie es bei Ben der Fall war, sondern mit Rebellion und Verweigerung auf höchstem Niveau. Doch die Muster sind dieselben. Aufgrund seiner Kindheit entwickelte sich Will zu einem jungen Mann, der er in Wahrheit eigentlich nicht war. Will war ein Genie seinesgleichen, aber er gab sich mit Hilfsjobs zufrieden, bei denen er nie Verantwortung übernehmen musste. Lieber prügelte er sich durch die Straßen und betrank sich bei Nacht – genau wie sein Vater.

Der Therapeut Maguire ist im gleichen Arbeiterviertel von Boston groß geworden wie der junge Will. Deshalb findet er nach und nach Zugang zu ihm und bringt ihn schließlich dazu, sich Herausforderungen zu stellen, statt ihnen ständig auszuweichen. Während einer Sitzung erinnert Maguire Will eindringlich daran, dass er keine Schuld trägt am ganzen Schlamassel. Genau dort klinken wir uns ins Gespräch ein:

Will sitzt lässig auf einer Tischkante dem Professor gegenüber. Dieser steht knapp zwei Meter von ihm entfernt und sagt: »He, Will. Ich weiß nicht viel. Siehst du das hier?« Maguire hält seine Akte hoch. »Dieser ganze Dreck: Du kannst nichts dafür.«

»Ich weiß«, antwortet Will und macht eine abfällige Kopfbewegung nach dem Motto: Halb so schlimm. Ich habe alles im Griff.

»He, sieh mich an«, sagt Maguire. »Du kannst nichts dafür.«

Will überlegt einige Sekunden und fragt sich, was der Professor im Schilde führt. »Ich weiß«, sagt er und schaut demonstrativ an ihm vorbei.

»Nein, du kannst nichts dafür.«

»Ich weiß.«

Nun geht Maguire einen Schritt auf Will zu und wiederholt. »Nein, nein, nein«, sagt er. »Du kannst nichts dafür.«

»Ich weiß«, meint Will nun ein bisschen ernster. Er fühlt sich bedrängt, steht auf und möchte am liebsten verschwinden.

Aber Maguire geht noch näher auf Will zu und gibt ihm nochmals zu verstehen: »Du kannst nichts dafür.«

Will versucht dem Blick von Maguire auszuweichen. »Ja, doch«, meint er plötzlich.

»Du kannst nichts dafür«, wiederholt Maguire.

Will schweigt und blickt vor sich hin auf den Boden.

»Du kannst nichts dafür«, sagt Maguire, jetzt ein bisschen leiser. »Du kannst nichts dafür.«

Nun bricht das Eis. Der Professor ist zu Will durchgekommen. »Hören Sie auf mit dem Schwachsinn«, sagt er betrübt.

»Du kannst nichts dafür.«

»Lassen Sie mich doch in Ruhe, Mann!«, ruft Will und schubst Maguire mit beiden Händen von sich. »Fangen Sie nun bloß nicht auch noch damit an. Nicht Sie!«

Maguire würde ihn am liebsten umarmen, aber er wartet. »Du kannst nichts dafür«, wiederholt er zum x-ten Mal.

Der junge Will hält beide Hände vor sein Gesicht und fängt an zu schluchzen. »Oh mein Gott, es tut mir alles so leid.«

Der Professor legt ihm eine Hand auf die Schulter und wiederholt ganz leise: »Du kannst nichts dafür.«

Jetzt fällt der junge Will seinem Gegenüber in die Arme, lässt seinen Gefühlen freien Lauf und fängt an zu weinen.[29]

Es ist die Schlüsselszene in diesem Film. Maguire will verhindern, dass Will einfach alles unter den Teppich kehrt. Plötzlich geht Will das Herz auf. Der Professor erinnert Will an nichts anderes, als dass ihn keine Schuld für sein Verhalten trifft. Wie auch? Maguire weiß: Für die frühen Misshandlungen vonseiten des Vaters kann Will nichts. Und er ist auch nicht wirklich schuld an dem schier endlosen Vorstrafenregister. Natürlich muss Will die Verantwortung dafür tragen, doch die junge Seele des kleinen Will hat derart tiefschürfende Verletzungen einstecken müssen – es erscheint nur allzu logisch, dass aus ihm dieser rebellische Typ geworden ist. Er kann nichts dafür. Er hat sich seine Familie nicht ausgesucht. Das Fundament seiner Rebellion wurde zu einem Großteil durch das Verhalten seines Vaters gelegt.

Maguire lenkt Wills Blick auf seine Prägungen, seine Vergangenheit, auf sein inneres Kind. Und die heilenden Worte des Professors zeigen Wirkung. Ähnlich wie Jesus unsere Herzen erneuert, kann Maguire das verletzte Herz des jungen Will trösten und in die Freiheit führen. Plötzlich bricht Will in Tränen aus, umarmt Maguire und lässt seinen Schmerz erstmals richtig zu. Dank Maguire brechen die lang versteckten Wunden endlich auf und können Schritt für Schritt »abgewaschen« werden, wie Douglas zu sagen pflegte. Erst nachdem Will bewusst wurde, dass sein Verhalten berechtigte Gründe hat, kann er aus dem negativen Kreislauf aussteigen.

Will kann nichts dafür. Und wir können auch nichts dafür.

Gottes ausgeklügelter Plan

Die Heilung unserer Verletzungen liegt Gott unverkennbar am Herzen. Offenbar weiß er nur allzu gut, dass wir uns mit vielen Unwahrheiten und Ungerechtigkeiten, die uns widerfahren sind, durchs Leben kämpfen. Gott sieht uns: Er sieht das Leere, das Verletzte, das Fragende, das Einsame und Enttäuschte in uns.

Und jetzt bitte ich Sie um höchste Aufmerksamkeit. Douglas, der die soziokulturellen und geschichtlichen Hintergründe des Alten Orients genau kannte, erklärte dem Publikum, das damals die Konferenz besuchte, Folgendes: »Sein ganzer Rettungsplan zielte genau darauf ab. Der Sohn Gottes, Jesus Christus, ist gekommen, um uns innerlich zu befreien.« Douglas fuhr fort: »Jesus ist gekommen, um unsere verletzten, angepassten, in Routine gefangenen Herzen zu befreien, damit wir als freie und mutige Menschen leben können. Durch diese Befreiung fällt eine riesige Last von unserem Herzen und unsere wahre Identität kommt zum Vorschein. Dank dieses Geschenks dürfen wir in aller Freiheit so sein, wie er uns geschaffen hat. Wir müssen uns die Liebe nicht mehr durch Anpassung oder Perfektion verdienen. Wir sind geliebt. Und diese Liebe hat er uns durch Jesus gezeigt.«

»Heiliger Strohsack«, höre ich den alten Douglas rufen, »wie konnten wir das nur vergessen?«

Und so kündigte Jesus erstmals seinen Dienst an:

> Der Geist des Herrn ist auf mir [...] er hat mich gesandt, zu *heilen*, die zerbrochenen Herzens sind, Gefangenen *Befreiung* zu verkünden und den Blinden, dass sie wieder sehend werden, Zerschlagene in *Freiheit* zu setzen [...]
> *Lukas 4,18; SCHL*[30]

Mit diesem Vers, der ursprünglich aus dem Alten Testament stammt (vgl. Jesaja 61), wies Jesus auf seinen Dienst hin. Was hätten Sie an Gottes Stelle getan, um den Menschen zu zeigen, wer sie wirklich sind – wie wertvoll sie sind und dass Gott für jeden Menschen Heilung und Wiederherstellung bereithält? Ich finde sein Vorgehen ziemlich schlau. Er möchte, dass unsere Herzen repariert werden. Damals wie heute. Und deshalb schickte er seinen Sohn auf die Erde. Nachdem alle anderen Vorhaben gescheitert waren, setzte Gott seinen kühnsten Plan in die Tat um. Mit Jesus setzte er die größte Kampagne in Gang, die die Welt je gesehen hat (ohne Internet, Netflix, Instagram und TED-Talks versteht sich). Gott möchte uns zurückbekommen und ein Zeichen seiner unerschütterlichen Liebe setzen.

Noch mal: Die erste aufgezeichnete Predigt von Jesus beginnt mit den Worten:

> Der Geist des Herrn ist auf mir [...] er hat mich gesandt, zu *heilen*, die zerbrochenen Herzens sind, Gefangenen *Befreiung* zu verkünden und den Blinden, dass sie wieder sehend werden, Zerschlagene in *Freiheit* zu setzen [...]
> *Lukas 4,18; SCHL*[31]

Heilen, befreien – das ist der ultimative Plan für uns alle. Das ist der Wille Gottes für Ihr und mein Leben.

Für uns ist das manchmal schwer vorstellbar. Doch als Jude kannte Jesus das Alte Testament von vorne bis hinten. Ich habe schon meine liebe Mühe damit, zwei, drei Verse aus dem ersten Buch der Könige zu zitieren, geschweige denn einen ganzen Abschnitt. Aber Jesus kannte das ganze Wort in- und auswendig. Und wenn Sie so wollen, ist Jesus das Wort (vgl. Johannes 1,1) und damit der eigentliche Verfasser der Bibel. Jesus wusste also sehr wohl, weshalb er diese Stelle auswählte, um seinen Dienst und seine Absichten anzukündigen. Er hätte sich also jede x-beliebige Stelle aus dem Alten Testament aussuchen können, um seine Mission anzukündigen – aber er wählte ausgerechnet diese.

Mit dieser Bibelstelle aus dem Alten Testament machte Jesus unmissverständlich klar, was sein Auftrag und der innigste Wunsch von Gott war und für immer bleibt. Schon Jahre vor seinem Tod weist er so auf sein Sterben und die endgültige Erlösung unserer Herzen am Kreuz hin. Sein ganzer Dienst, sein ganzes Wirken, baut auf diesen Worten auf. Und damit hat Jesus auf etliche andere Schriftstellen verwiesen, die mit unserer Heilung und Befreiung verknüpft sind.

Er schenkt denen Heilung, die ein gebrochenes Herz haben und verbindet ihre schmerzenden Wunden.
Psalm 147,3

Nahe ist der Herr denen, die ein gebrochenes Herz haben. Er rettet alle, die ohne Hoffnung sind.
Psalm 34,19

[...] damit wir Frieden hätten, und durch seine Wunden sind wir geheilt worden.
Jesaja 53,5; SCHL

Gehört also jemand zu Christus, dann ist er ein neuer Mensch. Was vorher war, ist vergangen, etwas völlig Neues hat begonnen.
2. Korinther 5,17; HFA

Er stärkt und erfrischt meine Seele.
Psalm 23,3a

Man könnte so weitermachen, bis einem schwindlig wird. Es gibt nichts daran zu rütteln – ganz offensichtlich liegt Gott etwas daran, uns zu verarzten. Aber die Religion hat das »Christsein« in eine seelenlose Pflichtübung verwandelt. Wie viele kriegen diese Bilder nicht aus dem Kopf von einem Gott mit weißem Bart, der auf dem Thron sitzt und nur darauf wartet, bis wir einen Fehler machen, um uns dann gehörig die Meinung zu sagen? Herrje, nichts könnte weiter von der Wahrheit entfernt sein!

Und nicht nur das. Irgendetwas hat uns auch dazu gebracht, Seelsorge als eine Sache nur für Kranke und Unfähige zu sehen, die mit dem Leben nicht klarkommen – mit dem Ergebnis, dass die Verletzungen der meisten Christinnen und Christen nie heilen. Und nun sitzen wir in den Kirchenbänken, geplagt von Schuldgefühlen und Enttäuschungen, weil wir es nicht schaffen, so zu leben, wie es von uns erwartet wird – oder wie wir es uns eigentlich wünschen. Fakt ist: Wir alle tragen seelische Verletzungen in unserem Herzen.

Aus gutem Grund befasst sich die Bibel mit keinem anderen Thema so oft. Weder Sünde noch Himmel, Gebet oder gute Werke werden so oft angesprochen wie das Herz. Jesus ist nicht gekommen, um uns eine neue Religion aufzubrummen, sondern um die gebrochenen Herzen zu heilen – so wie es siebenhundert Jahre vor seiner Geburt vorausgesagt wurde (vgl. Jesaja 61). Übrigens steht es im hebräischen Urtext auch so: gebrochen. Neben vielen anderen Vorzügen, die Gott mit sich bringt, war, ist und bleibt dies sein Hauptanliegen: heilen, die gebrochen sind. Jedes Herz wurde im Laufe des Lebens x-mal verletzt und gebrochen. Aber Gott versteht es geradezu meisterhaft, diese Schrammen abzuwaschen. Gemäß dem alten Professor gibt es nur einen, dem das wirklich ausgezeichnet gelingt. Zusammen mit Gott können wir das Problem bei der Wurzel packen – sofern wir uns darauf einlassen, sofern wir uns dafür entscheiden.

Eitrige Wunden heilen erst, wenn man sie öffnet. Mit der Seele ist es nicht anders. Wir müssen über das Unausgesprochene sprechen. Es muss ans Licht kommen. Wir können die Wunde nicht einfach mit Glauben überdecken. Die Seele lässt sich nicht an der Nase herumführen. Und sie lässt sich auch nicht auf billige Deals ein. Solche Versuche wittert sie aus weiter Entfernung.

Es wäre so, als würde man versuchen, den Körper zu trainieren, indem man nur fest daran glaubt. Den Körper trainieren wir, indem wir ihn trainieren. Muskeln bauen sich auf, indem wir sie bewegen. Wir bleiben gesund, indem wir uns gesund ernähren. Wie könnte es mit unserer *néphesch*, unserer Psyche, anders sein?

Stellen Sie sich einen gestürzten Radfahrer vor, der mit einem offenen Beinbruch am Straßenrand liegt. Da kommt ein besonders frommer Zeitgenosse daher und meint: »Geht klar mit dem Bein. Ich glaube an dich. Ich spreche ein kurzes Gebet. Das wird schon wieder. Na los, hau dich in den Sattel und fahr nach Hause.« Wie bitte? Ich hoffe, Sie sind mit mir einig: Der offene Bruch muss verarztet werden, und zwar schleunigst (stellen Sie sich vor, Ihr Kind oder Sie selbst würden dort liegen und um Hilfe schreien).

Mit unserer Seele verhält es sich ganz ähnlich. Natürlich ist ein unerschütterlicher Glaube wichtig. Das Leben aus und mit dem Heiligen Geist ist das A und O, wenn wir unsere Berufung leben möchten. Dazu kommen wir in den nächsten Kapiteln. Gott hat Freude an einem starken Glauben. Aber all das Zerbrochene, das sich im Laufe unseres Lebens ins »Wurzelsystem« eingeschlichen hat, muss ans Licht, damit es heilen kann. Wie der offene Beinbruch muss auch unsere *néphesch* verarztet werden.

»Aus dem Inneren«, hat Jesus gesagt, »werden Ströme von lebendigem Wasser fließen.«

Und dann – erst dann – klärt sich auch die Frage, wer wir wirklich sind und welche Absichten Gott mit unserem Leben hat.

> Kommt zu mir, ihr alle, die ihr euch plagt und von eurer Last fast erdrückt werdet; ich werde sie euch abnehmen [...] So werdet ihr Ruhe finden für eure Seele.
> *Matthäus 11,28-29*

Freiheit und neues Leben

Offenbar liegt Gott etwas daran, dass es uns gut geht – vor allem unserem Herzen. Wohlgemerkt: Jesus sprach nie von einem oberflächlichen Erfolg, der nur den wenigen zeitweilig Schönen und vorläufig Superreichen vorbehalten ist. Jesus behauptete nie, dass immer alles toll laufen werde, wenn wir der Welt unser wahres Selbst präsentierten.

Wenn wir uns die früheren und die heutigen Nachfolgerinnen und Nachfolger Jesu anschauen, wird klar, dass auch wir den ein oder anderen Treffer abbekommen, wenn wir uns unseren Mitmenschen so zeigen, wie wir wirklich sind. Jesus versprach uns auch kein Leben in Saus und Braus, in dem es keine Probleme mehr gibt und alles rosarot gefärbt ist. Es herrschen nicht immer Friede, Freude, Eierkuchen. Wenn wir uns das Leben von Jesus und allen anderen Persönlichkeiten etwas genauer ansehen, werden wir schnell merken: Eine

Beziehung zu Gott ist nicht gleichbedeutend mit einem Rundum-sorglos-Paket. Der Glaube ist keine Gleichung, keine mathematische Formel, kein genialer Deal, bei dem wir auf unsere Kosten kommen – wenigstens nicht permanent. Kurz gesagt, wird einem, wenn man sich für Gott entscheidet, nichts anderes garantiert als Gott selbst.

Vielmehr hat Christus von einem gelungenen Leben gesprochen, von einem Leben, das unsere Herzen schützt und stillt. Wenn es nach Jesus geht, dann kommt ein Leben in der Fülle aus unserem Inneren und hat nicht in erster Linie mit Wohlstand zu tun.

Das Ergebnis? Menschen, die früher versessen darauf waren, berühmt zu werden, ist es plötzlich egal, ob irgendjemand ihren Namen kennt. Leute, die nach Macht strebten, möchten plötzlich anderen zur Seite stehen. Personen, die dem Geld nachjagten, verschenken es nun großzügig. Menschen, die um Anerkennung gerungen haben, sind auf einmal frei genug, ihre Liebe zu verschenken. Es gehört zu Gottes erster Kernkompetenz, unser Innerstes, Herz und Seele, gesund zu machen – sofern wir uns so darauf einlassen, wie es Will Hunting getan hat.

Lina wird wieder zur Prinzessin

Erinnern Sie sich an das letzte Kapitel? In jener Nacht, als die Verzweiflung unter dem Türspalt in ihr Zimmer kroch, machte Lina Folgendes: Sie stand auf, sank auf die Knie, drückte ihre Stirn auf die Matratze und richtete unter Tränen ein inbrünstiges Gebet zum Himmel (zwar mit wenig Gottvertrauen, denn sie war eine, der das Beten in letzter Zeit nur einfiel, wenn es ihr wirklich an den Kragen ging. Aber sie tat es). Was sie Gott zwischen ihren heftigen Schluchzern mitteilte, klang ungefähr so: »Hallo lieber Gott, ich bin Lina. Kennst du mich noch? Ich möchte keine Heulsuse sein, und es tut mir leid, dass ich so spät noch bei dir anklopfe. Vielleicht geht es dir auch so und du kannst nicht schlafen. Schläfst du überhaupt? Na ja, ich weiß, ich habe mich in den letzten Jahren kaum für dich interessiert und ich bin auch keine Expertin in Sachen Gebet. Aber ich bin verzweifelt. Und ich könnte jetzt ein wenig Hilfe gebrauchen. Ich brauche ein Wunder. Bitte hilf mir!«

Lina schüttete ihm ihr ganzes Herz aus. Sie klagte ihn an, schrie, tobte und weinte vor ihm, wie sie es noch nie getan hatte. Sie tat es wie jemand, der um sein Leben bettelt. Während dieses Zwiegesprächs mit Gott vergab Lina allen Menschen, die sie irgendwann einmal verletzt, gekränkt, ausgelacht oder klein gemacht hatten. Ihr ganzes Elend floss förmlich aus ihr heraus, bis sie schließlich erschöpft einschlief.

Am nächsten Morgen war Lina überzeugt, dass Gott ihr Schreien gehört und beantwortet hatte. Auf wundersame Weise fühlte sie sich getröstet. Sie machte sich gerade eine Tasse Tee, als sie in ihrem Herzen folgende Worte zu hören glaubte: »Lina, natürlich ruhe ich mich manchmal aus. Aber wenn du es genau wissen willst: Nein, ich schlafe nie.«

Sie musste schmunzeln.

»Lina, jetzt mal ehrlich. Wem möchtest du glauben?«, hörte sie Gott fragen. »Den Menschen oder mir? Wo ist dein wahres Zuhause? Auf der Erde oder im Himmel? Und wer möchtest du wirklich sein? Eine Heulsuse oder eine Prinzessin?«

»Na ja, wenn du schon fragst …«, meinte Lina.

»Gewisse Menschen haben dir einen Stempel aufgedrückt. Aber ich für meinen Teil kann nur so viel sagen: Ich habe dich schon immer geliebt und werde dich immer lieben. Und die Brille steht dir übrigens ausgezeichnet.«

Ein seltener Sonnenstrahl durchbrach die Wolken und schien ins Wohnzimmer direkt auf ihre Teetasse.

»Danke«, flüsterte Lina.

An jenem Morgen überschritt sie eine entscheidende Schwelle. Ihr wurde schlagartig bewusst, dass sie das Gegenteil von dem verkörperte, was sie im Grunde sein wollte. Sie tat das, was sie nicht tun wollte. Sie war zu jemandem geworden, den sie nicht ausstehen konnte.

Obwohl Gottes Ermahnung »Möchtest du eine Heulsuse sein?« wie eine Rüge klang, war sie keine. Sie war eher der erste Schritt hin zur Befreiung.

»Jemanden an seine wirkliche Identität zu erinnern, daran, dass man nicht so schwach und unbrauchbar ist, wie man denkt, bedeutet nicht, mahnend mit dem Finger auf ihn zu zeigen, sondern es ist ein Akt der Liebe«, sagte Douglas Ben einmal.

An dieser Stelle, dort in der Küche, könnte man eine längere Pause einbauen.

Lina fiel es wie Schuppen von den Augen. Plötzlich wusste sie von Neuem: Gott liebt mich wirklich, so, wie ich es von meiner Mutter immer gehört hatte. Er liebt mich, egal, was andere über mich denken oder gesagt haben. Er hat mich großartig gemacht. Er ist immer bei mir. Wenn ich Gottes Liebe mehr zutraue als den Menschen, die mich verletzt haben, dann können meine Seele und mein Herz gesund werden, dann strömt dieses Leben in mich hinein, das ich so sehr möchte.

Auf einmal wurde ihr klar, warum Jesus uns aufgetragen hat, uns selbst genauso zu lieben wie Gott und unsere Nächsten. Lina hatte oft ein besseres Gewissen, wenn sie ihre Fehler statt ihre guten Seiten betonte und damit die Selbstliebe auf später vertagte. Gott kann man aber nur ganz lieben, wenn man sich selbst liebt. Als allwissender Psychologe war Jesus klar, dass wir nur das nach außen tragen können, was in uns ist. Wir können Gott und unsere Nächsten nur lieben, wenn uns das bei uns selbst gelingt.

Lina erkannte sich plötzlich in einem neuen Licht. Diese Selbsterkenntnis gelang nur deshalb, weil sie sie mit ihrem Herzen wahrnahm, da das Wesentliche für unsere Augen unsichtbar ist – frei nach Antoine de Saint-Exupéry aus »Der kleine Prinz«.[32]

Also tauschte Lina die tief sitzende Verletzung durch Ablehnung und Minderwert, die sich in der Kindheit eingeschlichen hatte, gegen etwas anderes ein: gegen die Wahrheit. Lina begann an jenem Morgen zu ahnen, was es heißt, von Gott Stück für Stück befreit zu werden.

Von diesem Augenblick an ließ sie ihr »falsches Ich« und alle negativen Glaubenssätze, die sich über die Jahre eingeschlichen hatten, mehr und mehr los und begann, ihre wahre Bestimmung zu entdecken. Anders wäre es doch Käse gewesen. Wieso sollte sie auch nur einen Tag länger an vergangenen Kränkungen festhalten? Es wäre so, als würde man den Ärger, den andere verursacht haben, hinunterschlucken, anstatt ihn loszulassen. Nelson Mandela sagte dazu: »Verbitterung ist wie Gift trinken und erwarten, dass dein Feind davon stirbt.«[33] Es hat noch nie funktioniert und es wir auch nie funktionieren.

Natürlich war es damit nicht getan. »Gebete um Heilung«, schreibt Leanne Payne, »sind kein Schnellverband und auch kein Mittel, um den langsamen und stetigen Prozess geistlichen Wachstums abzukürzen. Sie dienen allerdings dazu, den Blick für den Weg frei zu machen.«[34] Und diesen Weg hatte Lina gesehen.

Innere Heilung geschieht nicht von heute auf morgen. Douglas sagte dazu einmal: »Die Seele gibt sich nicht mit Instant-Lösungen zufrieden.« Die inneren Gespenster, die Lina das Leben schwer machten, verschwanden erst mit der Zeit. Sie saß viele Male »auf dem Schoß« von Jesus und ließ ihr Herz von ihm trösten. Lina musste sich jeden Tag von Neuem für die Wahrheit entscheiden. Sie verbrachte viel Zeit mit Gott, im Coaching, und suchte sich zusätzlich noch eine gute Seelsorgerin, die sie auf dem neuen Weg begleitete.

In der Traumaarbeit, aber auch für die Heilung von weniger schlimmen Verletzungen, gehört es dazu, in einzelne Begebenheiten der Verletzung wieder hineinzusteigen und sich zu fragen: Was wäre damals hilfreich und gut für mich gewesen? Was hätte ich (das Kind) damals gebraucht? Was hat gefehlt? Welche Worte hätte ich als Kind hören müssen? Wo war Gott in diesem Moment und was hat er in dieser Situation vielleicht gefühlt? Man darf nochmals in die Geschichte von damals einsteigen, diese neu erleben, fühlen und positiv umschreiben. Das bedeutet nicht, dass damit die Vergangenheit verändert wird, sehr wohl aber die Erinnerung an das Erlebte, das wir als Kind vielleicht anders oder falsch gedeutet haben. Durch einen seelsorgerlichen Prozess können die damaligen Erlebnisse »überschrieben« werden. Neue Worte, neue Zusagen können ein Gegengewicht zum Bisherigen bilden. Und das ist heilsam.

Welche Botschaft ist die wichtigste des christlichen Glaubens? Es ist die Botschaft der bedingungslosen Liebe Gottes zu uns Menschen. Als Beweis für diese Liebe hat er einen neuen Bund mit uns geschlossen – das Neue Testament – und damit sind wir gerettet und geliebt, ohne etwas hinzuzufügen. Jesus ist gekommen, um alles Zerbrochene neu zu machen. Nicht dass wir es vergessen: Das ist die Kernaussage des christlichen Glaubens.

In jener Nacht und am darauffolgenden Tag machte Lina eine grundsätzliche Erfahrung. Sie wusste plötzlich: Ich bin nicht nur dann wertvoll und geliebt, wenn ich mich ständig für andere aufopfere, verstelle, anpasse und mit dem Strom schwimme. Plötzlich erkannte sie die Wahrheit über den verdrehten Selbstwert und wurde sich ihrer Einzigartigkeit bewusst – mit oder ohne Panzergläser, mit ein paar Pfunden mehr oder weniger. (Wer möchte denn schon aussehen wie ein abgemagertes Fotomodell, dessen Bilder auch noch nachbearbeitet wurden? Ein bisschen Hüftgold hat noch niemandem geschadet.) Lina war, ist und bleibt völlig in Ordnung, so, wie sie ist.

Klar unterstützt Lina heute noch gerne Menschen, die Hilfe nötig haben. Sie mag es, anderen etwas Gutes zu tun. Sie hat ein offenes Ohr für die Nöte anderer, aber der Antrieb dahinter hat sich verändert. Früher suchte sie immer wieder vergeblich an Orten nach Anerkennung, an denen es kaum etwas zu holen gab. Nun ist sie sich sicher: Ich muss mir nichts holen. Im Gegenteil, ich habe etwas zu geben. Heute jagt sie mit ihrem Handeln nicht mehr dem Applaus oder dem Gefühl des Angenommenseins hinterher, sondern sie tut die Dinge, die sie tut, weil sie mit sich im Reinen ist, weil sie sich jetzt annehmen und lieben kann. Mit der Zeit wurde Linas Tank wieder voll und sie konnte etwas davon anderen abgeben. Heute weiß sie: Ich habe etwas zu geben. Nicht weil andere mich dann toll finden, sondern weil ich eine geliebte Tochter Gottes bin. Neu geschaffen durch Jesus Christus, um Gutes zu tun (vgl. Epheser 2,10).

Gott macht Wurzelbehandlungen

Es ist nicht einfach, damit aufzuhören, ständig nach Bestätigung zu suchen. Es ist nicht einfach, den Irrglauben über Bord zu werfen, man genüge nicht. Manchmal scheint es fast so, als wäre Anpassung zu unserem Vollzeitjob geworden. Und es ist nicht einfach, neue (wahre) Muster einzuüben – und doch ist der Ausstieg nichts weiter als eine tägliche Entscheidung, die Verletzungen gegen etwas Neues und Gutes einzutauschen. So, wie wir uns während der Coronakrise oft die Hände wuschen, sollten wir auch unsere Seele täglich mehrmals desinfizieren und die inneren Viren in die Wüste schicken.

Lina tat es. Und damit fand sie ihr Herz wieder. Sie konnte den Menschen vergeben, die sie verletzt hatten – in der Schule, bei der

Arbeit, in der Familie. Lina wusste, dass sie nichts dafürkonnte. Und die Menschen, die sie gekränkt hatten, im Grunde auch nicht, da auch sie im Laufe ihres Lebens auf ähnliche Weise verletzt worden waren. Allein schon dieses Bewusstsein war heilsam.

Die Vergebung wurde für Lina echt, nachdem sie über die Ungerechtigkeit nochmals getrauert und diese nochmals richtig gefühlt hatte. Durch das Zulassen der Trauer und das Wahrnehmen der damit verbundenen Gefühle konnte Gott ihre verletzten Stellen berühren. »Ohne das Zulassen der Gefühle geschieht keine Heilung«, schreibt die bekannte Seelsorgerin Christiane Sautter dazu.[35]

So konnte Lina ihren seelischen Schrammen schrittweise Auf Nimmerwiedersehen sagen. Denn wenn es nach Gott geht, sind wir nicht nach dem Bild unserer Eltern, Mitschülerinnen und Mitschüler, Lehrerinnen und Lehrern und anderer Bezugspersonen geschaffen worden, sondern nach seinem.

Der Befreiungsschlag für Lina und Ben kam, als sie sich entschieden, endlich aus ihrem Bunker auszusteigen. Sie hörten auf, sich aufgrund irgendwelcher Aussagen von irgendwelchen Menschen selbst abzuwerten. Der Preis der Anpassung (immer genau das zu tun, was von einem erwartet wird) war für sie zu hoch geworden. Genauso wie auch für den rebellischen Will Hunting, der eigentlich ein Genie war, sich aber mit Hilfsjobs zufriedengab. Lina und Ben durften sich schrittweise eingestehen, dass die Schwächen ihrer Eltern, Geschwister, Lehrpersonen, Mitschülerinnen und Mitschüler und geistlichen Autoritäten zwar Spuren hinterlassen hatten, die daraus resultierenden Glaubenssätze jedoch nicht wahr waren. All die Kränkungen und falschen Erwartungen, die an sie gestellt worden waren, hatten sich letztlich als Lügengespenster entpuppt, die in ihr Leben hineinpfuschten.

Natürlich war Lina keine »dicke Kuh«, die zu ihrem Leidwesen noch scheußliche Panzergläser tragen musste. Sie war viel mehr als das. Sie wuchs zu einer schönen Frau heran. Ihr Verstand war schärfer als ein japanisches Küchenmesser – und sie hatte ein Herz aus Gold.

Erst als Lina Gottes Aussagen mehr Aufmerksamkeit schenkte als den Festlegungen von Menschen (die ja auch nur mit Verletzungen aus der Kindheit zu kämpfen hatten), zeigten sich ihr die Weite und Schönheit des Lebens. Die Korrektur gelingt nicht dadurch, dass man sich selbst für seine Schwächen abwertet, genauso wenig wie ein Fleck auf dem Boden dadurch verschwindet, wenn man sich über ihn ärgert. Es nützt nichts, es schadet uns nur umso mehr. Wir müssen eine Entscheidung treffen. Solange wir noch nicht unter der Erde liegen, können wir jeden Morgen aufstehen und eine Entscheidung treffen: Glaube ich, was andere Leute über mich sagen? Ist mir die Meinung von Menschen, die vielleicht nur wenig Bedeutung in meinem Leben haben, wichtig? Oder glaube ich, was der sagt, der mich geschaffen hat?

Und selbstverständlich war Ben alles andere als ein hoffnungsloser Fall. Er war auf keinen Fall nur ein miserabler Schüler mit Storchenbeinen, der laut dem ungeschickten Dorfpriester zu nichts fähig war. Mit seinen Storchenbeinen war er nämlich ziemlich flink – und Schanzen bauen konnte er auch ganz gut. Aber nicht nur das. Es stellte sich heraus, dass er ein unheimlich talentierter Mann mit besonders vielen Interessen und Fähigkeiten war. Nach und nach fühlte er sich von Gott verstanden. Verstanden und angenommen (letztlich kann uns nur Gott vollkommen sehen und verstehen). Die Abwertung, der Selbsthass und die Wut, die sich über Jahre eingeschlichen hatten, verschwanden Schritt für Schritt, bis er sich selbst wieder neu annehmen und schätzen konnte.

Lina und Ben schenkten diesen falschen Aussagen und Erwartungen aus der Kindheit ganz selbstverständlich Glauben. Sie konnten gar nicht anders. Ihr junger Glaube konnte diesen Lügen noch nicht begegnen. Aber die Wahrheit lautet: Niemand ist nur blöd, hässlich und ungeschickt – selbst wenn wir das oft gehört und verinnerlicht haben – es ist kompletter Schwachsinn.

Schließlich entschied sich Lina für die Versöhnung und den Glauben an Gott. Sie versöhnte sich mit ihren Eltern. Sie vergab den damaligen Mitschülerinnen und Mitschülern, die sie ausgelacht hatten, und auch allen anderen Menschen, die sie auf irgendeine Weise verletzt hatten. Es gab für sie keinen Grund, sich auch nur einen Tag länger darauf einzulassen. Erinnern Sie sich an das Zitat von Nelson Mandela? Es bringt Sie nicht weiter.

Ja, es gibt jede Menge schwierige Menschen, die es einem gar nicht leicht machen, sie zu mögen. Aber Lina und Ben verstanden ganz neu: Die, die sie verletzt hatten, saßen im gleichen Boot. Dazu ein Beispiel: Ein Lehrer, der mit sich selbst nicht zufrieden ist, der sich nicht mag und selbst ablehnt, wird sich immer auf die Mängel seiner Schülerinnen und Schüler stürzen, um sich überlegen zu fühlen. Im Grunde sind andere Menschen uns gegenüber nur deshalb so persönlich, weil sie selbst tiefe Verletzungen mit sich herumschleppen. Verletzte Menschen verletzen andere. Die Vorstellung, dass jeder Mensch einmal ein kleines Kind war und wie alle anderen auch irgendwelche Kränkungen erlitten hat, erklärt so einiges – und es macht die Sache mit der Versöhnung viel einfacher. Menschen, die uns verletzt haben, sind meistens selbst auch nur »Opfer« von anderen Menschen. Außerdem kommen die »Täter« nicht ungeschoren davon, weil sie mit ihrer Schuld leben müssen, was sie nicht selten enorm belastet – auch die scheinbar kleinen Dinge bleiben am »Täter« haften.

So können wir eigentlich nur eines: Mitleid haben mit der Person, die uns verletzt hat. Indem wir die Situation des Gegenübers verstehen, können wir, wie es Jesus in der Bergpredigt gesagt hat, lieben, anstatt zu hassen. Petrus drückte es folgendermaßen aus:

> Vergeltet Böses nicht mit Bösem und Beschimpfungen nicht mit Beschimpfungen! Im Gegenteil: Segnet! Denn dazu hat Gott euch berufen, damit ihr dann seinen Segen erbt.
>
> *1. Petrus 3,9*

Und schließlich war da noch die Versöhnung mit Gott, der ja eigentlich schuld an der ganzen Sache war. Nach vielen erlebten Enttäuschungen war Lina der festen Überzeugung, dass er sie in dieser schweren Zeit allein gelassen hatte. Wozu mit Gott leben, wenn man sich nicht auf ihn verlassen kann? Das löste vor einigen Jahren einen tiefen Schmerz in ihrer Seele aus und stürzte Lina in eine unendliche Leere verbunden mit einem Gefühl der Verlassenheit. Aber sie lag falsch. Gott versicherte ihr eindrücklich: »Ich habe dich nie hängen lassen. Und ich werde dich auch nie hängen lassen.«

Und zu guter Letzt musste Lina auch sich selbst vergeben, weil sie sich über die Jahre hinweg angeklagt und klein gemacht hatte. Sie lernte Schritt für Schritt, sich selbst zu mögen. Manchmal ist die Versuchung, sich in eine Olive zu verwandeln, noch da (ist ja auch wirklich eine tolle Vorstellung), aber im Großen und Ganzen ist Lina mit sich dank der Versöhnung und dem neuen Glauben an Gottes Befreiung im Reinen.

Lina und Ben richteten ihren Blick weg von dem, was sie verletzt und enttäuscht hatte, auf den, von dem die Erlösung kommt. Je mehr sie mit sich Frieden schlossen, umso mehr konnten sie sich selbst annehmen, lieben lernen und sich so sehen, wie Gott sie sieht.

Will Hunting konnte nichts dafür. Lina und Ben konnten nichts dafür. Und wir können auch nichts dafür.

Gott nennt uns Freunde und Freundinnen

All die Jahre lebte Lina nach einem fremden Drehbuch. Nachdem ihr klar geworden war, dass sie diese selbst herbeigeführte Dürreperiode aus Minderwert, Anpassung und Selbstverleugnung jederzeit verlassen konnte, keimte neuer Mut in ihr auf. Sie war entschlossen, zu kämpfen und mit Gott nach einer Antwort zu ringen – und er antwortete ihr: »Lina, jetzt mal ehrlich. Wem möchtest du glauben? Den Menschen oder mir? Wo ist dein wahres Zuhause? Auf der Erde oder im Himmel? Und wer möchtest du wirklich sein? Eine Heulsuse oder eine Prinzessin? Ich habe dich schon immer geliebt und werde dich immer lieben. Und übrigens: Du bist tatsächlich eine Prinzessin.«

> [...] lernt, in einer neuen Weise zu denken, damit ihr verändert werdet und beurteilen könnt, ob etwas Gottes Wille ist – ob es gut ist, ob Gott Freude daran hat und ob es vollkommen ist.
> *Römer 12,2*

Veränderung kommt, wenn wir unsere Ohren spitzen, hören und im Herzen empfangen, was der liebende Gott über uns sagt. Seine Meinung dürfen wir getrost über alle anderen Meinungen stellen. Genau das tat Lina. Sie lernte in einer neuen Weise, zu denken. Und plötzlich wurde ihr klar: Gott ist gut. Gott ist Liebe. Er lebt in mir und nennt mich seine Freundin. Unfassbar mysteriös, aber wahr.

Sie konnte sich neu auf diese Worte einlassen, weil sie wusste, dass Gott sehr viel mehr tun kann, als sie sich je vorstellen konnte. Allmählich machten sich die neuen Glaubenssätze in ihrem Kopf breit. Lina tauschte den Schmerz, den sie in der Kindheit erlebt hatte, gegen die heilenden Worte Gottes ein. Er gab ihr einen neuen Namen – ihren richtigen Namen.

Auch Ben war aufgrund seiner inneren Verletzungen darauf aus, an Orten nach Anerkennung zu suchen, an denen es kaum etwas zu holen gab. Mit anderen Worten: Eigentlich baute er sein Leben auf Sand – und wurde nie wirklich glücklich dabei. Doch jetzt endlich konnte er seine selbst konstruierte Identität nach und nach hinter sich lassen und zu dem Mann werden, der er wirklich war. Ein starker Mann. Ein mutiger Mann. Ein Mann mit guten Absichten und erstrebenswerten Zielen. Er entschied sich, aus seiner Opferrolle auszusteigen, die ihn jahrelang runtergezogen hatte.

Ben setzte sich in allen Facetten nochmals bewusst mit dem frühen Verlust seines Vaters auseinander und erfuhr so die Nähe, den Trost und die Kraft Gottes, die sein Herz wieder gesund und stark machten. Auch ihm ging ein Licht auf: Ich bin nicht nur der kleine unbrauchbare Junge, der nichts auf die Reihe kriegt und unfähig ist, über irgendwelche Steine zu springen. Die Kerben, die ihm von anderen Menschen ins Herz geschlagen wurden, konnten erst verarztet werden, als er sich auf einen endgültigen Tauschhandel mit Gottes Liebe eingelassen hatte. Er hörte auf, seine Wunden auf Kosten anderer zu lecken, und vergab dem Priester von damals und allen anderen »Tätern«.

»Was in unserem Inneren vor sich geht, beeinflusst, was in unserem Äußeren passiert«, sagte Douglas einst. Als Ben aufgrund seiner inneren Heilung anfing, er selbst zu sein, anstatt anderen etwas vorzumachen, fühlte sich das Leben plötzlich viel leichter an – viel leichter als damals, als er mit seiner Freundin mit dem SUV durch die Mojave-Wüste gefahren war, durch das »Tal des Todes«. Am allerbesten war jene Neuigkeit von Regen. Wir erinnern uns: Nach vielen trockenen Jahren regnete es endlich wieder, sodass im nächsten Frühling die ganze Wüste mit einem Blumenteppich überzogen war.

Durchqueren sie das Tal der Dürre, so wird es durch sie zu einem Ort mit Quellen, und auch der Herbstregen schenkt dem Tal wieder Fruchtbarkeit.
Psalm 84,7

Nachdem er sich mit seinen Prägungen auseinandergesetzt hatte, wurde Ben schlagartig bewusst, dass er sich das Ansehen und den Respekt nicht durch Leistung und rastlose Perfektion erarbeiten konnte. Perfektionsstreben entsteht nur in den seltensten Fällen durch leidenschaftliche Hingabe an eine Tätigkeit, sondern meistens aus der unterschwelligen Angst, zu versagen und abgelehnt zu werden. Wir können es noch so weit bringen, aber das heilt unsere Wunde nicht und klärt auch die Frage nicht, wer wir sind.

Nun musste er sich nicht mehr beweisen. Keine Frage, Ben besaß die Gabe, Besonderes zu leisten. Er wollte jede Sache so gut wie möglich erledigen. Daran war nichts auszusetzen. Doch als er die seelischen Verletzungen verarztet und nach und nach »abgewaschen« hatte, brauchte er mit seiner Leistung nicht mehr um Aufmerksamkeit zu buhlen. Stattdessen folgte er von nun an seinem Herzen, jenen Dingen, die ihm wirklich wichtig waren. Er wurde allmählich er selbst.

Lina und Ben konnten noch so positiv denken, Bibel lesen, in die Kirche pilgern und singend die Hände zum Himmel strecken – selbst wenn das wundervolle Dinge sind. Man könnte es einer Symptombehandlung gleichsetzen. Wie oft habe ich erlebt, wie wir Bibelverse abfeuern, als würden wir mit Maschinengewehren aufeinander schießen? Die tief sitzenden Gefühle, die sich in der Kindheit eingeschlichen haben, melden sich trotzdem immer wieder zurück, weil diese Überzeugungen in den verlassenen Winkeln unserer Herzen einfach zugeschüttet und nicht von uns aufgedeckt wurden. Erst als Lina und Ben die Ursache ihrer Last entdeckten, das Problem bei der Wurzel packten und sich mit Gott auf einen Tausch einließen, stellte sich die gewünschte Linderung ein – und mit ihr das Leben, das sie sich wünschten. Eitrige Wunden heilen erst, wenn man sie öffnet. Anders geht es nicht. Anders werden wir das moderne Feigenblatt nicht los, hinter dem wir uns verstecken, wie es unsere Ureltern Adam und Eva getan haben.

Erst als Lina und Ben das Alte endgültig losgelassen und ein für alle Mal Gott übergeben hatten, konnten sie das ganze Panorama sehen.

Versöhnung bringt die Sache ins Lot

Die Angelegenheit war freilich nicht im null Komma nichts aus der Welt geschafft. Doch Lina und Ben haben einen großen Schritt Richtung Freiheit unternommen. Es war noch nicht alles in bester Ordnung. Der Glaube fühlte sich manchmal immer noch an wie eine Fata Morgana. Aber durch die Versöhnung und den Tausch von Lüge gegen Wahrheit konnten sich Lina und Ben neu begegnen. Sie entschieden sich dafür, ihre Gedanken und damit ihr Herz vor lästigen Attacken zu schützen. Sie bewachten von nun an den Eingang zu ihren Herzen. Anklagende und abwertende Gedanken erhielten ab sofort keinen Zutritt mehr. Die Lügenmärchen klopften hie und da immer noch an, aber die beiden blockten sie bereits an der Türschwelle ab, damit die Anklagen und Unwahrheiten keine Wurzeln mehr schlagen konnten.

Ihr Leben wurde um so vieles leichter, als sie aufhörten, ständig den Erwartungen der anderen zu entsprechen, sich zu beweisen oder anderen etwas vorzuspielen. Sie hörten auf, nur noch zu funktionieren, um in den Augen der anderen »jemand zu sein«, und fingen stattdessen an, ihrem freien Herzen zu folgen. Dadurch kamen sie sich selbst Schritt für Schritt näher. Denn wenn man das eigene Herz ignoriert, ist es so, als würde man überall nach der Lösung suchen, nur nicht zu Hause. Als Lina und Ben wieder sich selbst gehörten, offenbarte sich die logische Konsequenz: Die lange unterdrückten Sehnsüchte und Träume unter der Oberfläche fingen wieder an zu brodeln. Die »Ströme von lebendigem Wasser« konnten wieder fließen.

Genau das wünschen sich neun von zehn Christinnen und Christen, wenn wir der Studie von Willow Creek glauben wollen. Mehr vom Leben. Mehr, als nur in einer kompliziert gewordenen Welt zu funktionieren. Dem wahren Herzen folgen, das Alte hinter sich lassen, die Masken ablegen – man selbst sein. Offenbar gibt es nur sehr wenige, bei denen diese »Ströme« fließen, von denen Jesus gesprochen hat – obwohl es so einfach wäre wie Händewaschen.

Ich weiß, das klingt wie eine auswendig gelernte Antwort aus der Sonntagsschule, und solche Antworten mag ich normalerweise gar nicht, aber es stimmt: Versöhnen Sie sich mit den Menschen, von denen Sie verletzt wurden. Versöhnen Sie sich mit allen falschen Aussagen, die je über Sie ausgesprochen wurden. Sie gehören nicht zu Ihnen. Sie dürfen der Mensch sein, den Gott geschaffen hat – mit allen Schwächen und Fehlern. Und Sie dürfen tun, was auch immer Ihr Herz zum Hüpfen bringt – egal, was andere darüber denken. Anders formuliert: Was wünschen Sie sich am meisten? Welche Vorstellung bringt Sie in Schwingung? Wer möchten Sie sein? Was möchten Sie verkörpern? Wenn Ihnen alle Möglichkeiten offenstehen würden: Was würden Sie tun?

Gott sagt Ihnen: Sie dürfen es tun.

Und noch etwas: Wenn Sie sich mit den Menschen versöhnen – tun Sie es mit einem Lächeln im Gesicht. Machen Sie keine Stirnfalten nach dem Motto: Na gut, dann tue ich es halt, weil es zum Programm gehört. Nein, das Geschenk der Versöhnung ist allein für Sie gedacht, nicht für die anderen. Freuen Sie sich. Das gehört mitunter zu Gottes

Befreiungsplan. Er freut sich mit Ihnen. Lächeln Sie und lassen Sie das Gift los. Ihre Seele wird Ihnen ein Leben lang dankbar sein.

Lina und Ben wurden Schritt für Schritt frei. Sie wurden frei von den Erwartungen anderer. Sie hatten ihre Verletzungen abgewaschen. Sie waren entschlossen, sich nicht länger von Meinungen anderer Menschen oder selbst gezimmerten Befürchtungen aufhalten zu lassen. Gott liebte sie mit ihrer ganz persönlichen Art, ihren Ecken und Kanten. Dadurch wurden sie mutig. Sie konnten einen Selbstwert empfinden, der sich nicht mehr beweisen musste, sondern aus einem dankbaren Herzen das Beste an andere verschenkte. Das ist eine ganz andere Sichtweise. Nun war der Weg zu ihrem »Kanaan« geebnet. Lina und Ben waren drauf und dran, ihre »Wüste« zu verlassen. Sie wussten, wer sie waren – und vor allem, wer sie nicht waren. Und sie wussten auch, auf wen sie nicht hören sollten. Ihnen wurde klar: Ich bin nicht so, wie man es mir erzählt hat. Ich bin keine dicke Brillenschlange. Und: Ich bin kein Versager mit Storchenbeinen. Sie erkannten: Ich bin gut, so wie ich bin – Gott hat es versprochen. Und er macht keinen Mist.

Christus macht den Unterschied

Jesus spricht auffällig oft davon, dass an ihm kein Weg vorbeiführt. Immer wieder lädt er uns ein, zu ihm zu kommen. Er weiß: Nur bei ihm sind wir geborgen. Nur er kann uns vollständige Ruhe und Frieden schenken. Seine Nähe bewirkt Wunder. Er ist auf Heilung spezialisiert. Jesus bietet uns Wiederherstellung der zerbrochenen Herzen an. Durch seine Liebe können wir frei sein von all dem Schutt, der sich während unseres Lebens angesammelt hat: Minderwert, Schuldgefühle, Anklage – für all das bietet Jesus uns eine Lösung an. Wir müssen uns nicht mehr verstellen. Wir müssen uns nicht mehr anpassen. Wir sind geliebt und gehören als seine Kinder zu Gottes Familie. Er kann uns sogar etwas wie eine neue Kindheit und damit ein neues Leben schenken.

Markus beschreibt die Einladung Jesu in seinem Evangelium folgendermaßen: »Lasst die Kinder zu mir kommen!« (Markus 10,14b). Wir dürfen das auch so lesen, dass wir unser inneres Kind, all unsere Prägungen und Verletzungen, zu ihm bringen dürfen. Wir dürfen alle Gefühle, Enttäuschungen, Fragen und Nöte zulassen und aussprechen. Und was tut Jesus mit den Kindern? Er segnet sie. Wir dürfen zur Ruhe kommen, uns von Jesus berühren und heilen lassen. Bei ihm dürfen wir auch heute noch alles ausbreiten und abladen, was uns bedrückt. Gott erwartet uns mit offenen Armen. Bei ihm können wir offen und ehrlich sein. Er versteht uns. Er sieht uns. Er tröstet, heilt und macht neu. So ist es!

Der junge Will Hunting konnte nichts dafür. Lina und Ben konnten nichts dafür. Und Sie können auch nichts dafür. Wie auch? Ja, es war schlimm. Die drei könnten uns ein Liedchen davon singen. Wie tief ihre Seele und ihr Herz auch verletzt wurden – es besteht aller Grund zur Hoffnung. Es gehört zu Gottes Kernkompetenz, in uns etwas Neues zu schaffen. Und wenn man etwas Neues festhalten möchte, muss man zuerst loslassen, was man in den Händen hält. Unser Herz wurde geschaffen für Freiheit, Freude, Glaube, Hoffnung, Schönheit und Tapferkeit – und Liebe natürlich. Unser Herz wird frei, wenn es sein wirkliches Zuhause gefunden hat. Und diese Heimat finden wir nur bei dem, der uns gemacht hat. Sein ganzer Rettungsplan zielt auf diese eine Sache ab: wiederherstellen, was zerbrochen ist.

Entgegen landläufigen Meinungen steht beim Christentum nicht die Religion im Mittelpunkt, nicht die Forderung, nach einer besonders moralischen Weltanschauung zu leben, sich an Regeln zu halten oder mit frommen Floskeln um sich zu werfen – und auch nicht der Weltfrieden. Es geht in erster Linie nicht um Kirchenbesuche,

Suppenküchen oder Bibeltreffen, selbst wenn das wunderbare Dinge sind. Jesus hat seinen Auftrag auf eine einfache Formel gebracht: Heilung für zerbrochene Herzen und Freiheit für die Gefangenen. In erster Linie ist Jesus auf die Erde gekommen, um uns zu befreien – und das macht er übrigens ziemlich gut.

Auch wenn Douglas etwa dreimal so alt war wie alle Besucherinnen und Besucher zusammen und in seinem alten Jackett und der farbigen Krawatte aussah wie ein Außerirdischer, konnte er die Massen auf der woodstockähnlichen Konferenz begeistern und ihre Herzen in Schwingung versetzen. Douglas machte keine großen Worte und verwendete auch keine christlichen Floskeln – weder um den anderen verstehen zu geben, dass er ein richtiger Christ sei, noch um in ihren Augen gut dazustehen (sonst hätte er sich garantiert andere Kleider besorgt). Er prahlte auch nicht mit all den großartigen Dingen, die er getan hatte, oder damit, wie vielen Menschen er den Weg zur Erlösung gezeigt hatte. Douglas propagierte Gottes Plan nicht als rentables Geschäft, in das es sich zu investieren lohnt. Er forderte die Zuhörenden einfach auf, sich auf ihre ganz eigene Abenteuerreise zu begeben – dem Weg des freien Herzens.

Ben war nervös und energiegeladen, er hätte die ganze Beleuchtung und die Soundanlage mit Strom versorgen können. Und er machte sich wirklich Gedanken darum, ob Douglas' Vortrag in seiner Aufmachung beim jungen Volk ankam. Aber er kam gut an.

Was tun Sie, wenn Sie einen Großteil Ihres Lebens damit verbracht haben, sich zu drehen und zu wenden, um dazuzugehören, und plötzlich kommt Mr Douglas und singt Ihnen ins Ohr, die Lügen endlich loszulassen? Was man dann tut, ist, die Lügen mit Gottes Hilfe loszulassen.

Douglas und Ben saßen im letzten Abendlicht vor seinem kleinen Haus in den Bergen. Ben schlürfte an seinem inzwischen kalt gewordenen Kaffee und sah hinüber zu den rot und gelb gefärbten Apfelbäumen und weiter hinab ins Tal. Am Nachmittag hatten sich ein paar Wolken vor die Sonne geschoben, doch jetzt riss der Himmel plötzlich auf und sie konnten die Berge in ihrer ganzen Größe sehen.

Wenn wir uns darauf einlassen, macht Gott aus dem Minus ein Plus. Die Blessuren werden uns zum *blessing* (übersetzt: Segen). Lina hat wieder angefangen zu singen (und manchmal tanzt sie wie verrückt durch ihre Wohnung). Und Ben baut im übertragenen Sinne wieder jene Schanzen, die ihm wirklich Freude machen. Anders ausgedrückt: Beide sind über die Zeit hinweg frei geworden und tun, was ihnen von Anfang an ins Herz geschrieben wurde. Sie haben das Alte und Bedrückende gegen ein neues Leben eingetauscht.

»Es ist so einfach wie Händewaschen. Es lässt sich ganz einfach abspülen«, sagte Douglas. »Man muss nur die richtige Seife benutzen.«

WAS DIE BIBEL SAGT

Innere Befreiung, der Weg aus unserer »persönlichen Wüste«, schließt immer auch die Versöhnung mit ein.

Aus christlich-ethischer Sicht sind wir geradezu aufgefordert, den Weg der Versöhnung zu beschreiten. Versöhnung bedeutet nichts anderes, als dass wir vor Umständen, die uns zu schaffen machen, nicht kapitulieren, sondern lebensbejahende Denk- und Verhaltensmuster entwickeln, die den Tatsachen und nicht den Aussagen und Meinungen irgendwelcher Leute entsprechen. Wir sollen unser Denken, Fühlen und Handeln von allem Negativen, von allen Ängsten und ungesunden Lebensmustern befreien, die sich durch frühe Erfahrungen und falsche Festlegungen eingeschlichen haben, und uns stattdessen mit den Augen Gottes betrachten. Dann fällt der Schleier plötzlich weg und Freiheit, Veränderung, Leben und »Ströme von lebendigem Wasser« stellen sich ein.

> »Gehört also jemand zu Christus, dann ist er ein neuer Mensch. Was vorher war, ist vergangen, etwas *völlig Neues* hat begonnen. All dies verdanken wir Gott, der uns durch Christus mit sich selbst *versöhnt hat* [...] Gott hat uns dazu bestimmt, diese Botschaft der *Versöhnung* in der ganzen Welt zu verbreiten. Als Botschafter von Christus fordern wir euch deshalb im Namen Gottes auf: Lasst euch mit Gott *versöhnen*!«
>
> *2. Korinther 5,17-20a; HFA*[36]

Vergebung und Versöhnung haben nichts mit Schwäche, sondern im Gegenteil mit echter Stärke und Größe zu tun. Durch die Vergebung kommt das »Opfer« in eine Position der Stärke. Wenn Sie anderen vergeben, vergeben Sie nicht um derentwillen, sondern um Ihretwillen.

Es geht um Sie. Lassen Sie diese »anderen« los, die in Ihrem Leben wahrscheinlich ohnehin kaum Bedeutung haben. Jesus hat gesagt, wir sollen nicht siebenmal, sondern siebenundsiebzigmal vergeben (vgl. Matthäus 18,21-22). Mit anderen Worten: immer und immer wieder. So bleibt unsere Seele gesund. Je mehr wir uns auf die Versöhnung mit uns, mit den anderen und Gott einlassen, umso mehr öffnen sich die Freiräume zum echten Leben. Wir werden authentisch und ehrlich, lernen unabhängig, Entscheidungen zu fällen, in Eigenverantwortung zu leben und damit auch dem wahren Herzen zu folgen – egal, was andere Menschen denken mögen. Die Zauberworte heißen: die Wunden öffnen und sich auf Gottes Schoß verarzten lassen.

WAS DIE WISSENSCHAFT SAGT

Die US-amerikanische Psychologin Brené Brown hat über fünfzehn Jahre eine Forschungsarbeit zum Thema Authentizität geleitet. Wenn es nach ihr ginge, würde kein Weg daran vorbeiführen, voll und ganz man selbst zu werden – mit allen Schwächen und Fehlern. Zugehörigkeit und Liebe kann man sich gemäß Brown niemals durch Anpassung oder Verbiegung erkaufen. Wahre Zugehörigkeit und Anerkennung entstehen nur dann, wenn wir der Welt unser authentisches Selbst zeigen – selbst wenn wir dabei hin und wieder verletzt werden. Es geht aber nicht darum, dass wir uns komplett neu erfinden, denn das Allermeiste an uns ist bereits richtig und gut, so, wie es ist.[37]

Wenn wir unsere frühkindlichen Verletzungen, die wir erlebt haben, nicht länger in den hintersten Winkeln unserer Seele verstecken, sondern uns damit beschäftigen (sie ans Licht bringen), können wir unser wahres Ich finden. Wir können die alten, ungesunden Muster und Glaubenssätze Schritt für Schritt abstreifen und zu diesem wahren Menschen werden, der in jedem von uns steckt.

FRAGEN – BEREIT FÜR IHRE ANTWORTEN

- Welche seelischen Verletzungen tragen Sie mit sich herum, die Ihnen den Weg zum Leben versperren?
- Welches »Gift« trinken Sie noch, in der Hoffnung, es würde Ihnen Linderung bringen oder der Person eins auswischen, die Sie verletzt hat?
- Wir sitzen alle im selben Boot. Jene Menschen, die Sie verletzt haben, waren selbst einmal in einer ganz ähnlichen Situation. Auch sie wurden im Laufe ihres Lebens verletzt. Sie wurden nur deshalb von jemandem

gekränkt, ausgelacht, klein gemacht oder links liegen gelassen, weil dieser Mensch selbst mit seinem Leben hadert beziehungsweise auch irgendwann »Opfer« geworden ist. Was macht dieses Wissen mit Ihnen?

- Oft hat die Verletzung, die Ihnen zugefügt wurde, viel weniger mit Ihnen als mit dem Menschen zu tun, der Sie gekränkt hat. Was denken Sie darüber?
- Erinnern Sie sich an die Geschichte von »Good Will Hunting«? Der junge Will hat das Leben nicht auf die Reihe gekriegt, obwohl er im Grunde ein seltenes Genie war. Irgendwann konnte ihm Professor Maguire durch seine heilenden Worte klarmachen: »Du kannst nichts dafür.« Auch Sie können nichts dafür. Wie fühlt sich das an?
- Wem haben Sie bis heute noch nicht richtig vergeben? Mit wem sollten Sie sich versöhnen?
- Machen Sie keine Stirnfalten, wenn Sie anderen Menschen vergeben, ganz nach dem Motto: Na, dann tue ich es halt, weil es dazugehört. Nein, vergeben Sie allen und jedem mit einem Lächeln auf dem Gesicht. Das Geschenk der Vergebung ist allein für Sie, nicht für die anderen. Wir sollten uns darüber freuen, innerlich frei zu werden. Was denken Sie darüber?
- Die Bibel sagt, wir sollen lernen, in einer neuen Weise zu denken, damit wir verändert werden (vgl. Römer 12,2). Von welchen inneren Gespenstern werden Sie hie und da heimgesucht (ich genüge nicht. Mich kann man nicht gebrauchen. Ich bin nicht schön genug. Gott hat andere viel lieber als mich usw.)? Gibt es wiederkehrende negative Glaubenssätze, denen Sie mehr glauben als dem liebenden Gott? Welche sind das?

- Was denken Sie, möchte Gott Ihnen anstelle dieser negativen Denkmuster schenken?
- Gott sieht Sie so, wie Sie wirklich sind: einmalig geschaffen. Sie sind gut, wie Sie sind. Er liebt Sie und wird Sie immer lieben. Was denken Sie darüber?
- Schließen Sie für ein paar Augenblicke die Augen und sagen Sie: »Gott ist gut. Gott ist Liebe. Gott ist mein Freund. Gott möchte das Beste für mich.« Sagen Sie es noch einmal, wirklich! Kommen die Worte in Ihrem Herzen an?
- Was bedeutet es für Sie, dass Gott Ihr Herz gewinnen möchte?
- Welche Dinge braucht Ihr Herz? Was wünschen Sie sich am meisten? Welche Vorstellung bringt Sie in Schwingung? Wenn Ihnen alle Möglichkeiten offenstehen würden: Was würden Sie tun?
- Apropos Dankbarkeit: Notieren Sie sich noch drei Sachen, für die Sie heute dankbar sind.

DIE NÄCHSTEN SCHRITTE

- Glauben heißt immer auch, in Bewegung zu sein, etwas anzunehmen oder danach zu handeln. Notieren Sie sich, was Sie in diesem Kapitel am meisten angesprochen hat.
- Was können Sie unternehmen, um Ihre seelischen Verletzungen nach und nach abzuwaschen?
- Was müssen Sie tun, um nicht wieder ins alte Fahrwasser, ins alte Denken, zu schippern?

Gott liebt jeden Menschen.
Darum möchte er uns
heilen und befreien –
das ist der ultimative Plan
für uns alle. Das ist sein
Wille für unser Leben.

4

Den Glauben (neu) entdecken

Brannte es nicht wie ein Feuer in unserem Herzen [...]?

Die Emmausjünger[38]

Der Wecker seines Handys schrillte. Ben erwachte aus einem komaähnlichen Schlaf. Diese Nacht hatte er schlecht geschlafen und fühlte sich dementsprechend hundeelend. Er drückte auf den On-Schalter seiner Boombox, die auf dem Nachttisch stand. Daraus ertönte die Stimme eines fröhlich plaudernden Moderators. Unheimlich, wie glücklich der klang. Total positiv. Immer gut gelaunt – und das schon in aller Herrgottsfrüh. Als würde er die Hoffnung und den Glauben nie verlieren. Der Radiomann war derart ausgelassen, dass Ben die Augen rollte und dachte: *Geht es auch ein bisschen weniger fröhlich?* Dieser »Happy Terror« – Menschen wie dieser Moderator waren ihm unheimlich. Diese Seligen, die unbeschwert wie ein Schmetterling und allezeit fröhlich über jedes noch so große Hindernis fliegen konnten, in Einklang mit sich und der Welt – und zwar ständig. Auf Ben wirkte es gekünstelt.

Irgendwie scheint es in der heutigen Zeit von Social Media nicht angemessen, sich die schlechte Laune anmerken zu lassen. »Du bist so negativ«, sagen dann die Leute erschüttert und erteilen ungefragt Ratschläge: »Du musst das einfach positiver sehen.« Oder: »Du solltest an deiner Einstellung arbeiten.« »Du musst einfach mehr glauben.« Oder auch: »Geh mal zum Yoga.«

Keine Frage: Ich liebe das Leben. Es gibt so viel zu entdecken. Gerne würde ich noch so viel ausprobieren. Und ich liebe alles, was positiv ist. Alles, was Freude macht. Schließlich sollen wir unser Herz hüten wie unseren wertvollen Schatz. Mit einem vollen Ja zum Leben gelingt uns der Alltag am besten. Aber wie Ben bin ich skeptisch gegenüber diesem Glückszwang. Und ich bin der Meinung, dass wir alle das Recht haben, manchmal schlecht gelaunt zu sein, weil es nämlich das Normalste von der Welt ist. Manchmal steigt man mit dem falschen Fuß aus dem Bett. Manchmal verliert man den Glauben, selbst wenn man gerade seinem wahren Ich ein Stück nähergekommen ist. Das ist nicht weiter schlimm. Sich hingegen aufgrund der eigenen schlechten Gefühle zu schämen, ist schlimm – und ungesund dazu.

Diesen Sachverhalt hat Anfang 2019 die Psychologische Fakultät in Toronto wissenschaftlich nachweisen können.[39] Dort belegte man mit einer höchst interessanten Studie, dass es keineswegs schädlich ist, wenn sich das Gemüt hin und wieder dem kollektiven Fröhlichsein verweigert und bockig ist. Und dass man keinesfalls krampfhaft dagegen ankämpfen sollte, weil einem just das schadet – und eben nicht die schlechte Laune an sich. Im Jargon von heute gesprochen: Man sollte sie zulassen, die schlechte Laune. Man sollte das negative Gefühl annehmen, es geradezu umarmen und mit ihm Frieden schließen, anstatt es partout zu verleugnen. Etwas negativ zu bewerten, erzeugt oft Schuldgefühle, und daraus entsteht innerer Stress. Dasselbe schreibt auch der promovierte Theologe Johannes Hartl: »Die Kunst besteht darin, Gefühle nicht zu verdammen oder wegzudrücken, sondern sie einfach zu fühlen.«[40]

Negative Gefühle sind nicht schädlich. Der verbitterte Kampf gegen die schlechte Laune hingegen schon. Natürlich sollen wir nicht jeden Gedanken einfach hinnehmen und wachsen lassen. Doch das, was wir in unserem Kopf bekämpfen, wird durch unsere Versuche zusätzlich verstärkt.

Jene, die auf diesen »Happy Terror« pfeifen, gehen laut der kanadischen Studie zufriedener durchs Leben. Eigentlich sonnenklar, sie haben viel weniger inneren Stress. Mal schlecht gelaunt zu sein ist nicht tragisch. Und genau das stimmt mich positiv – paradox, aber wahr.

Wenn der Glaube schrumpft – und dann wieder wächst

Wir erinnern uns daran, wie der Glaube von Lina und Ben durch etliche Enttäuschungen anfing, zu bröckeln. Aufgrund von seelischen Verletzungen, die ihnen vor allem in der Kindheit von nahen Bezugspersonen zugefügt worden waren, entstanden falsche Glaubenssätze, nach denen sie viel zu lange lebten.

Wahrscheinlich haben auch Sie es nicht ganz ohne Enttäuschung durchs Leben geschafft. Wir alle haben schon Dinge erlebt, die wir uns anders vorgestellt hatten. Man hat geglaubt, gebetet … aber das Leben hat einen anderen Weg eingeschlagen. Vielleicht ist die erhoffte Beförderung an Ihnen vorbeigegangen. Oder eine Person ist schwer krank geworden, die Ihnen nahestand. Wer weiß, vielleicht haben Sie eine schmerzhafte Trennung hinter sich oder stehen mittendrin. Oder Sie sind von sich selbst enttäuscht, haben den Glauben verloren und das Gefühl, wertlos zu sein: Aus mir wird nie etwas werden. Ich kriege das Leben nicht auf die Reihe. Vielleicht erleben Sie gerade eine schwierige Phase mit Ihren Kindern. Oder eine seelische Verletzung belastet Sie länger, als Ihnen lieb ist. Ich gehe jede Wette ein, Sie kennen solche Tage, an denen Glaube und Hoffnung ins Wanken geraten.

Manche treten in der Folge solcher Erfahrungen aus der Kirche aus, schmeißen von heute auf morgen den Job oder lassen einen lang gehegten Traum fallen. Andere verabschieden sich ins Kloster oder gehen auf eine nie endende Weltreise. Wieder andere verlassen die Familie und gehen eine Beziehung mit einer jüngeren Person ein oder sie kaufen sich einen Sportwagen, in der Hoffnung, der Wagen würde die Situation wieder ins Lot bringen. Lebenskrisen treffen uns alle.

Es ist einfach, Glauben zu haben, wenn alles glattläuft. Auf dieser Konferenz, als Douglas in seiner komischen Aufmachung zu den Menschen sprach, war es kein Kunststück, sich von Gottes Liebe, von neuen Plänen und großen Visionen anstecken zu lassen. Da war alles in bester Ordnung. Die Sicht war klar und das Herz gefüllt.

Sicher, für ein paar Wochen kann man sich von dieser Begeisterung treiben lassen und sie stärkt einem den Rücken. Ich finde das großartig. Aber auf diesem Planeten läuft es nicht immer glatt. Manchmal werden wir enttäuscht. Das gehört zum Leben dazu – aber wir sollen uns davon nicht bestimmen lassen. Das bekannte Sprichwort »Jede Krise birgt eine Chance« ist gar nicht so abwegig. Im Chinesischen ist diese Gegensätzlichkeit gut zu erkennen. Das Wort »Krise« besteht nämlich aus zwei Schriftzeichen. Das eine bedeutet für sich allein »Gefahr«, das andere »Chance« (nein, ich kann kein Chinesisch, aber ich habe darüber gelesen).[41] Auf Schlau bedeutet das: Jede Enttäuschung kann sich auch zum Guten wenden – und wenn Sie den Chef von oben kennen, sowieso.

Kennen Sie schon die Geschichte, als sich nach der Kreuzigung Jesu zwei seiner Jünger Richtung Emmaus verdrückt haben? Auf den ersten Blick scheint die Story ziemlich unbedeutend, aber sie hat uns viel zu erzählen über Glaubens- und Lebenskrisen und wie es uns gelingen könnte, unsere Begeisterung und Spannkraft wiederzufinden.

Wir schreiben etwa das Jahr 33. Wir befinden uns irgendwo im kargen Ödland außerhalb von Jerusalem. Jesus ist gerade vor ihren eigenen Augen hingerichtet worden und zwei seiner Freunde machen sich nun klammheimlich davon. »Klammheimlich« ist das Codewort für »Es ist etwas schiefgelaufen« und »Lass uns sofort von hier verschwinden«. Die beiden sind so niedergeschlagen, wie zwei Menschen es nur sein können. Ihr Glaube hat sich im null Komma nichts in Luft aufgelöst.

Soweit man es heute rekonstruieren kann, gehörten die beiden nicht zum engsten Kreis der zwölf Jünger, doch sie mussten über einen längeren Zeitraum mit Jesus unterwegs gewesen sein. Sie hatten also zumindest aus einiger Distanz vieles mitgekriegt: Diese zwei Jünger waren drauf und dran, »sie selbst« zu werden, hatten ihre Vergangenheit hinter sich gelassen und waren kurz davor, zusammen mit Gott die Welt auf den Kopf zu stellen … und wurden jäh ausgebremst. All ihre Hoffnung hatten sie auf einen jungen Mann gesetzt, der behauptet hatte, er sei der Messias, der Retter der Welt. Es hatte einmal so ausgesehen, als ob er tatsächlich alle Menschen erlösen könnte. Prima Sache. Und jetzt war er plötzlich tot.

Die beiden hatten mit eigenen Augen gesehen, wie er Blinde sehend gemacht hatte, auf dem Wasser gegangen war, Tote auferweckt und Wasser in köstlichen Wein verwandelt hatte. Überall, wo er aufgetaucht war, hatte er die Massen verzaubert. Auf diese Weise hatte er ihnen zigmal versichert: »Seht ihr? Ich bin es! Glaubt an mich!« Die beiden Freunde hatten Wunder für Wunder gesehen. Sie hatten gar nicht anders gekonnt, als zu denken: *Da muss was dran sein.*

Sie hatten ihm geglaubt. Sie hatten diesem Rebellen aus Nazareth blind vertraut, der sich gegen gewisse religiöse Machenschaften aufgelehnt hatte. Sie hatten sich voller Begeisterung an seine Fersen geheftet (niemand, aber auch wirklich niemand, folgt einer anderen Person, wenn er nicht begeistert ist von dem, was diese tut). Voller Begeisterung.

Und jetzt? Jetzt war er mausetot. Alles bloße Einbildung. Wie hatten sie nur darauf reinfallen können? Die beiden Jünger waren sprichwörtlich zu Tode betrübt. Sie waren bitter enttäuscht von einem Mann, der behauptet hatte, die Lösung aller Probleme zu sein. Sie hatten all den Versprechen geglaubt, die Jesus ihnen gegeben hatte, aber nun? Wie Lina und Ben – wie viele andere Christinnen und Christen – hatten die beiden plötzlich das Gefühl, den Kürzeren gezogen zu haben. Die Wahrscheinlichkeit ist groß, dass sie sich gefragt haben: Gibt es diesen Gott überhaupt?

Kennen Sie das? Die Lügengeister versuchen uns just in solchen Momenten vom Glauben zu trennen, wenn wir ihn am dringendsten nötig hätten.

> Am selben Tag gingen zwei von den Jüngern nach Emmaus, einem Dorf, das zwei Stunden von Jerusalem entfernt liegt. Unterwegs sprachen sie miteinander über alles, was in den zurückliegenden Tagen geschehen war [...]
>
> *Lukas 24,13-14*

»Sie sprachen über alles, was geschehen war […]« Kommt Ihnen das bekannt vor? »Ich habe wirklich geglaubt, aber es hat sich nicht erfüllt.« Oder: »Ich war hell begeistert, aber jetzt bin ich am Boden zerstört.« Der neue Job, die Linderung einer Krankheit, die Wiederherstellung einer Beziehung, der Traum, der gerade verpufft ist, falsche Glaubenssätze, die man nicht in den Griff kriegt. Vielleicht ist jemand viel zu früh gestorben, obwohl Gott doch versprochen hat … und so weiter.

Den beiden Jünger erging es genauso, vielleicht noch schlimmer. Sie waren enttäuscht. Ihre Träume blieben abrupt auf der Strecke. Man könnte auch sagen: Durch die traumatische Erfahrung vom Kreuzestod hat sich bei den beiden – verständlicherweise – eine tiefe seelische Verletzung eingeschlichen. Schockiert, verängstigt, verraten und alleingelassen – von Gott höchstpersönlich. Nichts als pure Illusion. Durch dieses schreckliche Erlebnis schlichen sich Glaubenssätze in das Leben der beiden, die jede Lebenskraft und Hoffnung zerstörten.

Und dann machten sie sich mit hängenden Schultern aus dem Staub. Sie erinnern mich an zwei kleine Jungs, die etwas verbockt haben und sich dann davonstehlen. Nur schnell weg hier, bevor uns jemand sieht. Schwamm drüber. Wie dumm von uns. Komm, wir fangen von vorne an.

Ein inneres Gespenst schaute ihnen dabei über die Schulter und flüsterte kopfschüttelnd: »Wie konntet ihr einen solchen Schwachsinn glauben? Messias – von wegen. Seht nur, es war alles Lug und Betrug.« So oder so ähnlich müssen sich die beiden gefühlt haben. Um es mit den Worten von Lina zu beschreiben: »Gott hat mich wieder einmal sitzen lassen. Am liebsten würde ich verschwinden und alles hinter mir lassen. Einfach eine Olive sein.«

Man könnte meinen, die beiden Jünger seien aus dem Rennen – aber es kam anders.

Ihr Glaube erkaltete. Bitter enttäuscht und mit wirklich schlechten Gefühlen im Handgepäck machten sie sich davon. In dieser Situation hatten die beiden vergessen, dass jede Krise auch eine Chance birgt (na gut, wahrscheinlich konnten sie auch kein Chinesisch).

Doch Gott war mit den beiden noch nicht fertig. Denn wie sich die Kameraden unbemerkt so davonschlichen, gesellte sich plötzlich ein Unbekannter zu ihnen, die Kapuze tief ins Gesicht gezogen, und schaltete sich anonym ins Gespräch ein. Wie sich herausstellte, war es ein berauschender Typ voller Charisma. Tief beeindruckt von der Redegewandtheit des Fremden keimte auf dem Weg nach Emmaus Hoffnung auf. Sie klebten ihm an den Lippen, konnten sich nicht satthören. Wie beschreibt es die Bibel? Es brannte wie ein Feuer in ihren Herzen (vgl. Lukas 24,32).

Es kam so weit, dass die beiden Jünger den Fremden zum Abendessen einluden. Sie saßen mit ihm an einem Tisch, quatschten, aßen ... und dann fiel es ihnen mit einem Mal wie Schuppen von den Augen. Der Fremde gab sich zu erkennen. Er schlug die Kapuze zurück und vor ihnen saß der auferstandene Christus, den sie eben noch für tot erklärt hatten.

> Als er dann mit ihnen am Tisch saß, nahm er das Brot, dankte Gott dafür, brach es in Stücke und gab es ihnen. Da wurden ihnen die Augen geöffnet, und sie erkannten ihn.
> *Lukas 24,30-31a*

»Da wurden ihnen die Augen geöffnet [...]« Kurz vorher waren die beiden noch bitter enttäuscht gewesen und wollten nur noch eines: schnurstracks verschwinden und alles vergessen, was geschehen war.

Wie konnten wir nur so dämlich sein, diesem Kerl zu glauben?

Ihr Glaube war innerhalb weniger Stunden von hundert auf null geschrumpft. Die beiden hatte ein dumpfes Gefühl beschlichen und vermutlich hatten sie gedacht: *Gott hat uns sitzen lassen. Nie und nimmer war das Gottes Sohn. Alles Lug und Betrug.*

Und jetzt diese Vorstellung: »Hallo Jungs, hier bin ich wieder.«

»Da wurden ihnen die Augen geöffnet [...]«

»Genau dafür ist Jesus gekommen«, höre ich den alten Douglas wieder und wieder sagen. Um ihre zerbrochenen Herzen zu heilen. Und er ist auch gekommen, um unsere wieder zusammenzuflicken.

Ähnlich wie an jenem Morgen im Wohnzimmer von Lina setzte sich Gott zu den beiden geknickten Jüngern an den Tisch und erklärte ihnen, was Sache ist: »Überraschung! Habt ihr wirklich gedacht, ich würde mich so leicht geschlagen geben? Jetzt mal ehrlich, möchtet ihr lieber Heulsusen sein oder …?«

Die beiden Jünger hatten allen Mut verloren. Sie hatten gedacht, man hätte ihnen bloß das Blaue vom Himmel versprochen, und sich aus dem Staub gemacht.

Ich stelle mir die beiden vor, wie sie einander mit hochgezogenen Augenbrauen ansahen und dachten: *Was sind wir nur für Deppen gewesen! Wie konnten wir so leicht unseren Glauben verlieren, nachdem wir so viel erlebt hatten?*

Und dann einer zu Jesus gewandt: »Ähm, insgeheim haben wir natürlich schon gewusst, dass es ein … ein Happy End gibt. Du hast schließlich alles im Griff.«

In meiner Vorstellung hat Jesus den beiden liebevoll zugehört und dann lächelnd gesagt: »Na klar, ihr Glaubenshelden.« Aber ohne ein Stück von Anklage in seiner Tonlage.

Aber genau dafür war er ja da: um den Glauben der beiden Jünger wieder zum Leben zu erwecken. Sie waren enttäuscht, aber Jesus brachte das Feuer in ihren Herzen wieder zum Brennen. Anders ausgedrückt: Ihre verletzte Seele wurde wieder taufrisch. Er heilte ihr zerbrochenes Herz.

Man muss die Bibel nicht auswendig lernen

Der alte Douglas hielt mehr als hundert Vorträge über Zerbruch und Heilung der Herzen. Auch Blaise Pascal, ein französischer Philosoph und Mathematiker, schrieb in seinen *Pensées* (Gedanken), dass nach den geforderten »Beweisen« für die Existenz Gottes vorrangig mit Vernunft gesucht werde. Für ihn aber habe auch das menschliche Herz seine Gründe für den Glauben an Gott. Der Anspruch Gottes an die Erschaffung des Menschen gehe weit über die Konzepte des christlichen Glaubens hinaus und sei vorrangig mit einem glaubenden Herzen zu erkennen.[42] Voilà, hier haben wir es.

Wo hat der Fremde, der sich später als Jesus entpuppte, bei den beiden Jüngern ein Feuer entfacht? In ihren Herzen. Damit die beiden wieder glauben konnten, musste er ihr Innerstes berühren. Darum schrieb auch Paulus: »Denn wer mit dem Herzen glaubt« (Römer 10,10; LUT 2017) oder »[…] dass Christus durch den Glauben in euren Herzen wohne« (Epheser 3,17; LUT 2017).

»Brannte es nicht wie ein Feuer« (Lukas 24,32b; GNB)? Die beiden Freunde aus Emmaus waren wieder auf Kurs, und jetzt wissen wir auch, weshalb. Sie sahen mit eigenen Augen, dass Gott ihre Träume sogar übertreffen konnte. Wie? Sie verbrachten einfach Zeit mit ihm: plauderten miteinander, aßen, tranken, hörten zu … und nach einer Weile waren ihre Herzen wieder auf Kurs und sie fanden ihren Glauben wieder. Zeit miteinander verbringen … Gott liegt offenbar etwas an Beziehungen. Gott liebt es, in unserer Nähe zu sein. Er liebt es, unseren Glauben zu stärken.

Früher dachte ich, wenn ich nur genügend Bibelverse auswendig lerne, mir die Reihenfolge der biblischen Schriften einpräge und generell möglichst viele Informationen anhäufe, die mit dem christlichen Glauben zu tun haben, würde ich Gott schon kennenlernen, dann würde ich wissen, was er mit meinem Leben vorhat. In einem gewissen Sinne ist das auch so. Aber ich denke, dass Gott sich viel stärker eine Beziehung mit uns wünscht, als dass wir Sätze auswendig lernen, Aufkleber an unsere Autos kleben oder Armbänder tragen, die zeigen, wie fromm wir sind. Jedenfalls wiederholt sich dieses Bild von einem persönlichen Gott in der Bibel auffällig oft.

Manchmal sind wir Menschen schon seltsam. Warum setzt man überhaupt »die Bibel studieren« mit »Gott kennen« gleich? Denken Sie mal darüber nach. Wäre es nicht ziemlich seltsam, wenn wir die Menschen, die wir lieben, studieren würden, anstatt mit ihnen Sachen zu unternehmen und so eine Beziehung zu ihnen aufzubauen? Männer könnten ihre Frauen noch so intensiv »studieren« – die Beziehung würde dadurch kaum besser gelingen. Ein Mann könnte einen Master-Abschluss absolvieren in »Frauen verstehen«. Das würde seine Freundin aber kaum dazu bringen, ihn heiraten zu wollen. Sie würde viel lieber mit ihm einen Ausflug auf einem Boot machen oder mit ihm zusammen auf einem Riesenrad Zuckerwatte genießen und dabei seine Hand halten wollen. Selbst wenn dieser Mann wüsste, was ihr Name auf Griechisch bedeutet, würde ihm das bestimmt nicht helfen, sie mehr zu lieben – er muss sie kennenlernen, indem er Zeit mir ihr verbringt.

Jesus hat von seinen Freunden nie verlangt, einfach Bibelverse auswendig zu lernen oder so zu tun, als wären sie besonders religiös. Daran kann ich mich nicht erinnern. Gott liebt Beziehungen – persönliche Beziehungen.

Die Geschichte der beiden Jünger von Emmaus zeigt unmissverständlich: In der Zweisamkeit kann Gott unseren Glauben wieder zum Leben erwecken.

Ein Glaube, der unter die Haut geht

Erinnern wir uns an den Anfang dieses Buches, als ich Jesus mit der Aussage zitiert habe, dass »Ströme von lebendigem Wasser« aus unserem »Inneren« fließen. Dabei knüpfte er dieses Versprechen an eine Bedingung: Wir sollen glauben. Das erklärt übrigens auch, warum wir uns nicht automatisch in einen Christen beziehungsweise eine Christin verwandeln, weil wir eine Kirche besuchen. Wir müssen (dürfen) glauben.

> Wenn jemand an mich *glaubt*, werden aus seinem Inneren […] Ströme von lebendigem Wasser fließen.
> *Johannes 7,38*[43]

Die beiden Jünger von Jesus hatten sich nicht nur intellektuell über Gott informiert oder die Thora auswendig gelernt – so gut das auch sein mag. In erster Linie zogen die Jungs mit ihm um die Häuser. Sie hatten eine persönliche Beziehung zu ihm. Die beiden konnten erst wieder glauben, als sie wieder mit ihm zusammen waren, in seiner Nähe.

Mit unserem Glauben verhält es sich ähnlich. Er ist nur dann echt, wenn wir eine Beziehung leben. Eine ganz persönliche Beziehung, ein ganz persönlicher Glaube. Allzu viele fromme Menschen haben versucht, uns einzureden, was und wie wir glauben sollen. Aber Glaube ist etwas ganz Eigenes, etwas zwischen Ihnen und Gott. Darum ging Jesus morgens auf einen Berg (vgl. Johannes 6,15) oder fuhr mit dem Boot an einen einsamen Ort (vgl. Matthäus 14,13): um zu beten, und zwar allein. Der Glaube ist nur echt, wenn er persönlich ist. Gott möchte sich so wie damals auch zu uns an den Tisch setzen und uns die Augen öffnen für das, was wirklich zählt. Er ist auferstanden und möchte unsere zerbrochenen Herzen heilen.

Das Abenteuer namens Leben ist nicht in alle Einzelheiten voraussehbar, und darum schlottern auch den meisten Leuten so wie mir die Knie, wenn es darum geht, den nächsten Schritt zu tun. Aber eines ist sicher: Wenn Gott uns zu diesem Abenteuer einlädt, gebraucht er auch unsere Zweifel, die uns unterwegs kommen, um uns zu dem Menschen umzugestalten, der wir nach seinem Plan werden sollen.

So ging es auch den beiden Jüngern, die sich klammheimlich verdrücken wollten. Sie waren der festen Überzeugung, dieser Kerl namens Jesus hätte sie tatsächlich an der Nase herumgeführt. Dem war aber nicht so. Erinnern Sie sich an den rebellischen Will aus dem Spielfilm »Good Will Hunting«? Auch er musste erst von Professor Maguire daran erinnert werden, dass die Dinge nicht so lagen, wie er sie bisher geglaubt hatte. Will konnte nichts dafür. Er konnte wirklich nichts dafür. Er musste es zuerst annehmen und dann glauben. Seine Veränderung war eine Entscheidung. Seine innere Heilung begann mit einer Beziehung zum Professor und dem Glauben daran, dass auf ihn Verlass war. Will kaufte Maguire zu Recht ab, dass das Verhalten und die Aussagen von Menschen niemals das letzte Wort haben – und dass das Leben eigentlich eine wunderbare Sache ist. Auch wenn wir hie und da mit dem falschen Fuß aufstehen oder uns nach Emmaus verdrücken wollen, weil uns gerade die Hoffnung fehlt.

»Wenn jemand an mich glaubt […]« Es ist der Glaube an einen Gott, der größer ist als jede Enttäuschung. Ein Glaube, der uns frei macht und jede seelische Verletzung verschwinden lassen kann. Die beiden Freunde müssen unglaublich enttäuscht gewesen sein und sich unendlich verlassen gefühlt haben. Doch sie haben ihren Glauben wiedergefunden. Am besten machen wir es genauso.

Ja, es gibt sie, die Dinge, die uns enttäuscht haben und Spuren auf unserer Seele und in unseren Herzen hinterlassen haben, aber genauso kann ein lebendiger Glaube unter die Haut gehen und die müden Geister wieder wecken. Begnügen wir uns nicht länger mit einem kleinen Glauben. Wir bringen Gott nicht in Verlegenheit, wenn wir es andersrum machen. Ich denke, es gefällt ihm, wenn wir groß glauben. Es spielt dabei keine Rolle, wie die Situation aussieht. Gott kann sogar Menschen wachrütteln, von denen man geglaubt hat, sie seien auf dem Abstellgleis. Gott ist nicht auf unsere Ressourcen, unsere

Bildung oder unsere Herkunft angewiesen – nur auf unseren Glauben. Dann kann Gott nicht nur tun, was wir erwarten, er kann sogar noch mehr tun – mehr, als wir uns vorstellen können. Die beiden Freunde auf dem Weg nach Emmaus, Will Hunting und auch Lina und Ben sind lebende Beweise dafür.

Natürlich kann man bei Gott nicht wie bei einer Musikbox einen Jeton einwerfen und dann fängt sofort unser Lieblingslied an zu spielen. Natürlich gehört es mit zur allgemeinen Lebenserfahrung, dass sich ruhige und stürmische Zeiten abwechseln und uns gleichermaßen herausfordern, den Kompass immer mal wieder neu auszurichten. Lesen Sie nur mal die Biografien der Apostel und all der anderen Persönlichkeiten der Bibel. Wenn das Leben eines Christen beziehungsweise einer Christin immer nur eitel Sonnenschein wäre und ohne Probleme verlaufen würde, dann wären Paulus und Co. tatsächlich nichts anderes als Schwarzseher gewesen.

Es wird Zeiten geben, in denen es so aussieht, als ob unsere Hoffnungen und Träume niemals wahr würden. Vielleicht sieht der Arztbericht nicht gut aus. Das Geld fehlt. Die Geschäfte laufen nicht richtig. Die Kinder verhalten sich auffällig. Sie verspüren viel inneren Druck, der Sie fast erdrückt. Oder eine Krankheit, die Sie schon lange belastet. Ängste und Unsicherheiten. Allzu leicht möchten wir dann aufgeben und unseren Glauben von einem großen Gott an den Nagel hängen. Doch wenn wir unsere Anliegen und Träume im Auge behalten und nicht zulassen, dass sie uns durch irgendwelche Gespenster ausgeredet werden, wenn wir weiterhin unser Bestes geben und Gott dafür danken, dass die Erfüllung bereits auf dem Weg ist, dann geben wir ihm die Möglichkeit, das, worauf wir hoffen, zu Ende zu führen. Und vielleicht werden die Erwartungen eines Tages sogar übertroffen – wie damals im Jahr 33 in Emmaus.

Unfassbar, aber Gott möchte Ihr Freund sein

Als Lina noch klein war, erzählte ihr ihre Mutter oft von Gott. Die Mutter saß dann auf der Bettkante und erzählte der kleinen Lina, wie fest er sie lieb habe und dass er wie ein guter Freund sei, der sie nie verlassen würde. Das tat ihr gut. Danach konnte sie schlafen wie ein Murmeltier.

> Gott ist Liebe, und wer sich von der Liebe bestimmen lässt, lebt in Gott, und Gott lebt in ihm.
> *1. Johannes 4,16b*

> Ich nenne euch Freunde [...].
> *Johannes 15,15a*

Lassen Sie sich das auf der Zunge zergehen. Gott ist gut. Gott ist Liebe. Gott lebt in uns. Er nennt uns seine Freunde. Wow! Und deshalb: Selbst wenn sich die Dinge manchmal gegen uns entwickeln und wir den Glauben verlieren – Gott hat tatsächlich einen guten Plan mit unserem Leben. Gott möchte wirklich das Beste für Sie und mich – auch wenn alle Umstände dagegensprechen.

Schließen Sie für ein paar Augenblicke die Augen und sagen Sie: »Gott ist gut. Gott ist Liebe. Gott ist mein Freund. Gott möchte das Beste für mich.« Tun Sie es nochmals. Wirklich! Kommen diese Worte in Ihrem Herzen an? Fühlt es sich gut an? Spüren Sie das Leben? Vergessen Sie für einen Moment alles, was Sie über das Christentum gehört oder geglaubt haben, und krallen Sie sich an diesem Versprechen fest. Gott ist Liebe. Wir sind ihm wichtig. Es gelingt uns nicht alles. Das Leben steckt voller Herausforderungen. Nicht alles ist voll und ganz gut. Aber Gott wird Sie nie verlassen. Wenn wir sehen, hoffen und glauben, was Gott in unser Herz gelegt hat, dann werden wir an den unglaublichen Dingen, die Gott mit uns tun will, nicht vorbeigehen. Er hat die beiden Jünger auf ihrem Weg nach Emmaus nicht einfach ziehen lassen – und er wird auch uns nicht einfach links liegen lassen. So viel steht fest.

Es ist der Geist, der lebendig macht, lehrte Jesus (vgl. Johannes 6,63). Unser Verstand ist eine unfassbar geniale Erfindung, aber lebendig macht uns nur ein Leben im und durch den Heiligen Geist. Nur durch den Geist trägt unser Glaube Früchte. Damit die inneren »Ströme« wieder fließen, so sagt Jesus, sollen wir unsere Geisteskraft nutzen. Wir sollen sehen, was noch nicht ist, wir sollen glauben. Von Herzen glauben, so, wie es Kinder tun.

Ich finde das einen tollen Gedanken, weil Kinder nicht lange darüber nachdenken, ob und wie etwas klappen könnte – sie bauen einfach mal eine Schanze und springen dann um die Wette. Klar, manchmal bewahrt Gott den einen oder anderen Knirps vor einem Genickbruch, aber sie lassen sich nicht aufhalten und träumen von immer noch größeren Schanzen – bei Ben war es jedenfalls so.

Wenn wir alle Träume aus eigener Kraft, mit unseren eigenen Talenten, Fähigkeiten und Ressourcen erreichen könnten, dann bräuchten wir keinen Gott mehr für das, was wir uns erhoffen: einen neuen Job, den Traummann, ein paar tolle Kinder, Gesundheit, ein bisschen mehr Freiheit und Fülle oder die persönliche Berufung.

Auch die beiden Jünger aus Emmaus konnten es nicht aus eigener Kraft. Sie mussten sich auf eine Beziehung einlassen. Sie waren mit Gott um die Häuser gezogen. Sie haben ihn nach seiner Auferstehung zu sich an den Tisch gebeten. Sie haben mit ihm gegessen, getrunken, gequatscht. Sie haben Jesus zu ihrem Freund gemacht.

Wie könnte es heute anders sein? Wenn wir uns öfter mal mit Gott treffen würden, würde etwas Verblüffendes geschehen. Denken Sie an das vorhergehende Kapitel: Auch hier können wir eine

Verbindung ziehen zur Aussage Jesu, weshalb er auf die Erde kam. Wir dürfen unser verletztes Herz, all unsere Enttäuschung, die das Glaubensleben mit sich bringt, ihm übergeben. In seiner Gegenwart dürfen wir uns trösten lassen und glauben, dass Gott alles neu macht und uns früher oder später wieder auf Kurs bringt. Plötzlich beginnen unsere inneren Quellen wieder zu sprudeln – und diese »Ströme von lebendigem Wasser« beschenken uns mit einem frischen Glauben. Ein Glaube an einen großen Gott, der die Kraft hat, alle Enttäuschungen abzuwaschen und einen neuen Menschen aus uns zu machen. Es ist unser Glaube. Ein persönlicher Glaube. Aber auch ein Glaube, den man teilen darf, so wie es die beiden Jünger getan haben. Und plötzlich kann man aus vollem Herzen sagen: »Alles ist möglich. Gott kann meine Erwartungen bei Weitem übertreffen.«

Da gibt es jemanden, der an uns glaubt

»Wenn jemand an mich glaubt [...]« Jesus, Paulus, der alte Douglas und sogar der bekannte Psychoanalytiker C. G. Jung schreiben dem Glauben eine große Bedeutung zu. Durch unsere Vorstellungs- und Geisteskraft, durch unsere Gedanken an eine gute Zukunft können wir maßgeblich zum Lauf unserer Geschichte beitragen. Wenn wir glauben, spielen wir Gott den Ball zu. Und damit eröffnet sich ihm die Möglichkeit, in unser Leben einzugreifen. Aber damit noch nicht genug. Douglas hat Ben damals etwas verraten, als sie zusammen auf der Holzbank vor seinem windschiefen Haus saßen.

»Unser Glaube ist wichtig«, sagte der Professor, »keine Frage. Aber auch Gott hat einen Glauben.«

Und Gott würde ihn sehr gerne mit uns teilen. Ja, wir sollen glauben. Das sei wichtig und richtig. Aber Douglas meinte, bevor Ben auch nur Luft holen konnte, Gottes Glaube an uns sei noch weitaus größer als alle unsere Hoffnungen zusammen. Gott rufe uns quasi zu: »Ich finde dich toll. Auch wenn du mal nicht klarkommst. Ich liebe dich. Ich bin bei dir. Du schaffst es!«

Unser Glaube ist von Bedeutung, wir sollten darum kämpfen. Manchmal wird er auf die Probe gestellt und wir müssen an ihm festhalten und geistlich wachsen. Aber der springende Punkt ist: Gott ist mit uns. Er lässt uns nicht hängen. Er stärkt uns den Rücken. Er glaubt an uns.

Auch für Luther war klar, dass der Glaube nur so stark ist wie der, an den man glaubt. Die »Wirkung« des Glaubens beruht nicht auf der Intensität, mit der wir glauben, sondern auf der Verlässlichkeit dessen, an den wir glauben.[44] Unser Glaube ist wichtig. Aber letztlich ist es nicht die Größe unseres Glaubens, sondern die Größe Gottes, die zählt. Es geht darum, wie verlässlich und vertrauenswürdig unser Glaubensobjekt ist. Mir fällt ein großer Stein vom Herzen.

Wenn wir von einer Enttäuschung, einem Rückschlag oder sonst einer schwierigen Situation eingeholt werden, aus der wir uns am liebsten davonstehlen würden, sind wir gut beraten, uns mit Gott an einen Tisch zu setzen, so wie es die beiden Jünger getan haben. In der Zweisamkeit mit Gott schöpft unser Herz neue Hoffnung.

Hoffnung ist eine einzigartige Kraft, die in die DNA des Christentums eingebaut ist und Gläubige seit zwei Jahrtausenden bewegt. Das Christentum und die Vision von einem Reich Gottes, das angebrochen ist (vgl. Lukas 17,21), wecken Hoffnung. Diese Hoffnung dehnte sich von einer kleinen, obskuren Revolution am vergessenen Rand des römischen Imperiums zu einer weltumspannenden Bewegung aus. Hoffnung ist lebenswichtig. Denn Hoffnung motiviert zum Handeln, zum Weitermachen, zum Weiterleben.

Auf einmal fällt es uns wie Schuppen von den Augen. Es ist dann so, als würden wir mit einer anderen Brille durch das Leben ziehen. Auf einmal wissen wir: Gott ist auch mit uns noch nicht fertig. Das

Beste kommt erst noch. Wir dürfen uns auf morgen freuen. Die Zukunft wird gut – auch wenn wir uns im bildlichen Sinne manchmal am liebsten nach Emmaus verdrücken würden.

Auch Lina und Ben konnten wieder auf eine vielversprechende Zukunft schauen. Sie stiegen aus dem Karussell von Selbstmitleid und Selbstablehnung aus und nahmen mit Gottes Hilfe ein neues Leben in Angriff. Die beiden fanden ihren Glauben wieder. Und nebenbei fanden sie noch jemanden, der an sie glaubte. Sie nahmen sich Gottes Versprechen zu Herzen. Die Tatsache, dass Gott an sie glaubte, beflügelte sie so sehr, dass Lina plötzlich aus vollem Herzen sagen konnte: »Das mit der Olive lasse ich mal schön bleiben.«

Keine Frage: Wenn wir uns aufmachen, unserem Herzen zu folgen, werden viele Fragen auf uns zukommen. Es wird eine fantastische Sache, aber auf dem neuen Weg werden wir mit ziemlich großer Wahrscheinlichkeit auch Enttäuschungen einstecken müssen. Die inneren Gespenster werden uns über die Schulter schauen und fragen: »Was machst du da überhaupt? Vorher war das Leben doch gar nicht so übel. War es wirklich Gott, der gesagt hat, du sollst dieses oder jenes tun? Sei nicht albern, du machst dich lächerlich.«

Die Lügengeister werden versuchen, Ihnen alles Mögliche einzureden und dazwischenzufunken. Solche Tage wird es auf unserer Reise immer geben. Aber an Tagen, an denen wir die Gespenster durch unseren Glauben zum Schweigen bringen und die Dinge wieder klarsehen, ist es so, als würde sich Jesus zu uns an den Tisch setzen, die Kapuze zurückschlagen und sagen: »Ja, ich bin es. Du bist auf dem richtigen Weg. Ich glaube an dich.«

Wann immer Zweifel aufkommen, dürfen wir uns vom Glauben neu anstecken lassen. Die beiden Jünger aus Emmaus haben Zeit mit Gott verbracht, anstatt nur theoretisches Wissen anzusammeln. Was mir an der Lehre Jesu gefällt, ist, dass wir den Glauben nicht unbedingt »studieren« müssen, um Gott kennenzulernen. Er sagt, dass wir ihn dann kennenlernen können, wenn wir wie Kinder zu ihm kommen. Kleine Kinder interessieren sich nicht groß für Fakten und sie studieren sich auch nicht gegenseitig. Sie teilen einfach ihr Leben miteinander. Sie unternehmen etwas. Sie bauen eine Schanze und tanzen vor dem Spiegel.

Die beiden Jungs aus Emmaus machten sich nach der bitteren Enttäuschung verständlicherweise aus dem Staub. Nach dem schrecklichen Erlebnis auf Golgatha schrumpfte ihr Glaube auf Erbsengröße. Aber Gott ließ nicht locker. Er hätte ihnen eine Schriftrolle vom Himmel werfen können, worauf geschrieben stand: »Sorry, ich bin nicht tot, ich bin nur für eine Weile weg. Aber keine Angst, ich komme wieder. Macht's gut, euer Gott.« Stattdessen verbrachte er lieber Zeit mit ihnen. Jesus ging mit ihnen durch die Wüste und berührte ihre Herzen. So, wie auch ich mit meiner Frau viel lieber einen Ausflug mache, als sie zu »studieren« oder ihr lange Briefe zu schreiben.

Wenn wir in der Bibel schmökern und die darin vorkommenden Leben ansehen, wird klar: Das Leben ist voller Fragen. Manchmal verstehen wir die Welt nicht mehr. Niemand bleibt von Enttäuschungen verschont. Die Geschichte der beiden Jünger hat mich an Lina und Ben erinnert. Auch die beiden Freunde aus Emmaus erhofften sich mehr vom Leben. Auch sie hatten das Gefühl, Gott höchstpersönlich hätte sie sitzen lassen. Auch sie erlitten durch den tragischen Tod eines geliebten Freundes eine tiefe seelische Verletzung. Obendrauf die Enttäuschung, einem Mann gefolgt zu sein, der sie anscheinend bloß ausgenutzt hatte. Die beiden gingen buchstäblich durch die Wüste, wie Ben damals in Kalifornien. Doch ihre Geschichte ging weiter. Und auch unsere Geschichte geht weiter.

Es ist eine Reise in die Freiheit.

Eine simple Geschichte am Rande

Die beiden Jünger fielen aus allen Wolken. Plötzlich war ihr Anführer tot. Dieses Ereignis hinterließ eine tiefe Wunde in ihren Herzen. Auf einmal stellte sich das Gefühl des Verrats ein. Ihr Abenteuer mit Gott wurde abrupt und schmerzlich beendet.

Diese Passage gehört nicht zu den ganz großen Erzählungen der Bibel. Man könnte sie locker überlesen. Und doch hat sie uns einiges zu berichten. Was ist die Quintessenz dieser einfachen Geschichte? Wenn sie uns eine Lektion erteilt, dann diese: Der Tiefpunkt ist zugleich der Wendepunkt, die eigentlich verborgene Krönung, dessen Ausmaß man noch nicht sehen kann. Wenn wir genau hinschauen, dann gibt es natürlich noch viel mehr zu entdecken. Zum einen haben die beiden ihre Enttäuschung zugelassen, anstatt partout gegen die schlimmen Gefühle anzukämpfen oder sie einfach unter den Teppich zu kehren. Mal schlechte Laune zu haben tut gut. Das bestätigte auch die kanadische Studie, die ich am Anfang erwähnt habe. Und dann haben sie die Enttäuschung miteinander geteilt. Sie machten eine Wanderung und redeten sich den Schmerz von der Seele – vielleicht haben sie vorher sogar ein Bier oder ein Glas Wein zusammen getrunken. Wer weiß? Vielleicht haben sie angestoßen und gesagt: »Dieser Tag war jetzt nicht gerade das Gelbe vom Ei, aber das Leben geht weiter, cheers!«

Gefühle zulassen. Mit jemandem teilen. Darüber reden.

Wenn man Schmerz, Enttäuschung und Sorge teilt, ist man viel schneller wieder auf dem Damm. Im Buch Prediger wird es folgendermaßen ausgedrückt: »Ein Seil aus drei Schnüren reißt nicht so schnell!« (Prediger 4,12; HFA). Und manchmal kann auch ein Glas Wein unter Freundinnen und Freunden nicht schaden.

Was verrät uns die Geschichte noch? Sie erzählt von der Tatsache, dass Gott stärker ist als Situationen oder Eindrücke, die sich anfühlen wie der Tod. Er kann unser Leben erneuern, uns innerlich verwandeln, wenn wir uns von ihm berühren lassen. Manchmal denken wir, Gott habe sich verspätet. Tatsächlich hält er sich wahrscheinlich nicht an unsere Zeitpläne, aber er wird trotzdem nie zu spät kommen. Ihn an unseren Tisch einzuladen ist immer eine gute Entscheidung. Auch die beiden geknickten Jünger luden den Fremden zu sich ein und veranstalteten ein Dinner. Sie setzten sich mit Gott an einen Tisch und verbrachten Zeit mit ihm. Sie hatten eine Beziehung zu ihm. Und dann … dann wurden ihnen die Augen geöffnet.

Schlagartig hatte sich ihre Enttäuschung in Mut verwandelt. Die seelischen Verletzungen waren auf einmal wie weggeblasen. Plötzlich konnten die beiden wieder glauben. Genauso wie Lina und Ben die Entscheidung trafen, negative Glaubenssätze hinter sich zu lassen, die sich durch seelische Verletzungen durch nahe Bezugspersonen wie Eltern und Mitschülerinnen und Mitschüler (oder den Dorfpriester) eingeschlichen hatten, stiegen auch die beiden Jünger aus ihrer Enttäuschung aus. Eine Begegnung mit Gott kann Wunder bewirken.

In dieser fast nebensächlichen Begebenheit der beiden Jünger aus Emmaus steckt unheimlich viel Potenzial. Man könnte die Geschichte auch mit der u-förmigen Lebenslinie vieler Menschen vergleichen. In der Jugend fühlen wir uns tendenziell stark und zufrieden, leben beflügelt von Hoffnungen und großen Erwartungen. Ab Mitte dreißig beginnen wir, Wunsch und Wirklichkeit immer häufiger zu vergleichen – das Glücksgefühl nimmt stetig ab, bis es einen Tiefpunkt erreicht. Es wird uns schmerzlich bewusst, dass wir nicht die Pläne verwirklicht haben, von denen wir geträumt haben. Viele Menschen sind dann enttäuscht von der Vergangenheit und zugleich wenig hoffnungsvoll, was die Zukunft betrifft, so wie unsere beiden Jünger. Nach und nach sind wir jedoch wieder in der Lage, das Gute zu sehen. Wir beginnen zu schätzen, was wir erlebt haben und noch erleben können. Die Zufriedenheit nimmt wieder zu und wird mitunter größer als je zuvor.

Gott glaubt an uns – viel mehr, als wir selbst jemals glauben könnten. Er kann weitaus mehr tun, als wir uns erhoffen. Er kann jederzeit in unser Leben eingreifen, wenn wir ihn nur lassen. Manchmal tut er es, ohne dass wir es erwarten. Oft tut er es hinter der Bühne, wo wir es nicht sehen. Gott glaubt an uns. Und doch sagt Jesus uns: Auch wir sollen glauben. Unsere Haltung gegenüber dem Leben und Gottes Möglichkeiten sind offenbar von Bedeutung. Das, was noch nicht ist, können wir durch unser Herz sehen, glauben und spüren. Wenn wir unseren Traum im Auge behalten und nicht zulassen, dass er uns von irgendjemandem ausgeredet wird, wenn wir unser Bestes geben und Gott dafür danken, dass die Erfüllung bereits auf dem Weg ist, dann kann er das, worauf wir gespannt warten, manchmal noch übertreffen. Gott hört jedes Gebet. Ob er ein Ja oder vielleicht ein Nein dazu hat – Gott hört unsere Bitten. Es kann sein, dass wir nicht einmal um Hilfe beten müssen, wie im Fall der beiden Jünger. Vielleicht dauert es aber auch länger als erwartet. Und manchmal erfüllt sich die Erhörung einer Bitte auf dieser Welt noch nicht. Manches verstehen wir vielleicht erst viel später. Doch letztlich hält Gott alles in seinen Händen. Darauf können wir vertrauen.

Wir sollen glauben, ja. Aber Gott glaubt noch viel mehr an uns und ruft uns vom Himmel her zu: »Ich bin voll auf deiner Seite. Ich helfe dir. Du packst das!« Dieses Wissen tut gut. Und plötzlich ist es so, als hätte jemand den Lichtschalter gedrückt.

Machen wir es wie die beiden Jünger. Freundschaften sind wichtig. Wir sind nun mal soziale Wesen (die einen mehr, die anderen weniger). Sich mit dem Schmerz allein aufs Sofa zu hauen, ist selten ein guter Rat. Zusammen geht man besser durchs Leben – gerade wenn man in der Wüste umherirrt. Und dann: Laden Sie Gott mal wieder zu sich an »Ihren Tisch« ein und lassen Sie sich von ihm ermutigen.

Lassen Sie sich von ihm sagen, was Sache ist, was wirklich zählt und was er von Ihnen denkt. Wenn wir Zeit mit dem Schöpfer verbringen, kann er die Beulen und Kratzer, die unser Herz auf dem Lebensweg abbekommen hat, wieder auspolieren. Eine Glaubenskrise kann rückblickend auch als Chance betrachtet werden. Erinnern Sie sich an das chinesische Sprichwort. Gerade durch schwierige Zeiten kann Gott unsere erkalteten Herzen wieder zum Brennen bringen. Wenn wir die Geschichte von Emmaus achtsam in unser heutiges Leben übertragen, dann bedeutet die Auferstehung immer auch »wieder aufstehen«.

Der persönliche Glaube zwischen uns und Gott ist ein besonderes Vorrecht. Wir erinnern uns: Er nennt uns seine Freundinnen und Freunde. Wir gehören zu seiner Familie. Er hat einen guten Plan für unser Leben. Diese Vorstellung finde ich unbeschreiblich erfrischend. Und deshalb sollten wir so viel Zeit wie möglich mit dem Chef von oben verbringen. Vielleicht trinken Sie mal wieder eine Tasse Tee mit ihm, so wie Lina damals in ihrem Wohnzimmer. Gott hat immer einen freien Termin für uns auf seiner Agenda. Er genießt die Zeit mit uns.

Vielleicht laden Sie ihn mal zum Abendessen ein. Vielleicht drehen Sie mit ihm auch mal eine Runde auf dem Riesenrad und vertilgen zusammen eine Zuckerwatte. Oder wer weiß, vielleicht geben Sie Gott mal einen aus und schlürfen gemeinsam eine eisgekühlte Koffeinbombe mit extra Sahne obendrauf – gerade wenn Sie sich in der »Wüste« befinden – wie Ben in Kalifornien, wie die beiden Freunde aus Emmaus, die allesamt ihren Glauben wiederentdeckt haben.

Sechs Uhr in der Früh. Aus der Boombox war der überglückliche Moderator zu hören. Ständig gut gelaunt und total positiv – und das schon so früh am Morgen. So als würde er seine Hoffnung nie verlieren. Ben war auch ein fröhlicher Mensch. Aber er musste nicht jeden Tag in Glückseligkeit über die Erde schweben.

Manchmal läuft nicht alles wie von Wunderhand. Manchmal verliert man den Glauben. Dann darf man auch mal schlechte Laune haben. Dafür muss man sich nicht schämen. Dafür sollte man sich nicht schämen, denn das wäre bewiesenermaßen ungesund. Man sollte sie zulassen, die schlechte Laune. Sich dagegen zu wehren macht es nicht besser. Gefühle sollte man annehmen, sie geradezu umarmen und mit ihnen Frieden schließen, anstatt sie partout zu verleugnen. Anselm Grün schreibt in einem seiner Bücher: »Je mehr wir nach den Ursachen der schlechten Gefühle bohren, desto fester kleben sie sich fest.«[45]

Man darf auch mal schlechte Gefühle zulassen, die den Glauben vielleicht kurzzeitig zuschütten oder infrage stellen, wie es bei den beiden Jüngern der Fall war, die sich aus dem Staub gemacht haben. Das ist völlig normal – und gesund. Anfang 2019 wurde das von der Psychologischen Fakultät in Toronto wissenschaftlich bestätigt. Pfeifen Sie öfter mal auf den »Happy Terror« und Sie werden sehen, dass Sie zufriedener durchs Leben marschieren. Sich im Kampf gegen die negativen Gefühle zu stellen, hat noch nie funktioniert – man macht es dadurch nur schlimmer. Denken Sie daran: Sie dürfen auch mal schlechte Laune haben.

Es ist kein Kunststück, groß zu glauben, wenn alles glattläuft. Doch manchmal werden wir von Krisen eingeholt. Manchmal erfüllen sich unsere Träume nicht so, wie wir gehofft haben. Manchmal verlieren wir all unsere Wünsche aus den Augen und möchten dem stets gut gelaunten Radiomoderator am liebsten die Meinung sagen: »Geht es vielleicht auch ein bisschen weniger fröhlich?« Wenn wir wieder mal mit dem falschen Fuß aufgestanden sind, sollten wir daran denken: Wir dürfen Gott Hallo sagen. Wir dürfen uns mit ihm an den Tisch setzen und erst mal eine Tasse Kaffee trinken, bis wir die Welt wieder mit anderen Augen sehen.

WAS DIE BIBEL SAGT

Alister McGrath, ein Professor für Historische Theologie in Oxford, legte in einem seiner Bücher dar, was Glauben heißen könnte, und verwies dabei unter anderem auf Blaise Pascal, einen französischen Philosophen und Mathematiker. Pascal schrieb in seinen *Pensées* (Gedanken), dass nach den geforderten »Beweisen« für die Existenz Gottes vorrangig mit Vernunft gesucht werde. Für ihn habe aber auch das menschliche Herz seine Gründe für den Glauben an Gott. Der Anspruch Gottes an die Erschaffung des Menschen gehe weit über die Konzepte des christlichen Glaubens hinaus und sei vorrangig mit einem glaubenden Herzen zu erkennen.[46] Darum hat auch der Apostel Paulus geschrieben: »Denn mit dem Herzen glaubt man« (Römer 10,10; SCHL). Bis heute konnte Gott niemand schlüssig beweisen, weil wir ihn für gewöhnlich nicht sehen können, aber wir können ihn erfahren. So wie beispielsweise die Liebe als Form, Gegenstand oder lebendiges Wesen nicht sichtbar ist, ist sie trotzdem sehr real. Sie ist unsichtbar und trotzdem wissen wir, dass es die Liebe gibt. So oder ähnlich ist es auch mit Gott.

Weiter beschreibt McGrath, auch Martin Luther habe betont, dass der Glaube weit mehr sei als eine intellektuelle Zustimmung. Beim Glauben gehe es um mehr, als zu akzeptieren, dass Gott existiere, sondern darum, dieser Liebe zu vertrauen. Luther beschreibt den Glauben mit einer unzweideutigen Antwort: Es gehe darum, sein Vertrauen ganz auf die Zusagen Gottes zu setzen und darauf, dass Gott sich selbst treu sei und zu den Versprechen stehe, die er gemacht habe. Der springende Punkt ist: Für Luther ist der Glaube nur so stark wie das fokussierte Glaubensobjekt. Die »Wirkung« des Glaubens beruht nicht auf der Intensität, mit der wir glauben, sondern auf der Verlässlichkeit dessen, an den wir glauben.[47] Letztlich ist es nicht die Größe unseres Glaubens, sondern die Größe Gottes, die zählt. Deshalb ist das verborgene Fundament des Glaubens eines Menschen viel wichtiger als das Ausmaß an Glauben. Und deshalb darf man auch mal mit dem falschen Fuß aufstehen, weil man weiß: Gott ist größer. Er verlässt mich nicht. Er kommt mit mir ans Ziel.

WAS DIE WISSENSCHAFT SAGT

Die Wissenschaft ist sich einig: Ein gesunder Glaube schafft Lebensmut und kann uns Wege zu einem gelungenen und guten Dasein eröffnen. Der Glaube an eine höhere Macht hilft uns, Dinge, die passieren, leichter wegzustecken. Dadurch schöpfen gläubige Menschen rascher Hoffnung und stärken dabei ihre Resilienz. Gerade weil funktionierende Gemeinschaften und soziale Zugehörigkeit immer mehr aus unseren Leben verschwinden, können solche Glaubensgemeinschaften dazu beitragen, das Leben positiv anzupacken, weil wir als beziehungsbedürftige Wesen auf andere Menschen angewiesen sind. Die Psychologin Sonia Lippke sagte dazu Folgendes:

> Wir Menschen haben ein tiefes Bedürfnis, in stabile Netze eingebettet zu sein. Das bedeutet: Für unser Wohlbefinden ist es essenziell, dass wir uns mit anderen verbunden fühlen und von diesen verstanden werden.[48]

Mit anderen Worten: Ein Seil aus zwei, drei oder mehreren Schnüren reißt nicht so schnell. Der Glaube ist etwas Großartiges. Wir dürfen aber auch mal schlechte Tage zulassen. Wir sollten nicht gegen Gefühle ankämpfen. Es ist wissenschaftlich nachgewiesen, dass es keineswegs schädlich ist, wenn das Gemüt hin und wieder schlecht drauf ist. Krampfhaft dagegen anzukämpfen, bewirkt das Gegenteil – die Gefühle werden nur noch schlimmer. Man sollte die Gefühle annehmen, sie geradezu umarmen und mit ihnen Frieden schließen, anstatt sie wegzuschieben. Jene, die auf den »Happy Terror« pfeifen, gehen laut der kanadischen Untersuchung zufriedener durchs Leben.[49] Eigentlich sonnenklar, sie haben viel weniger inneren Stress und Schuldgefühle. Und genau das stimmt mich ziemlich positiv – paradox, aber wahr.

FRAGEN – BEREIT FÜR IHRE ANTWORTEN

- In Hebräer 11 lesen wir über die großen »Glaubenshelden« wie Abraham, Mose, David und Co. Wahrscheinlich kennen Sie dieses Kapitel aus dem Neuen Testament. Auch sie wurden mehr als einmal enttäuscht. Die Dinge entwickelten sich auch bei den »Glaubenshelden« nicht immer so, wie sie es sich erhofft hatten. Ja, sogar Jesus hatte mit seinem Glauben zu kämpfen. Sie alle standen mehr als einmal mit dem falschen Fuß auf. Aber summa summarum hielten sie bis an ihr Lebensende an den Zusagen fest – letztendlich glaubten sie Gott mehr als allen anderen Stimmen und Lügengespenstern. Was denken Sie darüber?
- In welchen Bereichen haben Sie die größten Enttäuschungen in Ihrem Glauben erlebt?
- Welche Versprechen haben sich nicht wie gewünscht erfüllt? Auf wen oder was haben Sie Ihre Hoffnung gesetzt? Wer hat Sie fallen gelassen? Wovor würden

Sie sich am liebsten davonstehlen, wie die beiden Emmausjünger?

- Was haben Sie getan, als Ihnen der Boden unter den Füßen weggezogen wurde?
- Was hat Ihnen am besten geholfen?
- Können Sie schlechte Gefühle auch mal stehen lassen, anstatt dagegen anzukämpfen? Wenn nein, warum nicht?
- Haben Sie schon einmal erlebt, wie rückblickend durch eine schwierige Situation oder durch eine Krise etwas Gutes zum Vorschein kam? Welche Situation war das?
- Wenn Sie enttäuscht werden, fragen Sie Gott doch öfter mal: »Was möchtest du mir damit sagen?«, anstatt: »Warum hast du mich im Stich gelassen?« Was denken Sie darüber?
- Wenn sich von heute auf morgen etwas in Ihrem Glaubensleben ändern könnte, was würde sich ändern?
- Jesus war immer auf Beziehungen aus. Haben Sie jemanden in Ihrem Leben, mit dem Sie sich offen über alles austauschen können? Wer ist das?
- Offenbar haben unsere Nähe und Gemeinschaft mit Gott einen großen Einfluss auf unser geistliches Leben. Was denken Sie darüber?
- Wo ist Ihr Tisch, an den Sie Gott einladen könnten? Wo erleben Sie Gott am stärksten? An welchem Ort fühlen Sie sich dem Himmel am nächsten?
- Unser Glaube ist wichtig. Aber Gott glaubt noch viel mehr an uns. Er ruft uns täglich zu: »Ich finde dich toll. Auch wenn du mal nicht klarkommst. Ich liebe dich.

Ich bin bei dir. Du schaffst es!« Weil Gott uns liebt, dürfen wir in seiner Gnade leben, nicht unter dem Gesetz. Was macht diese Tatsache mit Ihnen?

DIE NÄCHSTEN SCHRITTE

- Glauben heißt immer auch in Bewegung sein, etwas annehmen oder danach handeln. Notieren Sie sich, was Sie in diesem Kapitel am meisten angesprochen hat.
- Was könnten Sie tun, um Ihren Glauben wieder zu »aktivieren«?
- Welche Schritte wären nötig, damit Ihr Glaube echt und lebendig bleibt – und noch wachsen kann?

Die persönliche Beziehung
zwischen uns und
Gott ist ein Vorrecht.
Er nennt uns seine
Freundinnen und
Freunde. Wir gehören zu
seiner Familie.

5

Die Stimme Gottes hören

Okay, Houston, we've had a problem here.

John (Jack) Swigert, Astronaut[50]

»Erde an Ben, kannst du mich hören?« Die Lehrerin schaute ihn mit hochgezogenen Augenbrauen an. Als der Fünftklässler weiterhin verträumt aus dem Fenster schaute, dachte sie: *Der muss was auf den Ohren haben.* Sie war felsenfest davon überzeugt, Ben hätte ein Problem mit seinen Lauschern – es war nämlich nicht das erste Mal, dass er mit seinen Gedanken irgendwo war – nur nicht im Schulunterricht.

Und ehe Ben bis drei zählen konnte, hatte seine Lehrerin einen Termin organisiert, und er saß bei einer Ohrenärztin. Hinter einer Glasscheibe stand eine Frau in einem weißen Kittel, die ihm zuvor alles erklärt hatte. Kopfhörer aufsetzen, auf die Töne horchen und den roten Knopf drücken, sobald Ben etwas hören sollte. Klar so weit.

Nachdem er die Kopfhörer aufgesetzt hatte, hoffte Ben insgeheim, die Frau Doktor würde ihm ein paar Songs von Bon Jovi vorspielen. Immerhin war er schon bald zwölf. Apropos: Ben gehörte zu jener Generation von Kindern, denen von besonders schlauen Leuten wie dem lieben Herrn Dorfpriester weisgemacht wurde, die Band namens Bon Jovi mit den toupierten Mähnen und viel zu engen Lederhosen sei direkt der Hölle entsprungen (ich spreche hier nicht von Metal Bands, die tatsächlich dem Teufel vom Karren gefallen sind).

Leider habe ich schon etliche Male gehört, wie allzu fromme Menschen ihre Kinder warnten, indem sie sagten: »Wenn du Heavy Metal hörst, begibst du dich in die Arme des Teufels.« Oder: »Wenn du Bier trinkst oder rauchst, gerätst du in den Herrschaftsbereich der Sünde.« Also ehrlich, ich würde das meinen Kindern nie sagen. Schon deshalb nicht, weil höchstwahrscheinlich genau das den Wunsch wecken würde, unverzüglich Heavy Metal zu hören, zu rauchen und zu trinken.

Bei der Ohrenärztin ist nichts aus Bon Jovi geworden. Stattdessen waren nur leise Töne aus den Kopfhörern zu vernehmen, um herauszufinden, ob Ben nun wirklich taub war oder nicht. Die Anweisung von oben lautete: Jedes Mal, wenn Ben einen Ton hören konnte, musste er sofort den roten Knopf drücken. Die einen Töne klangen wie ein leises Zirpen von Grillen, die anderen schrill wie eine Hundepfeife und wieder andere dumpf.

Wie sich herausstellte, war Ben ein Meister im Wahrnehmen aller Tonlagen. Es wurde ihm auch nicht allzu schwer gemacht. In der Schule gehörte Ben zwar nicht zu den Besten, was aber nicht bedeutete, dass er dämlich war. Denn jedes Mal, wenn die Frau im weißen Kittel einen Ton abspielte, schaute sie kurz hoch, um zu sehen, ob Ben ihn gehört hatte. Ben wollte sich einen Spaß erlauben und immer dann drücken, wenn gerade kein Ton zu hören war. Weil er es sich mit der Frau Doktor aber nicht verscherzen wollte, ließ er von seinem Vorhaben in letzter Sekunde ab. Manchmal muss man ruhig sein und einfach nur hören.

Ben drückte also brav auf den roten Knopf, wenn er einen Ton hören konnte. Mal gab es hohe Töne, mal tiefe und dann auch mal schrille. Ben war wirklich gut darin. Nachdem er einer ganzen Bandbreite von Frequenzen erfolgreich gelauscht hatte, bat Frau Doktor Ben und seine Lehrerin in einen anderen Raum, um die Ergebnisse zu besprechen.

Die Frau im weißen Kittel legte ihnen ein paar Papiere vor und sagte: »Gratuliere, mit deinen Ohren ist alles in Ordnung.« Sie erklärte ihnen, dass das Gehör von Ben schlicht und ergreifend einwandfrei funktioniere.

Ben schaute zu seiner Lehrerin, die mit dem Fuß auf- und abwippte und ihm einen vielsagenden Blick zuwarf: *Okay, Houston, we've had a problem here* (übersetzt: Houston, wir haben ein Problem).

Gottes Stimme ist vielleicht nicht wie bei dieser Ohrenärztin messbar, aber ich glaube, wenn wir wollen, können wir sie genauso gut hören wie die verschiedenen Töne, die Ben durch den Kopfhörer zugespielt wurden. Wenn wir die Ohren spitzen, hören wir Dinge, die wir schon wissen, zum Beispiel, dass er uns liebt, dass wir ehrlich sein oder anderen Menschen vergeben sollten. Ich bin sicher, wir können aber auch ganz Neues von Gott hören, konkrete Antworten auf konkrete Fragen, die uns gerade beschäftigen. Was hat er mit meinem Leben vor? Was ist der nächste Schritt auf meinem Weg? Soll ich an der nächsten Ampel links oder rechts abbiegen? Oder weiter geradeaus fahren?

Auch Lina stellte sich solche Fragen. So wie sie möchten die meisten von uns nicht nur wissen, was Gott über uns denkt, sondern auch, warum er uns auf diese verrückte Erde verfrachtet hat. Warum sind wir hier? Was ist unser »Auftrag«? Was sollen wir tun? Geschehen alle Dinge wie von selbst oder möchte Gott uns vielleicht einen konkreten Weg zeigen, den wir einschlagen sollen?

Aus diesem Grund plante Lina zusammen mit ihrem Freund eine Rucksacktour in die Berge – Sie wissen schon: sich aus dem Datenstrom ausklinken, ein bisschen Bewegung, die Seele baumeln lassen, die Natur genießen und zwischendurch bei Gott nachfragen, weshalb das Leben so anstrengend ist.

Lina hatte sich in der Woche vor der Wanderung mehrmals den Wetterbericht angesehen, weil sie auf Nummer sicher gehen wollte. Und es sah gut aus: Sonnenschein das ganze Wochenende.

Aber wir wissen: An jenem Samstagmorgen erreichte die Stimmung von Lina ziemlich schnell den Nullpunkt – Nebel weit und breit. Das Thermometer zeigte kaum ein Grad. Grau und feucht. Und es machte nicht den Anschein, als würde das Wetter in den nächsten Stunden umschlagen. Lina konnte sich genau an die Worte erinnern, als der Kerl vom Wetterbericht hoch und heilig versprochen hatte: »Ab tausend Meter ist eitel Sonnenschein so sicher wie das Amen in der Kirche.«

Am ersten Tag wollten sie vom Tal bis zu Douglas' Hütte aufsteigen und dort übernachten. Am Sonntag sollte die Tour weiter hinauf bis zum Gipfel auf 2 890 Meter führen und von dort talwärts bis zum kleinen Bergsee, wo sie für eine weitere Nacht das Lager beziehen und ein Zelt aufschlagen wollten. Aber das Wetter machte ihnen einen Strich durch die Rechnung, und der Ausgang ihres Weges schien ziemlich ungewiss.

Hin und wieder fährt Lina in die Berge, um dort einen oder mehrere Tage zu verbringen. Warum sie das macht, versteht sie auch nicht ganz, aber es tut ihr gut. Wenn sie Zeit in der Einsamkeit verbringt, fallen plötzlich alle Verpflichtungen und das Bedürfnis, etwas zu leisten, ab. In der Regel fühlt sie sich auch nie einsam, wenn sie allein ist. Einsamkeit und Alleinsein sind ja nicht dasselbe. Allein zu sein oder die Abgeschiedenheit zu suchen, kann etwas sehr Kraftvolles und Heilsames sein. Hingegen kann man sich in einer Gruppe von Menschen durchaus einsam fühlen, wenn man sich nicht zugehörig fühlt. Dieses Phänomen nennt die Wissenschaft *Alone in the crowd* (übersetzt: allein in der Menge), weil es nicht gelingt, Verbindungen mit Menschen aufzubauen.[51]

Wenn Lina allein ist (also nicht einsam), wird sie daran erinnert, dass Gott sie liebt – einfach so, ohne dass sie etwas tun oder leisten muss. Lina wird auch daran erinnert, dass am Leben etwas dran ist, das viel tiefer reicht als alle Erwartungen, Rollen oder der Leistungsdruck der äußeren Welt. An solchen Tagen kann sie sich daran erinnern, wer sie wirklich ist, es verändert ihre Denkweise – und Herz und Seele können in dieser Weite und Freiheit aufatmen. Dort draußen in der Natur spürt Lina: Ich bin wertvoll, ich bin gewollt, ich bin richtig, das Leben ist gut.

An jenem frühen Samstagmorgen fuhren Lina und ihr Freund Richtung Berge los – schlechtes Wetter hin oder her. Schließlich hatten sie sich mit Megan, Douglas und dem Vierbeiner Chuck verabredet.

Gott spricht ziemlich viel

Leute haben mir schon oft erzählt, sie hätten gerade die Stimme Gottes gehört. Ich meine so richtig. In solchen Momenten kommt mir dann immer die Geschichte in den Sinn, als aus dem rabiaten Christenverfolger Saulus von Taurus der Apostel Paulus wurde. Saulus war gerade hoch zu Ross mit einem amtlichen Beschluss unterwegs, der ihn ermächtigte, alle Christinnen und Christen in der Stadt festzunehmen und hinter schwedische Gardinen zu bringen (er war wild entschlossen, die christliche Gemeinde auszurotten). Aber dann kam es vor den Toren von Damaskus zu einem kleinen Zwischenfall, mit dem Saulus nicht gerechnet hatte. Erinnern Sie sich? Die Überraschung, das blendende Licht, die Stimme vom Himmel … Saulus stürzte perplex vom Pferd und schlug sich dabei wahrscheinlich ordentlich den Kopf an. Wir wissen es nicht genau. Auf alle Fälle stellte diese Begegnung die Welt dieses Mannes komplett auf den Kopf. Es ist schwarz auf weiß nachzulesen: Saulus hatte Gottes Stimme tatsächlich gehört – akustisch gehört, so wie Ben die komischen Töne durch den Kopfhörer (vgl. Apostelgeschichte 9,2-4).

Ich zweifle nicht daran. Gott kann durchaus mit hörbarer Stimme zu uns reden, wenn er möchte. Meistens ist das aber nicht so. Mir ist es auf jeden Fall noch nie passiert. Aber ich kenne Leute, die mir versichert haben: »Hey, heute habe ich Gott gefragt und er hat mir voll gesagt, was an dieser oder jener Sache dran ist.«

Bei solchen und ähnlichen Begegnungen werde ich meistens von einem unguten Gefühl beschlichen. Es kann sein, dass ich dann ungläubig nachfrage: »Stimmt das auch wirklich?«, während ich ein Auge leicht zukneife. Und wenn mir dann zu Ohren kommt: »Ja, Mann, amen. Wenn ich's doch sage«, dann werden meine Zweifel in der Regel noch ein bisschen größer. Ich traue es Gott durchaus zu. Natürlich kann er auf diese Weise zu uns sprechen. Ich meine, er ist ja Gott und kann tun und lassen, was er möchte. Aber wie wir wissen, spricht er für gewöhnlich selten hörbar zu uns. Paulus ist dort in Damaskus in einen seltenen Genuss gekommen – aber wer möchte denn schon vom Pferd fallen und sich dabei den Kopf anschlagen?

»Ich habe Gottes Stimme gehört …« Solche Aussagen machten mir eine Zeit lang zu schaffen, weil manchmal das Gefühl in mir hochkam, ich würde seine Stimme nicht richtig hören. Ich dachte zwar auch, dass diese Leute mit ihren Behauptungen etwas schummelten – vielleicht taten sie es einfach, um ein bisschen cooler als die anderen zu sein –, und dennoch zweifelte ich an meiner eigenen Fähigkeit, Gottes Stimme zu hören.

Heute versuche ich mich nicht länger mit der Frage zu beschäftigen, warum ich keine konkrete Stimme höre, sondern versuche lieber, mit den »Ohren des Herzens« zu hören. Wenn wir uns darauf einstellen, etwas von Gott zu hören, dann sollten wir grundsätzlich nicht nach einer Stimme lauschen, die von oben kommt, sondern nach einer, die von innen zu uns spricht. Nur zur Erinnerung: Das Herz ist der Ort, an dem Gott heute wohnt – nicht im Allerheiligsten wie früher, sondern in unseren Herzen.

Mit dem »Herzen hören« finde ich eine gute und irgendwie nachvollziehbare Sache. Da muss ich nur selten nachfragen, ob es richtig oder wahr ist. Bei unseren Entscheidungen dürfen wir uns auf das verlassen, was wir von Gott und seinem Charakter bereits wissen, und versuchen, es in Einklang mit unseren ganz persönlichen Stärken, Neigungen und Interessen zu bringen. Was ist uns wichtig? Was möchten wir wirklich tun? Welche Dinge möchten wir in der Welt verändern? Welche Sache steckt uns mit Leben an? Was begeistert uns? Und was denkt Gott darüber? Es ist ziemlich wahrscheinlich, dass wir in unseren Herzen eine Antwort finden.

Klar, oft wissen wir nicht haargenau, wohin uns unsere Reise führt oder was Gott von uns erwartet, während wir mit ihm unterwegs sind. Ich denke, die Richtung ist viel wichtiger. Nicht der genaue Plan, sondern die Richtung ist der springende Punkt, worauf es wirklich ankommt. Wenn Sie sich fragen, was Sie mit Ihrem Leben anfangen sollen, dann denken Sie an die Dinge, von denen Sie sich angesprochen fühlen. Vielleicht haben Sie ein besonderes Talent oder etwas, für das Sie sich wirklich interessieren. Wofür können Sie sich am meisten begeistern? Welche Not würden Sie lindern, wenn Sie könnten? Welche Ungerechtigkeit möchten Sie aus der Welt schaffen? Was liegt Ihnen richtig am Herzen? Was würden Sie tun, wenn Ihnen alle Möglichkeiten offenstehen würden? Und die Königsfrage: Was würden Sie tun, wenn Sie wüssten, dass Sie »nicht von dieser Welt« sind?

Wie würden Sie entscheiden, wenn Ihnen bewusst wäre, welcher Vater Ihnen zur Seite steht? Ihr Herz wird es Ihnen sagen.

Wir brauchen einen sicheren Hafen

Eigentlich wissen wir intuitiv, was Herz und Seele guttut, was sie belebt, ihnen Kraft gibt und sie nährt. Herz und Seele brauchen Quellen, aus denen sie schöpfen können. Jede Seele braucht Wurzeln und Stabilität, aber auch Flügel und Weite. Sie braucht Struktur und Freiheit. Beides ist wichtig. Sie blüht beispielsweise auf, wenn wir uns geliebt fühlen. Oder dann, wenn wir in der Natur abschalten können, nur wir allein und die Natur – darum fährt Lina gerne in die Berge. Für andere ist es das Kochen und Backen – das liebt beispielsweise Megan über alles. Wieder andere mögen es, ein Bild zu malen oder an einem ölverschmierten Motorrad zu schrauben.

Vielleicht blühen Sie in einer Gruppe von Menschen auf, die Ihnen guttut. Finden Sie heraus, was Ihnen liegt, wo Sie auftanken können, was Sie lebendig macht. Alles, was man liebt, macht das Leben lebenswert. Und wenn man von Liebe erfüllt ist, ist es viel einfacher, Gottes Stimme zu hören, weil wir dann auf der gleichen Frequenz mit ihm verbunden sind.

Was macht Ihr Leben aus? Wo können Sie am besten neue Kraft tanken? Wo erfahren Sie die größte Freude? Ich für meinen Teil mag die Natur, besonders das Meer, aber auch die Berge. Oder die leidenschaftliche Begrüßung eines Hundes, der vor Freude fast platzt. Auch ein üppiges Frühstücks-Büfett lässt mein Herz höherschlagen. Ich mag galoppierende Wildpferde und ausgedehnte Waldläufe. Das Strahlen in den Augen meiner Frau, wenn sie irgendwo Schokolade entdeckt, neue Projekte, die mich herausfordern, eine Flasche Rotwein mit Freunden, den Geruch von frisch geschlagenem Holz und magische Gärten, in denen ich Ruhe finde. Ich freue mich, wenn ich jemanden ermutigen und weiterbringen kann. Ich mag das laute Lachen meiner Schwester (es ist wirklich laut), Schwimmen im glasklaren Meer, gute Musik, Filme und Bücher (gibt es überhaupt etwas Besseres als gute Geschichten?). Das Spiel von Roger Federer fand ich auch klasse. Oder eine Tasse Kaffee bei Sonnenaufgang, die Fotografie als Kunst ist ein Highlight, die Gischt des Meeres und natürlich den Kartoffelsalat meiner Mutter. Wellenreiten am Bondi-Beach (zumindest in meiner Vorstellung) steht ganz hoch oben auf meiner Liste. Auch bei einer Klettertour blühe ich auf, und wenn ich mit dem Rad über einen Pass fahre, erlebe ich Freiheit. Baden im eiskalten Wasser. Eine Tüte Chips vor dem Fernseher tut manchmal auch gut oder einfach nur an einem Ufer sitzen und auf das Wasser schauen … ich könnte ewig so weitermachen.

Das Leben ist so vielfältig. Ihre Seele weiß am besten, was Ihnen guttut. Welche Schönheiten berühren Ihr Herz? Welche Dinge machen Sie lebendig? An welchem Ort, bei welcher Sache oder mit welchen Menschen können Sie sich stärken und dabei Gottes Größe erfahren? Legen Sie das Buch an dieser Stelle zur Seite und machen Sie eine Liste von Dingen, die Sie mögen. Denken Sie nicht über die Reihenfolge nach. Schreiben Sie einfach auf, was Ihnen gerade in den Sinn kommt, egal, ob es sich um Gegenstände, Plätze, Menschen oder Tiere handelt. Sie lieben diese Sachen, weil Sie ein Herz haben und Ihre Seele sich danach sehnt. Auch durch die Schönheiten des Lebens kann Gott unsere verletzte Seele heilen.

Ich denke, Gott kann durch diese Seelennahrung ausgezeichnet gut mit uns kommunizieren. Natürlich tut er das auch durch die Bibel oder durch andere Menschen, durch Gedanken, Bilder und Träume und natürlich durch Gottesdienste – aber auch durch die Dinge, die uns wichtig sind und unserer Seele guttun. Und darum sind auch für Lina – nebst Singen und Tanzen – die Berge so wichtig geworden.

Irgendetwas in uns erinnert sich bei diesen Dingen, die uns guttun, an die ursprüngliche Schönheit, die wir einmal kannten. Beim Leben mit Gott geht es nicht darum, dass wir noch mehr religiösen Aktivitäten nachgehen, noch mehr beten und noch mehr Anstrengungen unternehmen, um möglichst fromm zu sein. Vielmehr möchte uns Gott einen inneren Frieden schenken. Es geht darum, dass die Seele mit ihrem Schöpfer völlig im Reinen ist und über einen liebenden Gott jubelt, der das ganze Universum in Gang hält und trotzdem nie von unserer Seite weicht.

Manchmal ist es nur ein kurzer Spaziergang im Wald, aber er tut uns gut. Dort dürfen wir einfach sein. Wir kommen zur Ruhe. Wir müssen nichts leisten. Wir müssen nichts tun. Und vor allem: Wir werden nicht beurteilt. Im Dschungel des Alltags finden wir keine Heilung. In der Matrix hören wir unser Herz in der Regel nicht allzu gut. Ab und zu brauchen wir einen sicheren Ort. Die Natur oder, anders ausgedrückt, Gottes Schöpfung bewertet uns nicht. Da sind wir geborgen, weil wir Teil dieser Schöpfung sind. Deshalb fühlt sich unsere Seele draußen in der Natur so wohl und frei wie ein Vogel. Deshalb kann Lina oben in den Bergen zur Ruhe kommen und neue Kraft tanken. In der Natur spürt sie, dass neues Leben in sie hineinfließt.

Etwas früher in der Menschheitsgeschichte waren wir viel mehr mit der Natur verbunden. Der Wald, die Berge und das Wasser seien damals die Elemente gewesen, die ein gutes und sicheres Leben versprochen hätten, meint die deutsche Professorin Karin Kraft. Sie hätten gleichermaßen Nahrung und Schutz geboten – und genau daran könne sich unser Gehirn heute noch erinnern. Kraft führt an: »Eine Berglandschaft, eine Wasserstelle oder eine Waldlichtung, auf der wir dem Zwitschern der Vögel zuhören, sind typische Sinneseindrücke, die in der Natur vorkommen. Sie entspannen und erfrischen unser Gehirn.«[52]

Auch Rachel und Stephen Kaplan von der Universität Michigan, beide Forschende der Psychologie, sind davon überzeugt: Gerichtete Aufmerksamkeit, wie zum Beispiel stundenlanges Arbeiten an einem Computer, ermüde uns, sodass wir weniger Leistung erbringen könnten. Wenn wir unsere Aufmerksamkeit jedoch auf Dinge lenkten, die uns nicht aufforderten, etwas zu tun, bedeute das für Gehirn und Seele Wellnessurlaub par excellence – und genau das biete die Natur.[53]

Ein Spaziergang im Freien, mit dem Fahrrad eine Runde um den See oder ein Tag in den Bergen wirken wahre Wunder. Das sind seelische Tankstellen, nach denen sich unser Herz sehnt. Und obendrauf können wir Gottes Stimme, das leise Reden des Heiligen Geistes, viel besser wahrnehmen.

Man könnte auch sagen: Draußen in der Natur spüren wir etwas von Gottes Größe. Wir werden tatsächlich an seine Schöpfung erinnert – und an die Verbundenheit mit Gott. Durch das, was er gemacht hat, erleben wir seine Nähe. Anselm Grün schreibt in einem seiner vielen Bücher, die ganze Schöpfung sei durchdrungen von Gottes Geist, von einer unbändigen Lebenskraft, sodass wir draußen genau diese Kraft der Natur erlebten.[54] Diese Erfahrungen aus der Natur erinnern uns auch an den Teil der Kindheit, den die meisten von uns mochten: draußen Zeit verbringen. So kommen wir in Berührung mit der kindlichen Sehnsucht, die immer noch in uns steckt. Auch deshalb schlägt unsere Seele in solchen Momenten Purzelbäume.

Dann und wann sollten wir uns einen Termin auf die Agenda schreiben und einfach sein, die Natur bestaunen oder eine Tasse Kaffee trinken und dabei auf die leisen Töne Gottes achten. Manchmal ist es ein Wort aus der Bibel, manchmal ein Bild oder ein Traum und manchmal hört es sich einfach an wie ein Zirpen, das uns an etwas Schönes erinnert. Vielleicht klingt es auch einmal wie eine schrille Hundepfeife, die uns vor etwas warnen möchte. Drücken Sie dann einfach den roten Knopf, um Gott zu zeigen, dass Sie seine Stimme gehört haben.

Reißen Sie alles aus

Lina und ihr Freund stiegen am Vormittag bis zum Haus von Douglas hoch – in dichtem Nebel und mit schweren Rucksäcken beladen. Nach einer Stunde fing es an zu regnen. Zudem schlug ihnen ein rauer Wind entgegen, nachdem sie die Baumgrenze für kurze Zeit hinter sich gelassen hatten. Ihr Freund fand es abenteuerlich, Lina überhaupt nicht. Die Sicht war derart schlecht, dass sie mehr als einmal vom Weg abkamen. Sie mussten sich einige Hundert Meter quer durch kniehohes, dorniges Gestrüpp kämpfen. Die ganze Katastrophe kostete die beiden mindestens zwei Stunden und einige Pflaster obendrauf. In diesem Moment wäre Lina dem Kerl vom Wetterbericht am liebsten an die Gurgel gesprungen.

Dann plötzlich war der Spuk vorbei. Kurz nach Mittag kamen sie nass bis auf die Knochen und halb durchgefroren bei Douglas und Megan an. Kaum waren sie oben, zeigte sich die Sonne.

»Na, wer sagt's denn?«, meinte der alte Douglas, hob eine Hand zum Gruß und grinste über beide Ohren. »Donnerwetter, habt ihr etwa den ganzen Weg zu Fuß gemacht?«

Lina hob schon an, etwas zu sagen, doch dann besann sie sich und dachte: *Mit einem ausgeschlafenen Achtundachtzigjährigen, der so einiges auf dem Kasten hat, ist wahrscheinlich nicht gut Kirschen essen.*

Dann kam auch schon Chuck wie von der Tarantel gestochen auf sie zugerannt und begrüßte die beiden, als wären sie seine besten Freunde. Lina kraulte ihm den Kopf und freute sich, ihn wiederzusehen.

Endlich Verschnaufpause. Lina und ihr Freund zogen frische Kleider an und vertilgten danach die von Megan versprochenen Tagliatelle mit frischen Kräutern aus dem Garten und einem Hauch von Trüffel, von denen ich bereits erzählt habe. Dazu gab es herrlich duftendes Brot, Speck, Oliven und selbst gekelterten Rotwein aus einer unetikettierten Flasche Marke Eigenanbau. Es war herrlich. Sie verputzten gleich zwei Teller voll mit Tagliatelle – und das mit dem Hunger von Schiffbrüchigen. Zur Nachspeise gab es Kaffee für die Gäste, englischen Tee für Megan und Douglas und dazu – was sonst? – typisch englischen Kuchen, den Megan selbst gebacken hatte. Chuck lag vor dem Haus in der Sonne und tat so, als würde er den Eingang bewachen – in Tat und Wahrheit döste er vor sich hin. Lina musste schmunzeln. Jetzt war die Welt wieder in Ordnung.

Die Abmachung war folgende: Douglas und Megan kamen für Essen und Übernachtung auf, Lina und ihr Freund waren bei der Gartenarbeit behilflich. Es war später Nachmittag. Mittlerweile machte der Regen der Sonne viel Platz. Die Temperaturen waren unerwartet warm. Lina fühlte sich durch das Essen und die rustikale Umgebung gestärkt.

Es roch nach frischen Kräutern. An den Ästen hingen pralle Kirschen. Hinter dem Haus gab es einen überschaubaren Garten und angrenzend so etwas wie einen kleinen Hof mit ein paar Ziegen und Hühnern. Douglas und Megan lebten die Philosophie, dankbar anzunehmen, was die Erde hergab, und auf sie einzugehen.

Keine schlechte Idee, dachte Lina. Und das Ergebnis war grandios. Tomaten schmeckten tatsächlich wie Tomaten. Ein frischer Apfel duftete schon herrlich, bevor man reinbiss, und die Milch roch genauso wie in der Kindheit.

Bevor die beiden loslegten, schleifte sie Megan um den Hof und zeigte ihnen, wo es etwas zu tun gab. Lina hatte beinahe vergessen, wie viel Spaß es machte, draußen an der frischen Luft im Dreck zu wühlen. Mit der Hacke in der Hand hieb sie im Garten so heftig auf die verwachsenen Stellen ein, dass Megan einen Schritt rückwärts machte und verwundert zuschaute.

Die Arbeit im Garten kam Lina vor, als würde sie nicht nur das Unkraut, sondern auch ihr Herz von all den Plagegeistern befreien, die immer wieder versuchten, dazwischenzufunken. Als würde sie sie ausreißen und wegschmeißen. Lina erinnerte sich daran, dass sie auch ihre eigenen Gedanken immer wieder jäten musste, da Unkraut die Gewohnheit hatte, nachzuwachsen. Sie legte die Hacke beiseite, rechte das Unkraut zusammen und machte einen Haufen, jätete den Rest mit der kleinen Schaufel durch, grub die Erde um, lockerte sie auf, gestaltete Beete, trat kleine Wege, schlug neue Stangen in den Boden und bewässerte den neuen Garten.

Sie ärgerte sich ein wenig, dass sie nicht schon früher damit begonnen hatte, ihr Leben in die Hand zu nehmen. Nun war die Zeit gekommen. Mittlerweile kannte sie viele Leute, die sich – mit Gottes Hilfe versteht sich –, aber aus eigener Entscheidung von längst vergangenen Glaubenssätzen befreit hatten. Dadurch beendeten sie jahrelange Zwistigkeiten, gründeten Unternehmen, beendeten toxische Beziehungen, fanden die Liebe, warfen Blockaden über Bord, besiegten Krankheiten, gestalteten das Leben und fanden letztlich ihre wahre Berufung und Stärke. Ähnlich wie bei der Gartenarbeit misteten diese Leute ihr Leben aus, gruben es um und wurden vom General, der tausend vergebliche Schlachten führte, zum Gärtner oder zur Gärtnerin in eigener Sache. Lina merkte, dass ein Leben, das wir nach unseren Bedürfnissen und Möglichkeiten ausrichten, wie ein Biotop ist, in dem wir wachsen und blühen können.

Lina war es nicht gewohnt, im Garten zu arbeiten. Inzwischen glühten ihre Sehnen zwischen Schultern und Fingern wie die Lava vom Ätna und an ihrer rechten Hand bildeten sich drei Schwielen.

Auf ihrer Stirn perlte der Schweiß, der wenig später wie ein Bächlein über ihre Nasenspitze auf ihre schmutzigen Schuhe tropfte.

Nachdem sie das alte Grünzeug entsorgt hatte, zupfte sie vor dem Haus noch frisches Basilikum, pflückte Tomaten und las Himbeeren ab, schnitt tiefgrünen Rucola und schichtete alles in einen Korb. Gegen Abend half sie noch, die Heuballen durch die Tenne und dann über die ausgetretene Holztreppe in den Schober zu hieven. Lina dachte, sie müsste sterben, wenn sie nicht sofort ein zweites Stück englischen Kuchen bekäme. Sie war dem Kollaps nahe – aber glücklich wie selten zuvor. Etwas mit den eigenen Händen anzupacken, machte Spaß. Und müde. Kurz nach neun Uhr abends fielen sie und ihr Freund aufs Bett und schliefen noch mit den Schuhen an den Füßen sofort ein.

In der Ruhe liegt die...

Albert Schweitzer lag auf seinem Bett, als er sich zum ersten Mal seiner Lebensaufgabe bewusst wurde. Schweitzer lag im Bett und wusste plötzlich, dass er sein Leben in den Dienst anderer stellen wollte. Wem genau er es widmen sollte, erfuhr er wiederum, als er völlig in Ruhe versunken vor einer Statue in Colmar stand: Er wollte sein Leben an Afrika verschenken. Dieses tiefe Bewusstsein begegnete ihm nicht etwa in der Hektik des Alltags, sondern in einem entspannten Zustand ohne Absicht und Ziel.[55] Hermann Hesse, damals noch ein Schulbub, war vertieft in eine Lektüre, als ihm schlagartig klar wurde, dass er Dichter werden wollte.[56]

Vor einigen Jahren interviewte ich vierzig bekannte Persönlichkeiten zum Thema »Berufung« und schrieb dazu ein Buch mit dem Titel »Wie geht Berufung?«[57]. Dabei versicherten mir viele: In der Ruhe liegt die Kraft. Die besten Ideen kommen uns für gewöhnlich nicht im Trubel des Alltags. Jemand, den ich damals getroffen hatte, wurde sogar von einem todbringenden Hirntumor geheilt. Wo? In der Abgeschiedenheit. David Togni, auch eine Stimme des Buches, erging es ähnlich. Er träumte eines Nachts von einem Modelabel namens »Love your Neighbour« – heute ist es Wirklichkeit. Was hat er gemacht? Er träumte.[58]

Ohne innere Ruhe, so schreibt Maja Storch, die zusammen mit Frank Krause das Zürcher Ressourcen Modell ZRM® entwickelt hat, könne niemand wissen, wer er wirklich sei und was er möge.[59] Maja Storch nimmt uns in ihrem Buch »Die Mañana-Kompetenz« mit auf eine Reise hin zu mehr Gelassenheit im Alltag, weg vom ständigen Leistungsdruck und Freizeitstress. Ein bisschen »Mañana« kann wahrhaftig niemandem schaden. In der Matrix können wir nicht hören, was wirklich wichtig ist. Offenbar spielen sich nicht selten gerade beim Nichtstun bedeutende Dinge ab. Dort verschaffen wir unserer Seele Luft – und plötzlich hören wir die Stimme in unserem Herzen, das leise Reden Gottes, das wie ein Hauch zu uns durchdringt.

Dann müssen wir nur noch den roten Knopf drücken, als Zeichen, dass wir den Chef gehört haben.

Der zweite Tag in den Bergen begann bereits mit Sonnenschein. Kaum stand die Sonne am Himmel, machten sich Lina und ihr Freund ohne Rucksack bis zum Gipfel auf. Danach stiegen sie zurück zur Hütte hinab, wo sie sich von Megan, Douglas und Chuck verabschiedeten. Sie schulterten ihre Rucksäcke, und dann ging es mit schwerem Gepäck in südliche Richtung immer dem Grad entlang. Sie wanderten auf einem schmalen Pfad, bis sie auf eine hübsche Lichtung in der Nähe eines Bergsees kamen, auf der sie ihr Nachtlager aufschlugen.

Als es dämmerte, war es immer noch angenehm warm. Bevor Lina und ihr Freund erschöpft von der Wanderung ins Zelt schlüpften, lagen sie neben dem Lagerfeuer auf dem Rücken und schauten in den dunklen Sternenhimmel und sprachen darüber, »ihren Garten« ordentlich umzupflügen und aus »ihrem Biotop« etwas ganz Tolles zu machen.

Am nächsten Tag erwachte Lina früh, weil sie höllische Schmerzen hatte (ihr Freund hingegen schlief wie ein Stein). Ihr Rücken tat weh – vom schweren Rucksack, der Gartenarbeit, aber vor allem wegen der Nacht auf dem harten Boden. Lina kroch wie eine, die sich gerade den Rücken verrenkt hatte, aus dem Schlafsack, nahm die Jacke und ihre Wanderschuhe und schlich leise aus dem Zelt. Draußen war es noch so kalt, dass sie ihren Atem sehen konnte. Sie rieb sich ihre Hände und ging zur Lagerstelle. Lina schaffte es erst im dritten Anlauf, ein Feuer anzumachen. Dann setzte sie Kaffee auf. Kaffee war für gewöhnlich nie eine schlechte Idee, um die kostbaren Momente allein zu nutzen und die Schönheit des Tagesanbruchs in sich aufzusaugen. Wenig später nahm sie die Tasse mit der heißen, dampfenden Flüssigkeit und humpelte mit ihrem lädierten Rücken Richtung See.

Stille. Zeit mit Gott. Einfach da sein. *Was für ein Vorrecht,* dachte Lina. *Ich und der Schöpfer, ganz allein. Was gibt es Schöneres? Na gut, ein kleines Frühstück wäre auch nicht übel, aber Zeit mit Gott – das ist etwas ganz Besonderes.*

In unserem Inneren gibt es eine Leere, die nur er ausfüllen kann. Nichts anderes kann diese Lücke stopfen, auch nicht die Dinge, denen wir hinterherjagen. Wir brauchen stille Zeiten mit Gott, bei denen wir auf sein Reden hören können (vgl. Psalm 46,11). Hier oben fand Lina ihr emotionales Gleichgewicht, ihre Mitte, ihren Seelenfrieden (vgl. Psalm 23,2-3 und Psalm 62,2). Egal, wie Sie diesen Zustand nennen. Wenn wir uns mit Gott verbunden fühlen, einen liebevollen Frieden empfinden oder in Ruhe versinken, erleben wir den Zustand, in dem wir wirklich Regie führen über unser Leben. In diesem Zustand können wir auftanken, uns selbst und Gott lieben und sind auch in der Lage, reife Entscheidungen zu treffen, die wir später nicht bereuen.

Zeit mit Gott. Still sein. Hören.

Derek Prince, ehemaliger Philosophie-Professor von Cambridge, bringt es in einem seiner Bücher auf den Punkt: »Ich bin davon überzeugt, dass Zeit mit Gott in unserem Leben das Allerwichtigste ist.«[60] Die Verbindung zu Gott ist dazu da, uns mit Kraft und Leben zu versorgen. Gottes Größe ändert sich nicht. Doch wenn wir ihm nahe sind, erscheint er uns größer. Deshalb ist die Nähe zu Gott entscheidend. Die Bibel drückt es folgendermaßen aus: »Ich [Jesus] bin der Weinstock, ihr seid die Reben […] ohne mich könnt ihr nichts tun« (Johannes 15,5; LUT 2017).[61]

Ich meine, mal gelesen zu haben, dass schon die Griechen davon überzeugt waren: Nur das Heilige kann uns heilen. Und auch Jesus lebte uns diesen Lebensstil vor. Heilige Zeit ist die Zeit, bei der ich selbst lebe, anstatt von anderen gelebt zu werden. Diese Zeit gehört nur Gott und mir. Offenbar sind wir geradezu dazu bestimmt, abhängige Wesen zu sein. Wir sind zu dieser Verbindung mit Gott geschaffen. Ohne sie funktionieren wir nicht richtig, laufen nur auf Sparflamme. Daran ist auch nichts verkehrt oder komisch. Diese Abhängigkeit von Gott war nicht einmal für Jesus peinlich – im Gegenteil. Ob Sie nun an Gott glauben oder nicht, von diesem Jesus Christus kann man nicht behaupten, er sei ein Schwächling gewesen. Immerhin versteckte er sich nie hinter seinem »Feigenblatt«. Er passte sich auch nicht an oder verstellte sich. Er war kein Jammerlappen. Im Gegenteil, er brachte die Selbstdarsteller seiner Zeit in arge Verlegenheit. Jesus zog mehr als einmal den Ärger der Superfrommen auf sich, die jedes Haar in der Suppe suchten. Letztendlich ging er den scheinbar gottgefälligen Anführern von damals derart auf die Nerven, dass sie ihn verhöhnten, anspuckten, schlugen und ihn schließlich auspeitschen und grausam hinrichten ließen.

Jesus war durch und durch stark, erhaben und voller Kraft. Er war wohl der größte Revolutionär aller Zeiten (im guten Sinne), ein Seelenführer, dem die Leute an den Lippen hingen und nacheiferten. Und doch: Er, von dem die Bibel deutlich macht, dass er der Herr des Windes und des Meeres ist (vgl. bspw. Matthäus 8,26), lebte in völliger Abhängigkeit zum Vater. Jesus, der sich nicht selten die Mächtigen vorknöpfte und die Heuchler seiner Zeit aufmischte oder bei einer anderen Gelegenheit voller Eifer eine große Anzahl Männer vor sich hertrieb (Johannes 2,15-16). Er war sich nicht zu schade, in stillen Momenten bei Gott seine Stärke zu beziehen. Für ihn war klar, woher seine Kraft und sein Lebensmut kamen. Immer wieder zog er sich zurück.

Persönliche Zeit mit Gott ist ein besonderes Vorrecht. Wir sind die Reben, er der Weinstock, verbunden, um Liebe und Kraft zu tanken und um seine Stimme zu hören. Wenn wir diesen Schatz, der in uns verborgen liegt, heben und unsere Bestimmung finden möchten, ist diese Zweisamkeit mit Gott der passende Schlüssel dazu.

»Völlig in Ruhe versunken«[62], wie es Albert Schweitzer beschrieben hatte, bedeutete für Lina in aller Regel, in Muße bei Sonnenaufgang mit einer Tasse Kaffee in der Hand dasitzen. Und so zog sie sich mit ihrem Lieblingsbuch an einen verschwiegenen Platz am Bergsee zurück, um mit Gott allein zu sein. Irgendwie wusste sie, dass er dort auf sie warten würde. Sie setzte sich auf einen Stein, nahm einen Schluck und ließ ihr Gesicht von der aufgehenden Sonne wärmen. Außer ein paar zwitschernden Vögeln war kein Lebewesen hier oben zu hören. Dann las sie ein paar Zeilen. Gott hat so eine Art, sich durch Geschichten an uns und unsere Verletzungen heranzuschleichen. Ich glaube, Gott liebt es, uns durch berührende Geschichten auf Sachen hinzuweisen, die uns wichtig sind. Lina spürte, dass Gott sie durch Worte und Geschichten heilen konnte.

Allmählich fing Gott an zu reden. Folgende Wahrheiten sickerten dort an diesem stillen Bergsee tief in sie hinein: Mein Herz ist Gott wichtig. Ich bin ihm wichtig. Gott würde immer auf mich warten. Er würde nie ohne mich aufbrechen. Nie würde er mich links liegen lassen und einfach losziehen. Und Gott will mir ein neues Leben schenken.

Ganz nah bei Gott konnte sie alle Verletzungen und Enttäuschungen abstreifen, unwahre Gedanken wegsperren und sich selbst spüren. Lina erinnerte sich an Douglas' Worte: »Genau dafür ist er gekommen.« Durch Jesus hatte sie freien Zugang zu Gott. Was für ein Geschenk.

Daran zu glauben ist eine Sache. Zu entdecken, dass es wirklich wahr ist, eine ganz andere. Lina hätte dieses Geschenk an keinem anderen Ort bekommen wollen. Es war perfekt. Unsere Beziehung zu Gott ist genau das – eine Beziehung. Seine Einladung ist einfach und liebevoll: »Kommt vor mein Angesicht, sucht meine Nähe!« (Psalm 27,8b).

Dort oben an diesem Bergsee bekamen das Herz und die Seele von Lina endlich die nötige Weite und den Abstand, die sie brauchten. Allein der Blick auf das Wasser wirkte heilend und belebend auf Lina. Zweifellos trug auch das Koffein seinen Teil dazu bei. Aber dazusitzen und dabei auf die Stille des Wassers zu schauen, wirkte wahre Wunder. Lina kam endlich wieder mit sich in Berührung.

Übrigens hängt das Wort »Seele« mit dem Wort »See« herkunftsmäßig zusammen – See-le. Lina erzählte ihrem Freund später, wie sie das Wasser beobachtet und dabei das Gefühl bekommen hatte, der Schmutz des Alltags sei regelrecht weggespült worden. Ich glaube, es ist kein Zufall, wenn es im Psalm 23,2 heißt: »Er bringt mich auf Weideplätze mit saftigem Gras und führt mich zu Wasserstellen, an denen ich ausruhen kann.« Und im nächsten Vers: »Er stärkt und erfrischt meine Seele.«

An diesem Morgen konnte Lina neue Kraft tanken. Einfach nur dasitzen, ein paar Zeilen lesen, auf das Wasser schauen und auf Gottes Stimme hören. Sie spürte den Wind, der ihr über das Gesicht strich, sie fühlte die wärmende Sonne, hörte die Vögel singen. Lina dachte: *Einer, der solche Berge schaffen kann, der kann auch für mich sorgen.*

Die Natur hat etwas Mütterliches. Nicht umsonst kennen wir den Ausdruck »Mutter Natur«. Lina fühlte sich getragen, geborgen – mitten in der Hektik hatte sie einen sicheren Hafen gefunden. Sogar die Rückenschmerzen ließen nach (trotzdem würde sie so schnell nicht mehr in einem Zelt übernachten).

Lina ließ zu, dass Gott sie lieben konnte. Nur bei ihm ist unser Herz wirklich zu Hause. Es geht nicht darum, verstandesmäßig Gottes Liebe anzuerkennen. Wir müssen unseren Herzen erlauben, nach Hause zu kommen und in dieser Liebe zu bleiben. Sonst wäre es so, als würden wir überall suchen, nur nicht zu Hause. Johannes vom Kreuz umschreibt es folgendermaßen:

> O wie freundlich und liebevoll liegst du wach in der Tiefe und im Kern meiner Seele. Dort verweilst du im Stillen allein und als einziger Herr, wie in deinem eigenen Haus oder in deiner Kammer, und ebenso in meiner Brust in enger und vertrauter Einheit mit meinem Herzen.[63]

Diese innige und vertrauensvolle Verbindung zu Gott ist die Quelle unserer Heilung und unserer Stärke. Daraus entspringt alles Leben. Die tägliche Zeit mit Gott hat in erster Linie wenig mit akademischen Studien zu tun. Es geht um die enge Vertrautheit mit ihm. Alles, was die Kommunikationswege zu diesem dreifaltigen Gott offen hält, ist erlaubt. Die alles entscheidende Frage ist: Finde ich zu meinem und zu Gottes Herzen zurück?

Wenn wir die wahren Wünsche unseres Herzens entdecken möchten, brauchen wir Abstand zum alltäglichen Lärm und der dauernden Ablenkung. Erst in der Stille kann all das, was in uns steckt, zum Vorschein kommen. Jesus fordert die Menschen von damals wie heute auf, in seine Gegenwart zu kommen, wenn sie sich müde und erschöpft fühlen.

> Kommt alle her zu mir, die ihr euch abmüht und unter eurer Last leidet! Ich werde euch Ruhe geben.
> *Matthäus 11,28; HFA*

Er hat Lina Ruhe gegeben. Plötzlich wurden ihre Gedanken klar wie das Wasser des Bergsees. Sie erfuhr Gott nicht mit lauter Stimme, so wie Paulus damals vor den Toren von Damaskus, aber sie hörte das leise Reden in ihrem Herzen, das Flüstern des Heiligen Geistes. Lina spürte draußen in der Natur seine Weite und Liebe und fühlte sich dadurch erfrischt und gestärkt. Verstehen Sie: Gottes Natur ist Liebe und nur diese Liebe kann uns ausfüllen.

Es hat nichts mit Eigennutz zu tun, wenn wir für unser Herz sorgen. Es ist vielmehr der Anfang der Liebe, zu der uns Gott auffordert. Wir hüten unser Herz nicht nur für uns, sondern auch um der anderen willen. Was haben Sie denn zu geben, wenn Ihr Herz leer, ausgetrocknet und erschöpft ist? Ohne ein volles Herz können wir nicht lieben – und genau darum geht es doch: um Liebe. Gott selbst liebt uns, weil sein Herz von Liebe überfließt, und wir sollten es ihm gleichtun. So, wie wir unser Herz behandeln, behandeln wir auch unsere Mitmenschen. Deshalb sagte Jesus, wir sollen die anderen lieben wie uns selbst (vgl. Markus 12,31).

Bernhard von Clairvaux beschrieb es in einer seiner Schriften wunderbar. Für ihn war klar: Wahre geistliche Reife bedeutet »sich selber zu lieben um Gottes willen«.[64] Weil Gott unser Herz als seinen kostbaren Schatz betrachtet, sollen wir ebenfalls so leben. Demnach ist es wichtig, dass wir achtsam mit uns umgehen – es hat nichts mit Selbstsucht zu tun. Im Gegenteil.

Wie formulierte es Douglas? »Die Kunst besteht darin, mit sich selbst gut umzugehen. Das ist die beste Voraussetzung dafür, auch mit anderen gut umzugehen. Und je besser wir mit den anderen umgehen, desto besser wird es uns gehen. Das Leben ist an dieser Stelle glücklicherweise sehr gerecht.«

Douglas meinte damit nicht, dass sich die ganze Welt um uns drehen soll. Es geht nicht darum, wie wir noch erfolgreicher, gesünder, leistungsfähiger, fitter und reicher werden. Das will uns die Welt da draußen ständig weismachen. Es geht vielmehr darum, herauszufinden, was uns wichtig ist, was uns guttut, wo wir auftanken, und davon anderen etwas abzugeben.

Natürlich wird uns das ein oder andere innere Gespenst einreden, wir würden uns zu viel um uns selbst kümmern. Natürlich wird der Teufel versuchen, Ihnen Folgendes einzureden: »Komm schon, das ist doch albern. Du hast viel wichtigere Dinge zu tun. Früher warst du nicht so eigennützig.« Aber Gott sagt: »Hör nicht auf ihn. Es ist wichtig. Nichts ist wichtiger als dein Herz« (vgl. Sprüche 4,23).

Es gibt jemanden, der mag es nicht besonders, wenn unser Herz frei und quicklebendig wird. Darum müssen wir es hüten wie unseren wertvollen Schatz. Es ist nichts Verkehrtes daran. Es nicht zu tun, stände im Widerspruch zu Gottes Absichten für uns. Und darum: Was verschafft Ihrem Herzen Freude? Wo können Sie am besten abschalten und auftanken? Was macht Ihr Leben aus? Für welche Sache möchten Sie sich einsetzen? Unser Herz ist auf die Schönheiten des Lebens angewiesen. Schönheit ist der Balsam für unsere Seelen. Wir brauchen Stille, Einsamkeit, das Loslassen, die Natur, die Nähe zu Gott – Jesus als starker Mensch und mutiger Kämpfer machte es uns vor. Wie könnte es bei uns anders sein?

Lina hätte ewig dort sitzen können. Aber nach einer guten Stunde war es Zeit, aufzubrechen. Die eingefrorenen Glieder waren wieder in Stimmung, das Wetter war prächtig. Sie klappte das Buch zu, nahm die leere Kaffeetasse und lief (fast) wie ein junges Reh zurück auf die Lichtung, um endlich ihren Freund zu wecken, der immer noch tief und fest schlief.

Hey, ich habe die Stimme Gottes gehört

Wir alle brauchen in unserem Leben Zeiten und Orte, die uns heilig sind. Dieses Heilige können Sie an Orten der Abgeschiedenheit erleben, an einem Platz ganz für sich allein, frei von allen fremden Anforderungen, die an Sie gestellt werden. Nur Sie und Gott. An diesen Orten werden wir nicht bewertet, wir dürfen einfach nur sein. Vielleicht ist das ein Sessel in Ihrer Wohnung, ein lauschiges Plätzchen an einem See oder eine Sitzbank am Waldrand – auch Gartenarbeit und Unkrautausreißen kann ganz schön befreiend sein. Oder vielleicht drehen Sie einfach ein paar Runden auf dem Riesenrad … Mit dieser stillen Zeit reservieren wir uns einen Ort, der ganz uns gehört. In dieser Zeit können wir aufatmen. Wir kommen in Berührung mit uns und mit Gott. Diese heiligen Zeiten tun uns gut. Sie verarzten unsere Wunden. Sie schenken Kraft und neue Frische in der Hektik des Alltags. Jesus war sich nicht zu schade dafür – wie viel mehr sollten wir also diese Plätze jenseits der Hektik suchen?

Für gewöhnlich spricht Gott zu unseren Herzen, nicht zu unseren Ohren. Wenn Ihnen jemand erzählt: »Hey, heute habe ich voll die Stimme Gottes gehört«, dann sollten Sie hellhörig werden. Aber auch dann, wenn uns jemand Bibelverse wie Granaten vor die Füße wirft und behauptet, Gottes Absicht sei ausschließlich durch sein

Wort erkennbar. Jesus ging regelmäßig auf einen Berg oder fuhr mit einem Boot auf den See hinaus, um allein zu sein, allein mit Gott. Er wurde zu dem Mann, den man zu seiner Zeit unbedingt gesehen haben musste. Ich kann mir gut vorstellen, wie ihm der Trubel um seine Person oft zu viel wurde.

Kennen Sie das? Wie oft wird es uns zu viel? Auf der Arbeit, zu Hause, mit den Kindern, in der Gemeinde, die Familienfeste … Dann machte Jesus rechtsum kehrt und ging auf einen Berg, um sein Herz zu stärken. In der Stille konnte er die Stimme Gottes hören. Übrigens habe ich nirgends gelesen, dass er dabei irgendwelche Schriftrollen mit sich trug – er hatte einfach eine innige Beziehung zu seinem Vater.

Zeit mit Gott krempelt unser Leben um. Ähnlich wie Saulus zu Paulus wurde, kann Gott uns immer wieder zu dem Menschen formen, den er im Grunde geschaffen hat: einzigartig, gut, frei und lebendig. Erinnern wir uns nur an die Geschichte der beiden Jünger aus Emmaus. Dafür müssen wir nur ein bisschen Zeit mit dem Chef verbringen – dann öffnen sich unsere Augen für die Dinge, die wirklich wichtig sind.

Könnte Gott mit hörbarer Stimme zu mir reden, wenn er das wollte? Natürlich. Ich traue ihm so ziemlich alles zu. Vielleicht tut er es ja eines Tages auch. Wenn es so weit ist, werde ich Ihnen davon erzählen. Dann werde ich todsicher ein Buch schreiben mit dem Titel: »Gott hat zu mir gesprochen – voll laut«. Aber oft nehmen wir Gott auf anderen, leisen Frequenzen wahr.

Was ich eigentlich sagen möchte: Die meisten von uns bekommen Gottes Plan nicht mit einer hörbaren Stimme serviert. Wir sollen Ausschau halten nach Hinweisen, die er uns hinterlassen hat. Welche Dinge sprechen mein Herz an? Was ist gut und was sollte ich lassen? Wo möchte ich mich einbringen und wen sollte ich meiden? Wenn ich etwas ändern könnte, was wäre es? Die Antworten werden

Sie mit großer Wahrscheinlichkeit in der Bibel, aber auch in Ihrem Herzen finden.

Ich glaube, Gott redet nicht nur in Zeiten der Freude und Liebe, dann, wenn unser Glaube zu explodieren scheint, sondern auch in schwierigen und schmerzvollen Phasen unseres Lebens zu uns – wahrscheinlich insbesondere dann.

Meistens spricht er zu unserem Inneren, zu unseren Herzen. Das kommt auch nicht unerwartet, weil das Herz der Ort ist, an dem er Quartier bezogen hat und auf uns wartet (vgl. Epheser 3,17). Vielleicht irgendwo an einem stillen Bergsee, beim Backen von Cupcakes, auf einer Klettertour, beim Musizieren oder beim Schrauben an Ihrem Oldtimer.

Wenn ich nicht weiß, wo ich mich im Leben befinde oder was Gott gerade will, was relativ häufig vorkommt, dann nehme ich mir einen Augenblick Zeit oder auch etwas länger und versuche, in der Stille auf Gott zu hören, der sich entschieden hat, in meinem Herzen zu wohnen. Ich für meinen Teil höre Gottes Reden am deutlichsten durch gute Geschichten, Bücher und Filme, die etwas Berührendes rüberbringen – meistens sind es Erzählungen, die mit dem christlichen Glauben gar nichts zu tun haben. Komisch, aber so ist es nun mal. Er spricht zu mir durch die Schönheit der Natur, durch Musik, durch Kunst und durch Freundinnen und Freunde, während einer stundenlangen Fahrt auf dem Fahrrad und durch vieles mehr. Gott spricht zu mir im Gebet und auch durch seine Geschichte, durch seine Worte, die uns wie Leitplanken vor Unfällen schützen. Er begegnet jeder und jedem von uns persönlich und verblüffend individuell, auf eine Weise, die unseren Besonderheiten seltsam genau entspricht. Eigentlich logisch, denn er kennt uns alle durch und durch.

»Okay, Houston, we've had a problem here«, meldete der Astronaut John »Jack« Swigert dem Kontrollzentrum, weil die Dinge im Weltall aus dem Ruder liefen. Ich kann mir lebhaft vorstellen, wie auf der anderen Seite des Funkspruchs jemand auf einen roten Knopf drückte: »Hier, Houston, wir hören.«

Wie im Kontrollzentrum, so fühlte sich auch Ben, als er in diesem Testlabor saß und die Kopfhörer aufsetzte. Er horchte – bedauerlicherweise war von den Kuschelrockern Bon Jovi nichts zu hören. Die Anweisung der Ohrenärztin lautete, dass er jedes Mal, wenn er einen Ton hören könne, sofort auf einen roten Knopf drücken müsse. Bens Lehrerin war nämlich felsenfest davon überzeugt, dass er ein kleines Problem mit seinen Lauschern hatte, weil er oft verträumt aus dem Fenster blickte und keine Antwort auf ihre Fragen gab. Aber wenn es so etwas wie einen Wettkampf im Hören von komischen Tönen gäbe, hätte Ben an jenem Tag wahrscheinlich die Goldmedaille gewonnen. Sein Gehör funktionierte einwandfrei. Die Frau im weißen Kittel lieferte ihm kurz nach dem Test den Beweis.

»Gratuliere, mit deinen Ohren ist alles in Ordnung.«

Die Lehrerin konnte es zwar nicht glauben, aber Ben war aus dem Schneider.

Ben war damals schon fast zwölf. Nach einigem Hin und Her rang er sich dazu durch, mit seinem Taschengeld die neue Scheibe der scheinbar boshaften Band Bon Jovi zu kaufen – allein aus Trotz diesen Leuten gegenüber, die es mit dem Glauben ein bisschen zu ernst nahmen. Sind wir mal ehrlich: Bon Jovi war einfach eine Truppe von jungen Männern mit viel zu engen Lederhosen und toupierten Mähnen. Ich habe recherchiert. Sie sangen ausschließlich von Liebe und dem Leben, von Freundschaft und Verlust, Abenteuer und Freiheit, von Leid und Hoffnung – und oft vom Glauben.

Und Ben sollte recht behalten. Nachdem er sich die neuen Stücke ein paar Mal angehört hatte, war er fest entschlossen, seinem

Gebetsleben viel mehr Aufmerksamkeit zu schenken. Was hätte er verpasst, wenn er auf die Superfrommen und Oberschlauen gehört hätte? Gott kennt keine Grenzen. Wir können seine Stimme überall hören – auch durch boshafte Männer mit langen Haaren und Lederjacken, die ihr Leben der Rockmusik verschrieben haben, denn sie haben Bens Herz berührt. Wahrscheinlich ärgerte sich der Priester grün und blau und raufte sich die Haare. Aber für Ben war klar: Ab heute bete ich jeden Tag – es lebe die Musik. Es lebe Bon Jovi.

In Funkkontakt mit Gott zu bleiben, ist gar nicht so schwierig. Die Mannschaft von Apollo 13 kriegte es ja auch hin. Das Kontrollzentrum von Houston war unfassbar weit weg von der Raumfähre, und trotzdem drang der Funkspruch irgendwie bis auf die Erde durch. Und unser Gott ist ja nicht irgendwo. Er ist überall, jederzeit, allgegenwärtig. Er ist viel dichter an uns dran. Viel näher als die Raumfähre an Houston. Also müssten wir seine Stimme wirklich gut hören.

Natürlich spricht Gott durch die Bibel, manchmal durch andere Menschen, durch Bilder, Träume, Filme und Bücher. Manchmal flüstert er uns an stillen Orten etwas ins Ohr und wir spüren in unserem Herzen, dass wir geliebt sind. Gott spricht aber nicht nur durch unsere »religiösen Übungen«. Manchmal spricht er sogar durch Musikgruppen mit langen Haaren, die entgegen aller Erwartung eine Lust in uns wecken, Gottes Nähe zu suchen.

Wir sind die Reben, er ist der Weinstock. Wir dürfen zu ihm kommen mit all unseren Anliegen, Nöten und Sorgen. Aber wir sollten nicht nur quasseln, sondern auch hören, was er zu sagen hat. Manchmal sollten wir einfach still sein, nicht murmeln und jammern – einfach mal die Klappe halten. Und wenn wir etwas gehört haben, dürfen wir den roten Knopf drücken und behalten, was er uns zugeflüstert hat.

WAS DIE BIBEL SAGT

Berge haben schon in der altorientalischen Geschichte eine zentrale Stellung und finden sich in der Bibel oft als Grundfesten des Himmels wie auch in der Vermittlerrolle zwischen Himmel und Erde. Kein Wunder, dass sich Jesus oft dorthin zurückgezogen hat. Von ihm wurde seinerzeit viel erwartet. Wahrscheinlich stand er mehr als einmal ziemlich unter Druck im Dschungel des Alltags. Er war umringt von seinen Anhängerinnen und Anhängern. Alle wollten etwas von ihm. Und deshalb ist es nicht verwunderlich, dass er regelmäßig auf einen Berg stieg oder mit einem Boot auf den See hinausfuhr, um allein zu sein. Sein Terminkalender war ohne Zweifel ziemlich gut gefüllt. Doch auch Jesus brauchte Abstand von seinem Alltag. Auch er klinkte sich regelmäßig aus. Dort in der Stille betete er. Dort hörte er. Damit Jesus seine Berufung leben konnte, fragte er öfter Gott um Rat. In der Einsamkeit konnte er die Stimme des Vaters hören, manchmal blieb er einen ganzen Tag. Danach kam er erfrischt und gestärkt zurück und konnte seine Mission zu Ende führen.

> Als das geschehen war, stieg er auf einen Berg, um ungestört beten zu können. Spät am Abend war er immer noch dort, ganz allein.
> *Matthäus 14,23*

> Deshalb zog er sich wieder auf den Berg zurück, um allein zu sein.
> *Johannes 6,15b*

Berge haben etwas Mystisches. Über vierhundertvierzig Mal wird das Wort im Alten und Neuen Testament verwendet. Auch Mose, Elia und David zogen sich regelmäßig dorthin zurück. Dort begegneten sie Engeln, hatten Visionen, vernahmen die Stimme Gottes und Mose erhielt sogar die Zehn Gebote direkt vom Berg. Ähnliches sagt auch Michael Albus, Theologe und Lehrbeauftragter für Medienpädagogik an der Universität Frankfurt am Main und Freiburg im Breisgau. Albus behauptet natürlich nicht, dass Gott nur auf den Gipfeln der Berge wohne. Doch das Große, Erhabene und Hohe des Schöpfers komme darin besonders zum Ausdruck. »Berge sind auch das, was uns übersteigt«, so der Theologe, »sie stellen einen Punkt dar, an dem sich Himmel und Erde berühren.«[65]

WAS DIE WISSENSCHAFT SAGT

Früher war der Mensch der deutschen Professorin Karin Kraft zufolge noch viel mehr mit dem Wald, den Bergen und dem Wasser verbunden gewesen. Diese Elemente der Natur versprachen uns ein gutes und sicheres Leben – und genau daran kann sich unser Gehirn erinnern. Die Natur bot Nahrung und Schutz gleichermaßen. Kraft führt weiter an:

> Eine Wasseroberfläche mit kleinen Wellen, eine Waldlichtung, auf der wir dem Zwitschern der Vögel horchen, die Gerüche von frischem Moos, das Spiel zwischen Schatten und Licht… das sind typische Sinneseindrücke, die in der Natur vorkommen. Sie entspannen und erfrischen unser Gehirn.[66]

Auch Rachel und Stephen Kaplan von der Universität Michigan, beide Forschende der Psychologie, sind davon überzeugt, dass wir, wenn wir unsere Aufmerksamkeit auf Dinge richten, die uns nicht in irgendeiner Form auffordern, etwas zu tun, unserem Gehirn und unserer Seele eine Art Wellnessurlaub ermöglichen – genau das bietet die Natur.[67] Der positive Effekt der Natur auf die Seele lässt sich noch verstärken, indem wir uns draußen bewegen. Ein Spaziergang im Wald, mit dem Fahrrad eine Runde um den See oder ein Tag in den Bergen wirken wahre Wunder. Solche Dinge sind seelische Tankstellen, nach denen sich unser Herz zutiefst sehnt.

Und Anselm Grün schreibt, die ganze Schöpfung sei durchdrungen von Gottes Geist, von einer unbändigen Lebenskraft, sodass wir draußen genau diese Kraft der Natur erlebten.[68] Offenbar brauchen wir mehr denn je solche Oasen – nicht nur, um unsere Batterien aufzuladen, sondern auch, um Gottes Stimme in unserem Herzen wahrzunehmen.

FRAGEN – BEREIT FÜR IHRE ANTWORTEN

- An welchen Orten spüren Sie das Leben fließen? Welche Dinge machen Ihnen Freude? Wie können Sie am besten abschalten? Machen Sie eine Liste von Dingen, die Ihnen guttun.
- Wie könnten Sie mindestens eine schöne Sache, die Ihnen guttut, regelmäßig in Ihren Alltag einbauen?
- Wann haben Sie das letzte Mal Gottes Stimme gehört? Wo waren Sie damals und was haben Sie gemacht?
- Auf welche Weise hat Gott zu Ihrem Herzen gesprochen (durch Worte, Bilder, Menschen, Bibelverse, einen Film, Musik, Kunst, die Natur, vielleicht durch einen lustigen Hund oder ein gutes Essen … was auch immer)?

- Was würde sich an Ihrem Leben ändern, wenn Sie mehr Zeit mit Gott verbringen würden?
- Was hält Sie davon ab, die tägliche Verbindung zu Gott zu suchen?
- Denken Sie an das Bild Lina im Garten: Was ist Ihr persönliches Biotop? Wie sieht ein Leben aus, in dem Sie sich voll entfalten können?
- In welcher Umgebung wachsen und blühen Sie am schönsten?
- Wir alle sollten das »Unkraut« in »unserem Garten« regelmäßig ausreißen (weil es immer wieder nachwächst). Was bedeutet das für Sie?
- Schauen Sie nicht auf die anderen. Was wollten Sie schon immer mal tun?
- Wenn Ihr Leben ein Buch wäre, wie würde der Titel des nächsten Kapitels lauten?
- Für welche drei Dinge sind Sie heute dankbar?

DIE NÄCHSTEN SCHRITTE

- Glauben heißt immer auch in Bewegung sein, etwas annehmen oder danach handeln. Notieren Sie sich, was Sie in diesem Kapitel am meisten angesprochen hat.
- Was müssten Sie in Ihrem Alltag verändern, um mindestens einmal pro Woche konkret auf Gottes Stimme zu horchen?
- Welche Umgebung müssten Sie dafür schaffen? Wo oder wie erleben Sie Gott am stärksten?

In unserem Inneren gibt
es eine Leere, die nur
Gott ausfüllen kann.
Nichts anderes kann
diese Lücke stopfen, auch
nicht die Dinge, denen wir
hinterherjagen.

6

Die Leidenschaft finden

Was man als Kind geliebt hat, bleibt im Besitz des Herzens bis ins hohe Alter.

Khalil Gibran[69]

Vor einiger Zeit entdeckte ich in unserem Dorf ein winziges Putzfahrzeug, das mit einem Mann in oranger Arbeitsbekleidung am Steuer die Straße sauber machte. Um ehrlich zu sein, sah dieses kleine Putzfahrzeug aus wie eine dieser dreirädrigen Gemüsekarren, die man in Italien sieht, wenn man durch die engen Gassen und Märkte schlendert. Haben Sie das Bild?

Das alte Fahrzeug war rührend. Doch als ich mit meinem Auto von hinten an diese kleine Straßenmaschine heranfuhr, fiel mir auf, wie wild die beiden orangefarbenen Lichter des kleinen Gemüsekarrens blinkten. Offenbar hatte man die Lampen vor kurzer Zeit ausgewechselt. Es waren die neuesten, hellsten, genialsten LED-Blinker, die man sich vorstellen konnte. Sie blitzten grell und gefühlte hundertmal pro Sekunde, ganz nach dem Motto: Macht Platz. Hier ist etwas Wichtiges im Gange. Ich befinde mich auf einer großen Mission. So wie ein Kampfjet auf dem Rollfeld, der in Kürze einen geheimen Auftrag zu erfüllen hatte, wie ein Rettungshelikopter, der gespannt auf die Starterlaubnis wartete, blinkte und putzte die kleine Maschine, was das Zeug hielt.

Ich lächelte. Dieser kleine Putzteufel fühlte sich ganz schön stark. Er schämte sich nicht wegen seiner Größe oder wegen seines Alters. Er machte sich keine Gedanken darüber, was andere über ihn denken könnten. Er ging in seiner Tätigkeit voll auf – klein oder groß war hier nicht die Frage. Die Aufgabe war zu wichtig und die Lichter viel zu genial. Die freche Karre erinnerte mich daran, wie wichtig wir alle bereits sind. Sie erinnerte mich daran, dass in uns allen das exakt gleiche Licht blinkt – egal, ob wir zu den ganz »großen Glaubensheldinnen und -helden« gehören oder kleine Brötchen backen. Es macht keinen Unterschied. In uns lebt ein Licht, das wir zeigen dürfen.

> So soll auch euer Licht vor den Menschen leuchten [...].
> *Matthäus 5,16a*

Ich glaube, der Mann am Steuer dieser kleine Putzmaschine war einfach stolz auf seine neuen LED-Lichter, die so hell blitzten und damit andeuteten: Ich bin wichtig, egal ob reich oder arm, groß oder klein, erfolgreich oder nicht so erfolgreich. Die Putzmaschine musste nicht etwas Außergewöhnliches werden – sie war es schon, denn sie wusste: Meine Lichter sind geradezu überwältigend.

Ist es nicht so? Der Tenor der Gesellschaft lautet: Kämpfe dich nach oben. Mit allen Mitteln. Sei jemand. Sei eine außergewöhnliche Person. Längst hat diese Mentalität auch in der Kirche Einzug gehalten. Vielleicht kennen Sie den altbekannten Spruch: »Tuste was, dann biste was.« Aus meiner Sicht ist er am Ziel vorbeigeschossen. Denn in Gottes Augen werden wir nicht zu etwas, indem wir Dinge tun. Im Gegenteil. Wir sind schon etwas – zum Beispiel eine kleine Putzmaschine mit LED-Lichtern – und darum tun wir etwas. Das ist eine andere Sichtweise. In diesem Sinne bestimmt nicht das unser Leben, was wir tun, sondern das, womit wir uns vereinigen: mit Gott. Mit dem Licht in uns, das hinaus in die Welt leuchtet.

Nichts Neues im Land

Natürlich erzähle ich Ihnen hier nichts Neues. Klar haben Sie das Folgende schon einmal gehört oder irgendwo gelesen. Ich möchte niemanden für dumm verkaufen. In der Regel wissen wir ziemlich genau, was wir tun wollen, verändern oder erreichen möchten. Wir alle haben gewiss auch eine Ahnung davon, dass für unsere Träume – oder um das große Wort zu nennen: für unsere Berufung – Dinge wie Leidenschaft, Begeisterung, Fähigkeiten, Sinnhaftigkeit oder die eigene Lebensgeschichte von Bedeutung sind. Ziemlich sicher sind Sie auch schon dahintergekommen. Und auf irgendeine Weise sollten wir unsere Talente und Gaben nutzen. Auch das wurde uns schon tausendmal eingetrichtert.

Doch wie oft tun wir eben auch Dinge, die von uns erwartet werden, oder Sachen, von denen wir hoffen, es könnte uns ein bisschen Aufmerksamkeit verschaffen. Mit anderen Worten: Nur wenn ich das oder jenes mache, nur wenn ich einen Doktortitel in der Tasche habe, wenn ich Pilot, Unternehmerin, Offizier oder Ärztin bin, bin ich jemand. Sie wissen schon: Wir alle tragen frühkindliche Verletzungen mit uns herum und diese Verletzungen lassen sich vordergründig ein bisschen besser ertragen, wenn wir wenigstens wahrgenommen werden. Aber im Grunde übergehen wir damit unsere innigsten Bedürfnisse. Wenn wir unsere Berufung als Christinnen und Christen leben wollen, dann sollten wir tun, was uns wirklich am Herzen liegt – ganz egal, was andere von uns denken oder ob wir dafür Applaus ernten oder nicht. Natürlich kann man einen gut gemeinten Ratschlag beherzigen, aber nie auf Kosten der Selbstaufgabe. Darum lehnte Ben das lukrative Jobangebot ab, das »zufällig« ins Haus flatterte (dazu später mehr). Und genau darum hat sich Lina wieder für den Tanzunterricht eingeschrieben. Beide wollten sich selbst nicht länger links liegen lassen, sondern ohne Pardon ihren Herzen folgen.

Wir alle müssen klasse sein

Eigentlich könnte ich dieses Kapitel mit wenigen Sätzen beenden: Tun Sie, was Sie gerne tun. Das, was Gott Ihnen ins Herz geschrieben hat, und um Himmels willen nicht, was andere von Ihnen erwarten oder diese beeindruckt. Aber mit diesem Kapitelende wären Sie wahrscheinlich nicht glücklich geworden, deshalb möchte ich ein bisschen ausholen.

Verstehen Sie mich nicht falsch. Ich bin geradezu begeistert und fasziniert davon, dass uns zumindest teilweise die tolle Möglichkeit offensteht, aus den »falschen Schuhen« auszusteigen, um unser eigenes Drehbuch zu schreiben. Was wäre ich ohne meine Träume? Ich bin ein Fan von großen Zukunftsplänen, dem schier Unmöglichen. Und ich werde wohl immer einer dieser blauäugigen Idealisten bleiben. Ohne diese blühende Hoffnung macht mir das Leben nur halb so viel Spaß. Meine Güte, manchmal habe ich das Gefühl, das Leben sei fast zu kurz, um all das zu erleben, was ich mir ausgedacht habe. Ich liebe diese positive Einstellung dem Leben gegenüber. Und ich bin ganz sicher: Gott hat einen guten Plan mit Ihrem und mit meinem Leben. Amen dazu. Lesen Sie weiter.

Doch leider ist es Teil unserer Kultur geworden, zu glauben, dass wir alle dazu bestimmt sind, etwas wirklich Außergewöhnliches zu tun. Promis sagen, wir sollen uns nach dem Mega-Erfolg ausstrecken.

Wirtschaftsbosse sagen das. Nicht selten auch Pastorinnen und Pastoren – und Oprah sagt das auch. Und wenn sie es sagt, dann muss es ja wahr sein. Ganz nach dem Motto: Wir alle haben Außergewöhnliches verdient. Wir sind geradezu bestimmt, auf dieser Erde etwas enorm Großartiges zu erreichen. Die Gesellschaft trällert uns ein Liedchen vor: Mach Karriere. Die erste Million. Schließ den Doktor ab. Kämpf dich an die Spitze ... sei jemand. Ich, ich, ich ... Somit kann auch die Suche nach der eigenen Berufung, Bestimmung – oder wie auch immer Sie es nennen möchten – einen unnötigen Stress auslösen.

In meiner Bibel lese ich herzlich wenig von »Ich, ich, ich ...«. Irgendwie sind wir aber dahin gekommen, auch die Kirche. Hat nicht Jesus einen ganz anderen Ton angeschlagen? Und die Sache mit »Ich muss etwas total Außergewöhnliches tun« hat noch einen weiteren Haken und ist in sich widersprüchlich. Denn wenn jede und jeder außergewöhnlich sein soll (was auch immer das bedeuten mag), dann wäre per Definition niemand mehr außergewöhnlich. Diese Ansicht »Jede und jeder muss etwas Außergewöhnliches erreichen« ist eine sehr menschliche Sicht der Dinge, weil wir generell dazu neigen, uns und andere nach weltlichen Maßstäben zu beurteilen. Wir vergleichen uns mit den wenigen, die tatsächlich irgendetwas außergewöhnlich gut machen, und fühlen uns dann höchstens noch durchschnittlich. Durchschnittlich zu sein ist dann auch das neue Wort für »Versagen« geworden. Mit anderen Worten: Bist oder tust du nichts Besonderes, dann bist du auch nicht viel wert. Diese Denkweise ist nicht nur falsch, sondern auch gefährlich. Lässt man sich auf diesen Schluss ein, dass das Leben nur etwas wert ist, wenn es bemerkenswert und außergewöhnlich ist, dann akzeptiert man im Grunde auch, dass ein Großteil der Bevölkerung (zu dem man selbst auch gehört) unbrauchbar und damit wertlos ist.

Glücklicherweise legt Gott einen anderen Maßstab an. Und alle, die sich als gläubige Christinnen und Christen bezeichnen, können jetzt mal richtig aufatmen. Schon vergessen? Gott ist Liebe. Er nennt uns seine Freundinnen und Freunde. Wir sind ein »auserwähltes Geschlecht, ein königliches Priestertum, ein heiliges Volk« (1. Petrus 2,9; LUT 2017). Wir stehen auf heiligem Boden. Unsere Lichter wurden ausgewechselt. Wir sind mit den neuesten LED-Lampen ausgestattet, die so hell leuchten wie Gott selbst. Ich denke, das macht uns wirklich außergewöhnlich. Richtig außergewöhnlich.

Also, Sie müssen nicht erst jemand Besonderes werden. Sie sind es schon. Sie sind wichtig und richtig, wo und wie Sie sind.

Aber natürlich sollten wir mit dieser Außergewöhnlichkeit, die Gott uns geschenkt hat, etwas anstellen – auch wenn uns vielleicht das Gefühl beschleicht, »unsere Lichter« seien nicht so hell oder so wichtig wie diejenigen von anderen. Immer dann, wenn wir von diesem Gefühl beschlichen werden, Gott könne solche wie uns nicht gebrauchen: Aufgepasst! Er hat geradezu ein besonderes Faible dafür, jene ins Boot zu holen, die auf den ersten Blick ungeeignet erscheinen: einen Stotterer namens Mose, einen Hirtenjungen, der König wurde, einfache Fischer, korrupte Steuereintreiber, eine Prostituierte. Jemand, der Jesus in seiner dunkelsten Stunde verraten hat, wird zum Anführer der ersten Kirche. Ein Massenmörder namens Saulus wird zum einflussreichsten Schreiberling des Neuen Testaments. Thomas war ein Zweifler. Elia und David wurden beide von Suizidgedanken geplagt. Und vergessen wir nicht: Ein einfacher Zimmermann aus Nazareth veränderte den Lauf der Geschichte ein für alle Mal. Als er selbst seine zwölf Jünger auswählte, wählte er nicht Menschen, die alles auf dem Kasten hatten. Er wählte nicht die Schriftgelehrten, die über alles Bescheid wussten, sich an alle religiösen Regeln hielten, zur rechten Zeit beteten und den nötigen Teil dem Tempel spendeten – deren Herzen aber falsch waren.

Gott sucht nicht nach Menschen, die ihr Leben perfekt auf die Reihe kriegen und alles richtig machen. Er sucht nach Menschen, die ihm gefallen wollen. Er gebraucht oder gestaltet Menschen um, die ein aufrichtiges Herz haben. Menschen, die mit ihrem Licht einen Unterschied in einer düsteren Welt machen wollen.

Offenbar hat Gott eine besondere Vorliebe, Leute einzusetzen, die auf den ersten Blick inkompetent erscheinen. Aber genau diese Leute machen dann einen Unterschied – manchmal sogar eine kleine, unbedeutende Putzmaschine.

Sie fühlen sich nicht fähig? Mir geht es genauso. Manchmal fühle ich mich so, als würde Gott zu mir runterschauen, die Augenbrauen hochziehen und mit seufzender Stimme sagen: »Allmählich könntest du es geregelt kriegen. Vielleicht suche ich mir besser jemand anderen.« Verstehen Sie, ich bin der Typ, der praktisch jedes Mal, wenn er sich die Schuhe auszieht, die Schnürsenkel verheddert. Auf mir völlig unbekannte Weise gibt es dann einen Knoten, den ich mühsam wieder aufmachen muss – wirklich. Auch sonst habe ich nicht viel zu bieten. Ich habe keinen wichtigen Titel. Keine allzu besondere Lebensgeschichte. Auch ich fühle mich manchmal ohnmächtig und nutzlos, aber das ist nicht die ganze Wahrheit.

Gott beruft nicht die Qualifizierten. Gott qualifiziert die Berufenen. Und berufen sind wir alle!

Sei einzig, nicht artig

Sie sind kein Zufall, unter welchen Umständen auch immer Sie auf die Welt gekommen sind. Niemand ist so wie Sie. Niemand wie ich. Wir alle sind einmalig geschaffen. Niemand hat denselben Fingerabdruck, dieselbe DNA oder den gleichen Augapfel. Selbst wenn Sie mal einer seelenverwandten Person oder jemandem begegnet sind, der Ihnen auf urkomische Weise ähnelte – Sie gibt es nur einmal. Niemand hat Ihre Persönlichkeit, Ihre Herkunft, Ihre Interessen und vor allem Ihre Lebensgeschichte. Als Gott Sie erschaffen hatte, machte er einen Schritt zurück und sagte staunend: »Wow, so etwas habe ich ja noch nie hingekriegt.«

Sie sind die erste, einzige und endgültige Fassung Ihrer selbst. Darum kann niemand tun, was Sie tun. Niemand kann das tun, was ich tue. Klar gibt es andere Politikerinnen, Buchhalter, Mütter, Väter, Gärtner und Verkäuferinnen – aber niemand macht die Arbeit so wie Sie. Vielleicht schreiben auch Sie Bücher, aber Sie tun es anders als ich. Nennen Sie es, wie Sie wollen: Talent, Fähigkeit, Gabe, Salbung, göttlicher Funke. Das Ergebnis sieht bei jeder und jedem anders aus.

Der Apostel Paulus drückte es folgendermaßen aus: »Bei jedem zeigt sich das Wirken des Geistes auf eine andere Weise [...]« (1. Korinther 12,7a). Auf eine andere Weise, bei jedem. Jede und jeder bekommt eine Gabe. Die Übersetzung »The Message« bringt es vielleicht noch besser zum Ausdruck. Im Originalwortlaut heißt es dort: *Each person is given something to do that shows who God is* (übersetzt: Jeder Mensch bekommt eine Aufgabe, die zeigt, wie Gott ist). Zeigt, wie Gott ist. Wow!

Hand aufs Herz. Was bringt Sie in Schwingung? Bei welcher Sache spüren Sie so etwas wie Magie? Was würden Sie tun, wenn Sie nochmals bei null anfangen könnten? Wo liegt Ihre größte Begabung? Wem möchten Sie helfen, etwas zu verändern? Das, was wir tun, sollte zu uns passen. Es gibt nur wenige Dinge, die so unbefriedigend sind wie ein Job, der sich anfühlt wie eine Tortur. Wenn die Aussicht auf Montag etwas wie Lähmungsgefühle, Befürchtungen oder Nackenverspannungen auslöst, sollte man hellhörig werden. Offenbar kommt das nicht selten vor. Die Arbeit fühlt sich an wie eine Grippe. Dieses Gefühl bekommt man, wenn man sich mit den verschiedensten Angestellten und Vorgesetzten aus diversen Branchen unterhält. Kein Wunder, dass Pendlerinnen und Pendler in den öffentlichen Verkehrsmitteln oftmals wie zehn Tage Regenwetter dreinschauen. Die meisten würden am liebsten überhaupt nicht zur Arbeit gehen. Meine Güte, warum?

Suchen Sie sich etwas, das Sie gerne tun. Lassen Sie die Gabe, die in Sie hineingelegt wurde, wieder aufleben. Schauen Sie dabei nicht auf die anderen, sondern auf Ihre Möglichkeiten und Sehnsüchte. Als Petrus den auferstandenen Jesus fragte, was denn aus einem der anderen Jünger, die Jesus folgten, werde, sagte dieser ihm ziemlich deutlich die Meinung: »[…] was geht dich das an? Folge du mir nach!« (Johannes 21,22). Das gilt auch für uns. Wir sollen uns nicht vergleichen, sondern Freiheit in unserer Verschiedenheit finden. Jede und jeder von uns wurde einzigartig gemacht, jede und jeder von uns hat einen anderen Auftrag.

Es zieht sich wie ein roter Faden durch die Bibel. Wir sollen unsere Stärken, Neigungen und unsere eigene Lebenserfahrung einsetzen, um ein Stück Himmel auf der Erde sichtbar zu machen. Tun Sie, was Sie lieben. Dann helfen Sie am Ende möglicherweise viel mehr, als Sie erwartet hätten. »Es gibt keine Liebe, die nicht zur Hilfe wird«, lehrte der Theologe Paul Tillich.[70] Grübeln Sie also nicht lange über Sinn oder Unsinn Ihrer Sehnsüchte nach. Machen Sie sich keine Gedanken, ob Ihre Träume besonders »geistlich« sind. Liebe ist immer geistlich, weil Gott selbst Liebe ist (vgl. 1. Johannes 4,16). Tun Sie, was Sie zum Leben erweckt. Folgen Sie dem, was Sie fasziniert. Laufen Sie dem Drang Ihres Herzens hinterher. Vertrauen Sie dieser Liebe und stürzen Sie sich ins Abenteuer. Der Rest findet sich ganz von selbst.

Ist das egoistisch, selbstsüchtig oder hochmütig? Weshalb sollte das Wahrnehmen eigener Ressourcen zu Hochmut führen? Der Duden definiert diesen Begriff wie folgt: »Auf Überheblichkeit beruhender Stolz und entsprechende Missachtung gegenüber anderen oder Gott«.[71] Da wir alles, was wir können, von Gott haben, können wir ihn nicht missachten, wenn wir seine Geschenke wertschätzen.

Wenn wir unsere Ressourcen wahrnehmen, können wir wachsen und für andere ein Segen sein. Genau das empfiehlt auch Jesus in der Bergpredigt, wenn er sagt, wir sollten unser Licht nicht unter einem Scheffel verbergen, sondern im Gegenteil leuchten lassen (vgl. Matthäus 5,15; LUT 2017).

Gott gab dem Menschen schon ganz am Anfang der Geschichte den Auftrag, fruchtbar zu sein. Wir sollen die Erde bebauen und bepflanzen, etwas erschaffen und herrschen (oder Macht ausüben). Unter uns gesagt, hat mich das Wort »herrschen« schon immer ein wenig stutzig gemacht. Ich konnte mich nie richtig damit anfreunden. Und genau genommen wurde es auch nicht ganz korrekt übersetzt, wie mir der bekannte Theologe und Professor für Hebraistik Robert Alter in einem seiner Bücher verraten hat.

Aus dem Grund der etwas unglücklich gewählten Übersetzung, die zuweilen missverstanden wird, sollte man sich das Wort zu Gemüte führen, das wirklich im Urtext steht. Es ist das Wort *radah*. Und jetzt wird es interessant. Mit dem Wort *radah* wird viel eher »das Herumziehen eines Hirten mit der Herde« beschrieben – und zwar nicht im Sinne von »herrschen«, wie es ein König tut, der mit sich und der Welt nicht wirklich im Reinen ist.[72] *Radah* meint eigentlich, dass der Hirte seine Schafe auf gutes Weideland führt und vor wilden Tieren beschützt, sie umgibt und ihnen auf der Wanderung durchs Leben immer zur Seite steht. Der Mensch soll mit dem Planet Erde, seinen Geschöpfen inklusive aller Tiere, die seinen Lebensraum teilen, schützend und fürsorglich umgehen, wie es ein guter Hirte eben tut.

Als ich davon erfahren habe, ist mir ein tonnenschwerer Stein vom Herzen gefallen, weil ich darin die Liebe Gottes tatsächlich wiedererkennen konnte – ganz im Gegenteil zu »herrschen«, das irgendwie nach dem klingt, was ein Bösewicht tut, der griesgrämig über die kleinen Leute regiert. Natürlich sollen wir manchmal mit harter Hand über gewisse Dinge herrschen, wie zum Beispiel über lästige Lügengespenster, die ins Leben hineinpfuschen, aber das ist hier im 1. Buch Mose nicht der Punkt. Plötzlich ergab die Bibelstelle für mich wieder Sinn. Demnach besteht der göttliche Auftrag aus dem 1. Buch Mose an den Menschen darin, sich um die Mitmenschen und die Welt mit allem, was darin lebt und blüht, zu kümmern. Was auch immer das sein mag, und zwar jede und jeder mit dem ganz persönlichen Fingerabdruck.

Ich hoffe, Sie sind einverstanden: Das sind gute Nachrichten. Äußerst gute Nachrichten. Wir dürfen mehr, als nur die Straße vor unserem Haus zu überqueren, mehr, als nur einem Job nachzugehen, der Verspannungen und Kopfschmerzen auslöst. Wir dürfen unsere eigene Welt erobern. Wir sollen uns um unser und das Leben anderer sorgen, wie man sich um einen hübschen Garten kümmert. Gott hat ein Ja dazu. Unser Herz sehnt sich danach. Denn wir möchten gebraucht werden. Wir möchten von Gott gebraucht werden, und zwar so, wie wir sind.

Einzig, nicht artig.

Es sollte ein bisschen Sinn ergeben

Alles dreht sich um Leidenschaft, Sehnsucht, Interesse, Talent, Werte und Erfahrungen. Wir sollten uns mit dem, was wir tun, zumindest ein Stück weit identifizieren können. Von unserer Arbeit sollten wir wenigstens ein bisschen begeistert sein. Sie sollte für uns eine Bedeutung haben. Wir sollten begeistert sein wie die kleine Putzmaschine in meinem Dorf, der ich begegnet bin. Sie war regelrecht beseelt von ihrer Aufgabe. Sie gab sich mit Herzblut hinein – allein schon wegen ihrer tollen LED-Lichter, die so hell leuchteten.

Etwas Bedeutsames zu tun, gehört auch zu unserem Heilungsprozess. Wenn wir unsere Verletzungen mit der besten Seife namens

»Gott« abwaschen, wie es Douglas zu sagen pflegte, über unsere Gefühle sprechen, uns neue (wahre) Glaubenssätze aneignen und zudem anfangen, unserem Herzen zu folgen, fangen die inneren »Ströme« wieder an zu fließen. Unser Leben muss für uns einen Sinn ergeben.

Ich denke, wir Menschen wollen – etwas philosophisch ausgedrückt – nicht einfach arbeiten, um eine simple Mauer zu bauen, sondern etwas Besonderes, das uns wert- und sinnvoll erscheint. So wie in der Geschichte mit den drei Arbeitern: Der eine sagt: »Ich behaue Steine!« Der nächste: »Ich verdiene Geld, um für meine Familie Brot zu beschaffen. Meine Familie ist groß.« Und der dritte: »Ich baue einen Dom!«[73] Immanuel Kant hat schon vor ungefähr zweihundertfünfzig Jahren festgestellt, ein Mensch könne in Wahrheit nur dann zufrieden sein, wenn er seiner praktischen Vernunft folge, also den in die Wiege gelegten Fähigkeiten, und damit aus Pflicht moralisch handle. Nicht das ist gut, was zufrieden macht, sondern zufrieden macht vielmehr, was gut ist – so zumindest die Auslegung des britischen Philosophen David Papineau.[74] Und die Worte der Bibel klingen ganz ähnlich.

Wenn wir das Gefühl haben, dass unser Handeln höheren Werten und in diesem Sinne der Gemeinschaft oder auch nur einem anderen dient, dann kann uns das auf einer tieferen Ebene glücklich machen. Sinnhaftigkeit und Bedeutsamkeit für eine Sache sind das Zünglein an der Waage. Sie entscheiden, ob wir etwas gerne tun oder nicht.

Vielleicht kennen Sie folgende Geschichte von Steve Jobs. In den Anfängen von Apple wollte Jobs den damaligen CEO von Pepsi, John Sculley, abwerben. Sie müssen sich vorstellen: Apple war damals noch nicht lange aus der Hobby-Werkstatt in der eigenen Garage ausgezogen. Die Schwierigkeit von Jobs' Vorhaben war also, dass Sculley zu jenem Zeitpunkt sehr viel mehr Geld, Macht und sonstige Privilegien genoss sowie sehr viel mehr Mitarbeitende unter sich hatte, als Jobs ihm damals hätte bieten können. Warum also sollte Sculley auf den jungen Jobs hören? Trotzdem war er erfolgreich mit seinem Abwerbeversuch. Der Grund dafür war nach Sculleys eigener Schilderung eine einzige Frage, mit der der Apple-Gründer ihn überzeugt hatte. Klar, jeder Job hat seine Berechtigung. Wir alle sind voneinander abhängig und tragen auf irgendeine Weise zum Guten bei. Doch an diesem Tag legte Jobs ihm die Hand auf die Schulter und sagte: »Wollen Sie den Rest Ihres Lebens Zuckerwasser verkaufen, oder wollen Sie die Chance ergreifen und die Welt verändern?« Sculley fackelte nicht lange und sagte zu.[75]

Sculley konnte nicht anders. Steve Jobs traf ihn im Herzen. Er weckte in ihm etwas, das er so noch nicht kannte – Bedeutsamkeit.

Was würden Sie machen, wenn Sie Gelegenheit hätten, das zu tun, was Ihnen wirklich wichtig ist? Fragen Sie nicht nach dem Wie, denn darum wird sich der Chef im Himmel kümmern. Welcher Sache möchten Sie sich verschreiben? Ich glaube, jeder Mensch wurde geschaffen, um etwas zu tun, das ihm Sinn und Bedeutung gibt – ganz egal, ob Sie damit auf Bewunderung stoßen oder nicht. Es geht nicht um die anderen, es geht um Sie.

Was ist Ihr *radah*?

Schauen Sie nicht nach links und rechts

Wenn wir unserer Berufung aus freiem Herzen folgen, können wir nicht alle zufriedenstellen. Wenn wir bei jeder Kritik die Richtung ändern, um uns bei anderen beliebt zu machen, dann leben wir unser Leben immer so, dass wir in die Form passen. Wir sind nie wirklich frei, bevor wir nicht aufhören, jeder und jedem gefallen zu wollen. Wir sollten freundlich und respektvoll sein, aber nicht dafür leben, anderen zu gefallen – wir leben unser ganz eigenes Leben. Gott hat uns, jeden Einzelnen, jede Einzelne, einmalig gemacht, darum sollen wir es auch sein: einmalig.

Jemand hat mal gesagt: »Nur was lebt, schwimmt gegen den Strom.« Alles andere fließt mit dem Strom mit. Wir müssen es nicht allen recht machen. Wir müssen nur »unseren Lauf« vollenden. Gott pflanzte uns allen irgendetwas ins Herz und er schenkt uns die Kreativität, diesem Etwas Leben einzuhauchen – wie wir es machen, wird nicht allen gefallen und muss es auch nicht.

Wir können uns jeden Morgen fragen: Bin ich wirklich die Person, zu der mich Gott bestimmt hat? Mache ich die Sache so, wie ich bin? Wenn wir ein volles Ja haben, müssen wir nicht nach links oder rechts schauen, sondern nur geradeaus. Wir können uns ganz auf das Ziel konzentrieren. Wir sollen den Lauf fertig laufen – ganz egal, ob wir damit Ansehen bekommen. Wenn andere über Sie reden, eifersüchtig und kritisch sind und versuchen, Sie schlecht dastehen zu lassen, dann sollten Sie sich davon nicht beeindrucken lassen. Wir brauchen die Aufmerksamkeit von Menschen nicht, wenn wir Gottes Anerkennung haben. Vielleicht denken Sie jetzt: Ich kann es nicht so machen, wie ich möchte. Womöglich werde ich nicht akzeptiert. Die Leute werden mich nicht mögen. Die ganze Sache wird ein Desaster. Sie haben recht. Nicht alle werden Sie mögen, wenn Sie Ihren Weg gehen. Aber das ist es ja gerade: Wir können es nicht allen recht machen. Es gibt so viele Meinungen, wie es Menschen gibt (ziemlich viele also).

Megan, die jung gebliebene Gattin von Douglas (die ihr Alter nicht verraten möchte, aber auch über achtzig sein dürfte), kann nicht nur die besten selbst gemachten Tagliatelle auf den Tisch zaubern und den leckersten englischen Kuchen backen, sie ist auch eine kluge, unabhängige und starke Frau, die Lina ein großartiges Stück Lebensweisheit mitgab, als sie einmal oben bei ihr in den Bergen war.

Sie sagte: »Wir alle verbringen unsere Zwanziger und Dreißiger damit, um jeden Preis perfekt und erfolgreich sein zu wollen, weil unsere größte Sorge ist, was die Leute von uns halten. Dann kommen wir in die Vierziger und Fünfziger und fangen langsam an, frei zu sein, weil wir beschließen, dass es uns nicht mehr so wichtig ist, was irgendjemand von uns hält.«

Sie lächelte, nahm einen Schluck Tee (was wären die Engländerinnen ohne ihren Tee?) und meinte vergnügt: »Aber so richtig frei wirst du erst in deinen Sechzigern und Siebzigern, wenn dir klar wird – es hat sich sowieso nie jemand groß Gedanken über dich gemacht, also mach endlich, was du wirklich möchtest.«

Die Leute denken meist nur an sich selbst. Sie haben keine Zeit, sich den Kopf darüber zu zerbrechen, was Sie machen oder nicht machen, weil sie ganz in ihren eigenen Dramen gefangen sind.

Seien wir also, wer immer wir sein möchten – am besten wir selbst. Tun Sie, was immer Sie tun wollen (es sei denn, Sie haben die Neigung, Banken auszuräumen oder die Partnerin beziehungsweise den Partner wie Ihre Unterwäsche zu wechseln ..., dann müssten wir uns die Sache etwas genauer anschauen).

Aber sonst: Lieben Sie, was Sie tun. Verfolgen Sie, was auch immer in Ihnen Magie auslöst.

Nehmen Sie das Leben in Angriff, das Gott Ihnen ins Herz gepflanzt hat.

Schaffen Sie, was auch immer Sie erschaffen möchten – und lassen Sie es getrost unperfekt und unvollkommen sein, denn es ist höchst wahrscheinlich, dass es niemandem auffallen wird.

Sie müssen es niemandem recht machen, nur Ihnen selbst.

Wie befreiend.

Danke, lieber Gott.

Es gibt diese Geschichte von einem Mann, der in eine Grube fiel. Es kamen einige Leute vorbei und standen, die Hände in die Hüfte gestellt, um das Loch herum und gaben ihren Senf dazu (anstatt ihm zu helfen).

Der Fromme sagte: »Der ist selbst schuld, dass er reingefallen ist.«

Der Evangelikale meinte: »Wenn er gerettet wäre, wäre er sicher nicht da reingefallen.«

Der Katholik sagte: »Er muss zuerst ein bisschen leiden. Deshalb ist er in die Grube gefallen.«

Der Charismatiker sagte: »Der muss einfach proklamieren, dass er nicht in die Grube gefallen ist.«

Der Schatzmeister meinte: »Wahrscheinlich hat er den Zehnten nicht bezahlt.«

Der Religiöse sagte: »Er muss Sünde in seinem Leben haben. Sonst wäre es nicht passiert.«

Der Optimist: »Es könnte schlimmer sein.«

Der Pessimist: »Es kommt noch schlimmer.«

Wir alle haben unsere Sicht der Dinge. Und deshalb können wir uns drehen und wenden, wie wir wollen. Es wird immer Menschen geben, denen es nicht gefallen wird, was wir tun. Stellen Sie sich den Zweiflern gegenüber taub. Ignorieren Sie die Neinsager. Nur weil jemand in Moll singt, müssen wir nicht gleich in sein Lied einstimmen. Stellen Sie die Ohren auf Durchzug, wenn Pessimisten loslegen. Wenn jemand sagt: »Das funktioniert nie. Du wirst es wahrscheinlich nicht schaffen. Du bist zu untalentiert, zu alt oder zu jung.« Schütteln Sie diese Meinungen ab. Umgeben Sie sich mit Menschen, die Sie ermutigen.

Lassen Sie sich nicht in eine Form pressen, die nicht zu Ihnen passt. Unsere Zeit ist zu kostbar.

Ich möchte lieber Gott gefallen und akzeptieren, dass einige Menschen hinter meinem Rücken quasseln, als ihn zu enttäuschen. Folgen Sie dem befreiten Herzen, Ihrem Herzen. Sie sind frei, Sie selbst zu sein. Das ist es, was Sie ausmacht. Die Bestimmung ist zu genial, um sich davon ablenken zu lassen, nur um Menschen von Ihrem Vorhaben zu überzeugen. Laufen Sie Ihren Lauf. Schauen Sie nicht auf die anderen, sondern nach vorne »wie einer, der das Ziel erreichen will«. So hat es Paulus ausgedrückt (1. Korinther 9,26b; GNB).

Jesus hat die Menschen – im Gegensatz zu den religiösen Pharisäern – immer wieder ausdrücklich auf ihre Sehnsüchte hingewiesen. Den Kranken machte er Hoffnung auf Heilung, den Rastlosen erzählte er von Ruhe, den Verlorenen versicherte er, dass sie den Weg finden können. Er gab Antworten zu den ganz großen Fragen des Lebens: Woher kommen wir? Wer sind wir? Was sollen wir tun? Wieder und wieder brachte Jesus die Menschen zurück zu ihrem tiefsten Verlangen. Bittet, sucht, klopft an – diese Worte entfachen geradezu Sehnsucht. Jesus ließ klar durchblicken: Was wollt ihr? Bittet darum, und es wird euch gegeben.

Was möchten Sie wirklich tun? Wofür schlägt Ihr Herz? Was haben Sie als Kind am liebsten getan? Wenn wir uns ans letzte Kapitel erinnern: Was haben Sie in der Stille gehört? Welchen Traum hat Gott Ihnen zugeflüstert? Wenn Sie noch nicht sicher sind, könnte folgendes Zitat von Frederick Buechner etwas freisetzen: »Der Platz, an den Gott dich ruft, ist dort, wo deine tiefste Beglückung und der ungestillte Hunger der Welt aufeinandertreffen.«[76] Wo liegt Ihre größte Sehnsucht, Ihre tiefste Beglückung? Denken Sie in erster Linie nicht an etwas »Christliches«, nicht an etwas, das nach außen einen besonders geistlichen Eindruck vermittelt. Nein. Was macht Ihnen am meisten Freude? Mit wem umgeben Sie sich am liebsten? Wenn Sie könnten, was würden Sie in der Welt verändern? Wem könnten Sie einen Dienst erweisen? Erinnern Sie sich: »Es gibt keine Liebe, die nicht zur Hilfe wird.«[77] Liebe ist immer geistlich, weil Gott selbst Liebe ist.

Für diejenigen, die Schemen und Formeln lieben, hier wäre eine, um den Plan Gottes für unser Leben zu verstehen: Nehmen Sie all das, was Sie über Gott wissen, und dann alles, was Ihr Leben ausmacht – Ihre Erfahrungen, Sehnsüchte und Träume, Menschen und Dinge, die Sie lieben, Ihre Interessen, Stärken und Neigungen. Dann addieren Sie irgendeine Not oder ein Bedürfnis in der Welt, und voilà: Sie haben eine mögliche Antwort.

Lassen Sie sich getrost in eine Schublade stecken, wenn es andere nötig haben. Denn ich sage Ihnen: Man wird Sie in eine Schublade stecken, wenn Sie anfangen, etwas zu tun, das Sie wirklich mögen, denn das machen die Leute gern. Genau genommen ist Schubladendenken etwas, das die Leute sogar brauchen, da es ihnen hilft, das Chaos des Lebens in eine beruhigende Ordnung zu bringen. Deshalb sortieren uns Menschen immer irgendwo ein. Sie bezeichnen uns als naive Aussteiger, als Amateure, als Möchtegernkünstler, als altes Eisen, als jemand, der gerade die Midlife-Crisis durchmacht oder kurzzeitig den Verstand verloren hat. Vielleicht nennen sie Sie eine bloße Leichtgewicht-Autorin, einen bloßen Laiendarsteller, eine bloße Hobbygärtnerin, einen bloßen Wochenendmusiker, eine bloße Wanderpredigerin, eine bloße Keine-Ahnung-Seelsorgerin, einen bloßen Möchtegern-Sportler oder eine bloße Was-auch-immer.

Pardon die Ausdrucksweise, aber: Sch*** drauf. Das muss mal gesagt sein.

Irgendjemand wird immer etwas daran auszusetzen haben. Es gab Leute da draußen, denen passten Beethovens Symphonien nicht in den Kram. Manche fanden Picassos Bilder schludrig und unattraktiv. Ziemlich sicher gab es Menschen, denen war der Predigtstil von Martin Luther King zu kämpferisch, zu laut, zu extrovertiert. Und wieder andere ärgern sich darüber, mit welcher Begeisterung die kleine Putzmaschine die Straßen sauber macht. Wir können unsere Sache noch so gut machen, man wird immer hinter vorgehaltener Hand über uns reden – selbst dann, wenn wir wie Beethoven und Co. etwas weltklassemäßig draufhaben.

Ich gehe jede Wette ein, über Jesus wurde seinerzeit auch getuschelt, sehr viel getuschelt. Mit Sicherheit war er überall, wo er hinkam, Stadtgespräch Nummer eins. Ja, die einen waren hin und weg von diesem charismatischen Seelenführer, doch den meisten war er wohl ein Dorn im Auge. Wissen Sie was? Gekümmert hat es ihn wenig. Er war durch und durch authentisch … eben ehrlich bis auf die Knochen. Mit Sicherheit hat auch Jesus frühkindliche Erfahrungen durchgemacht, die Spuren auf seiner jungen Seele hinterlassen haben. Aber er hat sie mit der »richtigen Seife« abgewaschen und ging mutig seinen Weg. Wenn sich Jesus Gedanken gemacht hätte, was die Leute über ihn denken, wäre er den Fußstapfen der großen Rabbiner gefolgt. So hätte er sich Ansehen und Respekt verschafft – und wissen Sie was? Niemand würde sich heute an ihn erinnern. Keine Menschenseele. Jesus hat sein Ding durchgezogen und ich bin verflixt froh darüber. Und er ist sicher froh, wenn wir es auch tun – ganz wir selbst sein, mutig vorangehen.

Lassen wir uns also nie vorgaukeln, dass wir den Segen oder das Verständnis von anderen brauchen, um unserem Herzen zu folgen. Zu guter Letzt sollten wir im Hinterkopf behalten, was der alte Douglas gesagt hat: »Es geht nicht darum, wie sie dich nennen; es geht darum, auf wen du hörst.«

Was hat Gott Ihnen gesagt? Was hat er Ihnen ins Herz gepflanzt? Was löst in Ihnen eine Magie aus, ohne die Sie nicht leben können?

Tun Sie es.

Eine neue Freiheit

So viel Licht könnte auf unser Leben fallen, wenn wir herausfinden würden, wozu wir ursprünglich geschaffen worden sind. Was sollen wir unserer Bestimmung nach tun? Wie könnte man den Arbeitsplatz beschreiben, den Sie sich wünschen? Wem denn sonst, wenn nicht dem Bodenpersonal Gottes, sollte man die Freude und Begeisterung am Leben anmerken? Wenn etwas weder Freiheit noch Freude bringt, wenn uns dieses Etwas nicht mit einer inneren Sehnsucht oder mit Liebe erfüllt, dann hat es wahrscheinlich nicht viel mit dem christlichen Glauben zu tun. Damit hätten wir einen Test, wie wir rauskriegen könnten, was wir wirklich tun sollten. Wenn Sie sich für etwas verstellen müssen – lassen Sie die Finger davon, es kommt nicht von Gott. Es kann sein, dass sich Arbeit manchmal anfühlt wie eine Grippe. Das ist völlig normal. Herausforderungen gehören zum Alltag. Arbeit bleibt immer ein Stück weit Arbeit. Aber wenn dieses Gefühl »Ich fühle mich irgendwie gefangen und unzufrieden« länger anhält, sollten wir hellhörig werden. Dazu sind wir nicht berufen – wenigstens steht es so in der Bibel (vgl. Galater 5,1).

Natürlich sind wir uns nicht immer sicher, in welche Richtung wir an der Kreuzung abbiegen sollen. Das Leben ist selten ein von A bis Z durchgeplanter Spaziergang. Aber Gott kennt den Weg. Er verrät uns nicht die ganze Route, aber mit Sicherheit den nächsten Schritt. Sein Wort ist zwar »meines Fußes Leuchte« (Psalm 119,105; SCHL), aber kein Scheinwerfer, der die Straße bis ans Ende ausleuchtet. Und ja, manchmal braucht es eine Portion Mut, einen neuen Weg einzuschlagen.

> Sei mutig und entschlossen! Hab keine Angst und lass dich durch nichts erschrecken; denn ich, der Herr, dein Gott, bin bei dir, wohin du auch gehst!
>
> *Josua 1,9; GNB*

Auch der Weg ins verheißene Land war freilich keine Vergnügungstour. Wäre Josua sich seiner Sache sicher gewesen, warum hätte ihm Gott dann immer wieder eintrichtern müssen, dass er keine Angst haben soll? Vergessen wir nicht: Josua war der Kommandant der damaligen Streitkräfte, ein Kämpfer ohnegleichen. Er war durch und durch Soldat, ein harter Brocken und ein Mann von besonderem Schneid, und doch brauchte auch er diese Ermutigung – mehr als einmal, immer wieder. Himmel, bin ich dankbar.

Bitte sagen Sie mir, dass ich nicht der Einzige bin, der es faszinierend und aufmunternd findet, wenn sich ein legendärer Kriegsheld und einflussreicher Anführer namens Josua von Gott stärken lassen musste. War das in Ordnung? Natürlich! Offenbar hatte es ein Mann von seinem Format ebenfalls dringend nötig. Wie ermutigend.

Wirklich, Josua, es war in Ordnung. Super hast du die Ermutigung angenommen. Zum Glück hast du nicht aufgegeben.

Vielleicht fühlen Sie sich nicht wie eine tapfere Kriegerin, nicht wie ein Kampfjet oder ein Rettungshelikopter. Vielleicht sehen Sie sich eher als unbedeutende Putzmaschine. Mir geht es genauso, fast täglich. Wir alle kämpfen damit. Aber jetzt Obacht: Kriegerin, Kampfjet, Rettungshelikopter oder Putzmaschine hin oder her … es macht keinen Unterschied. In uns lebt ein Licht – und zwar das haargenau gleiche Licht wie in allen »großen Glaubensheldinnen und -helden«, zu denen wir manchmal aufschauen. An Josuas Helm blinkte eine LED-Lampe und an Ihrem und an meinem Helm blinkt das gleiche Licht.

Denken Sie daran: Gott hat eine Vorliebe für kleine Leute. Leute, die sich eigentlich nicht fähig fühlen, etwas für ihn zu tun. Die Vergangenheit zeigt deutlich, dass Gott meist nicht Kampfjets und Kriegsheldinnen und -helden berief, um seine Geschichte zu schreiben. Wen hat er gegen Goliath antreten lassen? Einen besonders starken Helden wie Indiana Jones? Im Gegenteil. Einen sommersprossigen Hirtenjungen mit nichts weiter als einer Steinschleuder und einem Stein in der Hand. Wie trat Gideon zum Kampf an? Mit einem Heer von ein paar Hunderttausend blutrünstigen Söldnern? Schön wär's. Ein kleiner Haufen von dreihundert Mann – mit Tonkrügen und Fackeln bewaffnet (vgl. Richter 7,19). Tonkrüge, wie lächerlich.

Der Mann, der Jesus in seiner dunkelsten Stunde dreimal verleugnet hatte, wurde zu einem der einflussreichsten Kirchenmänner aller Zeiten. Petrus wurde quasi zum Senior Pastor der ersten Kirche in Jerusalem, obwohl er mehr als einmal kläglich versagt hatte. Mal im Ernst: Wem wurde die allerwichtigste Botschaft anvertraut, die die Welt unbedingt hören musste? Den vollmächtigsten Hipster-Pastoren seiner Zeit mit den coolsten Tattoos? Oder vielleicht den gelehrten Theologen aus gutem Haus? Denjenigen mit dem besten Abschluss in der Tasche? Es ist zum Verrücktwerden. Gott stellte das denkbar ungeeignetste Personal zusammen: einen Haufen Fischer, korrupte Steuereintreiber, einen Mörder namens Paulus, eine Hure obendrauf und noch ein paar andere Sonderlinge, die nicht viel taugten. Gütiger Himmel, wieso? Einige von ihnen hatten im besten Fall die Grundschule besucht. Die wenigsten von ihnen hatten irgendein schlaues Buch gelesen – die wenigsten von ihnen hatten überhaupt je ein Buch gelesen.

Gott glaubte an diese scheinbar unfähigen Menschen. Er glaubte, dass sie es (mit seiner Hilfe) schaffen konnten. Und er glaubt auch an uns, egal, wie jung oder alt, gebildet oder nicht, klein oder groß wir sind, egal, welche Hautfarbe wir haben. Das Einzige, was wirklich zählt, ist unsere Bereitschaft sowie der Glaube an einen großen Gott, dem alles möglich ist.

Oft sind es gewöhnliche Menschen wie Sie und ich, die Gott umgestaltet und losschickt, so wie die fleißige Putzmaschine in unserem Dorf. Die kleine Putzmaschine, die mit den modernsten LED-Lampen die Straßen unsicher macht und den Eindruck vermittelt: Achtung, hier ist etwas Wichtiges im Gange. Schlägt bei Ihnen eine Glocke an? Wir werden gebraucht. Wir sind wichtig. Und deshalb: Bringen Sie Ihr Licht auf Vordermann. Ihre Blitzer sind bedeutend.

Ihr Licht ist wichtig. Lassen Sie sich von niemandem etwas anderes aufschwatzen. Das kommt nicht von mir, sondern vom Chef höchstpersönlich: »Ihr seid das Licht der Welt« (Matthäus 5,14).

Gute Entscheidungen

Die alte Putzmaschine aus unserem Dorf musste nicht erst total außergewöhnlich und wahnsinnig erfolgreich werden – auch wenn es Promis, Influencer und Influencerinnen und Selbsthilfe-Gurus behaupten. Mit ihren neuen LED-Lichtern war die kleine Kehrmaschine schon völlig okay. Die Wahrheit ist: Wir alle sind schon außergewöhnlich, wenn wir unsere Lampe, die Gott uns schenkt, vor uns hertragen. Es geht nicht darum, möglichst reich und berühmt zu werden, oder darum, dass uns möglichst viele Leute großartig finden – auch wenn sich unsere verletzte Seele manchmal nach dieser Art von Aufmerksamkeit sehnt. Es geht darum, der Mensch zu werden, den Gott geschaffen hat: individuell, echt, einzigartig, mutig.

Selbst wenn wir zu den neun von zehn gehören, die es nicht auf die große Bühne schaffen, so kann Gott uns gebrauchen – sogar einen wie mich, der es immer wieder fertigbringt, die Schnürsenkel zu verheddern, und auch sonst nicht besonders viel auf dem Kasten hat.

Folgen Sie Ihrem Herzen. Tun Sie, was Sie lebendig macht. Aber Achtung: Es geht primär nicht darum, gleich morgen alles hinzuschmeißen und kopflos in eine neue Richtung zu steuern. Mit Berufung ist nicht zwingend gemeint, dass man mit dieser oder jener Tätigkeit sofort seinen Lebensunterhalt verdienen muss. Das würde unsere Träume allzu schnell zerstören. Und was hätte all das mit dem Streben nach Liebe zu tun?

Vergessen wir nicht: Sogar Jesus war Wanderprediger und Zimmermann – zumindest für eine gewisse Zeit. Er schmiss seinen Brotjob nicht Hals über Kopf hin, um als Rabbi Gottes Auftrag zu verwirklichen. Er integrierte seine Bestimmung in sein tägliches Leben. Und ich glaube auch zutiefst daran: Wir dürfen die Bestimmung – oder wie auch immer wir es nennen wollen – nicht auf irgendwelche Aktivitäten reduzieren. Jesus war nicht in erster Linie ein Wanderprediger oder Zimmermann, sondern ein Freund, ein Bruder, ein Sohn, jemand, dem man sich anvertrauen konnte. Er war keine Institution, keine Kirche und auch kein Unternehmen, sondern vor allem ein Begleiter und Freund der Menschen.

Ich für meinen Teil unterhalte auch eine Art Patchwork-Jobbing und bin dankbar dafür, darf ich doch verschiedenen Tätigkeiten nachgehen, die mir Spaß machen und meinen Hunger nach ein bisschen Sinn stillen. Für mich ist mein Haupterwerb keinesfalls nur ein Brotjob. Ich mag, was ich tue, und es gibt mir genügend Abwechslung. Und ja, jeder Job ist von Bedeutung, ob wir es wahrhaben möchten oder nicht. Erinnern Sie sich? Wir alle sind ein Leben lang voneinander abhängig und aufeinander angewiesen, egal, was wir tun. In Tat und Wahrheit arbeiten wir nicht für unsere Chefinnen und Chefs, sondern letztlich für Gott (vgl. Epheser 6,7).

Aber ich konnte mir nicht vorstellen, meine ganze Energie nur auf etwas zu verwenden. Irgendwann war die Antwort deutlich: Der vor mir liegende Zeitraum war noch zu groß, um nur Däumchen zu drehen und zu hoffen, irgendwann würde schon etwas Neues vom Himmel fallen. Deshalb reduzierte ich mein hauptberufliches Pensum, damit ich nebenher anderen für mich wichtigen Dingen nachgehen konnte. Das Leben bietet derart viele Möglichkeiten. Ich möchte etwas erschaffen. Dinge gestalten. Von schönen Büchern bin ich regelrecht besessen. Auch die Fotografie hat es mir angetan. Und dann liebe ich es, Menschen zu begleiten, ihnen neue Wege aufzuzeigen und Hoffnung zu wecken.

Der zweite wesentliche Aspekt, der mich dazu bewog, zu tun, was ich jetzt tue, war der Gedanke an Freiheit und Unabhängigkeit. Heute darf ich das machen, was ich für richtig und wichtig halte. Das heißt aber nicht, dass ich jetzt gleich alles hinschmeiße in der Hoffnung, ab jetzt mit dem Schreiben von Büchern meinen Lebensunterhalt zu verdienen. Ich bekomme immer etwas schwitzige Hände, wenn mir in einer Coaching-Sitzung jemand erzählt, dass er seinen Job aufgibt, um einen Roman zu schreiben, Modedesignerin zu werden, eine Bio-Gärtnerei zu gründen oder gleich morgen bei National Geographic als Fotograf anzuheuern, um ganz groß rauszukommen.

Ja, natürlich: Schreiben Sie den Roman. Planen Sie die Gärtnerei. Machen Sie, was Sie lieben. Aber niemand muss gleich alles auf eine Karte setzen. Gehen Sie Schritt für Schritt in die neue Richtung. Integrieren Sie Ihr Ding in das tägliche Leben – und plötzlich wird mehr daraus.

Ich selbst habe mich entschieden, so zu leben, aber nicht etwa, um die Welt zu retten oder aus Protest oder um bekannt zu werden. Auch nicht, um es in den Kanon zu schaffen, das System herauszufordern, es allen zu zeigen, mich meiner Familie zu beweisen, das große Geld zu machen oder als Form von tiefenpsychologischer Therapie …, sondern einfach, weil ich es liebe.

Ich glaube, wir alle brauchen Dinge, die wir lieben. Dinge, die wir gerne tun, die uns beschäftigen und herausfordern. Nicht nur durch Schönheiten, die uns wichtig sind, oder die Nähe zu Gott, auch durch eine für uns bedeutsame Tätigkeit können wir die Spuren auf der Seele abwaschen. Unseren Herzen zu folgen hat etwas Heilsames an sich. Wir sind dazu geschaffen, Dinge zu erschaffen. Sonst wäre es in etwa so, als würde man einen Jack Russell als Haustier halten und in der Wohnung einsperren. Er wird es Ihnen garantiert heimzahlen. Ein quickfideler Jack Russell braucht Aufgaben, sonst wird er Ihnen einen Riesenärger machen. Wenn er nichts zu tun hat, wird er sich selbst etwas zu tun geben – das Sofa zerfleischen, die Pflanzen umwerfen, die Bettdecke zerzausen oder ein Loch zur Nachbarwohnung graben und den Briefträger ankläffen. Und wenn man ihm das alles verbietet und ihm sonst keine Aufgabe ermöglicht, für die es sich zu leben lohnt, wird er früher oder später traurig und teilnahmslos dahinvegetieren.

Es verhält sich bei uns Menschen auch so oder ähnlich. Wenn wir nichts aktiv erschaffen, werden wir aktiv etwas zerstören. Auch wir sollten etwas finden, das uns davon abhält, »das Sofa« zu zerfleischen, sonst irgendwie durchzudrehen oder die Lust am Leben zu verlieren.

Genauso gewann Lina ihre alte Spannkraft zurück. Sie wusch ihre seelischen Verletzungen mit Gottes Liebe ein für alle Mal ab und machte neue Bekanntschaft mit ihren kindlichen Wünschen, die ihr Herz belebten. Gott tröstete ihr inneres Kind, ermutigte es und beschenkte es mit neuer Lebenskraft. Danach konnte sie ihr Leben in die Hand nehmen und ihr Drehbuch neu schreiben. Sie entschied sich dafür, das Beste aus ihrer Zeit zu machen.

So fing Lina nach fast zwanzig Jahren Pause wieder an zu tanzen. Zum Glück wartete sie nicht, bis sie sechzig oder siebzig war, nur um herauszufinden, dass sich sowieso niemand darüber Gedanken machte, was sie machte oder nicht machte.

Tanzen – das war, ist und bleibt ihre »Magie«. Tanzen ist ihre Liebe, die ihr Herz lebendig macht. Und neben ihrem Haupterwerb fand sie auch ihr *radah*. Sie legte sich einen hübschen Golden Retriever zu und ließ ihn zum Therapiehund ausbilden. Heute besucht sie zweimal im Monat ein Hospiz und ist gerührt, was die Liebe eines Tieres in den Kinderherzen (und ihrem) bewegen kann. Sie stellte ihre Ernährung um (viel grünes Gemüse, nährstoffreiche Proteine, gute Fette, wenig Zucker). Sie macht nun auch regelmäßig Sport und fühlt sich puddelwohl in ihrer Haut. Alles hat sich verändert. Auf keinen Fall mehr möchte sie nur eine Olive sein, sondern ganz sie selbst. Und sie ist gespannt, was Gott mit ihrem Leben sonst noch vorhat.

Auch Ben ist zurück im Leben. Früher litt er an Minderwertigkeitsgefühlen. Die inneren Gespenster (und der ungeschickte Priester) redeten ihm aufgrund einiger früherer Erlebnisse ein, er wäre für nichts zu gebrauchen. Die tief verankerten, falschen Glaubenssätze wie »Ich bin klein, dumm und nicht zu gebrauchen« ließen ein riesiges Vakuum für Kompensation entstehen. Ben wurde zum einsamen Perfektionisten, der sich nur noch mit Leistung und Ansehen identifizierte. Auf diese Weise erhielt er wenigstens ein bisschen Aufmerksamkeit, die seine Seele so dringend brauchte. Aber als einsamer Perfektionist lässt sich auf Dauer kein wirkliches Leben finden, auch dann nicht, wenn man schön brav die Kirche besucht, in der Bibel liest und sich an die Regeln hält.

Den Blick unter seine Motorhaube wagte Ben erst in seiner Lebensmitte. Was war passiert? Mithilfe von Douglas und monatelanger seelischer Schwerstarbeit wurde er nach und nach frei. Doch just in dem Moment, als er seine neue Freiheit zu entdecken begann – oder, anders ausgedrückt, drauf und dran war, nach seinem Herzen zu leben –, flatterte ein lukratives Jobangebot ins Haus, das wie ein gefundenes Fressen für seine verletzte Seele war. Plötzlich meldeten sich die inneren Gespenster zurück: »Los, wir verführen ihn. Schmieren wir ihm eine gehörige Portion Honig um den Mund. Er wird darauf hereinfallen.«

Ben sollte für ein großes Unternehmen die Gesamtleitung des Marketings übernehmen. Der Job versprach ein sagenhaftes Gehalt, Ruhm und ein bisschen Ehre. Er hätte Zugang zu einflussreichen Kreisen bekommen und eine kometenhafte Karriere hinlegen können. Endlich wäre er jemand gewesen. Endlich hätte er etwas wie einen Titel gehabt.

Natürlich schmeichelte ihm das Angebot. Aber er wusste nur zu gut, dass es auch den schleichenden Tod seiner Seele bedeutet hätte, fünf oder sechs Tage die Woche bis zu zehn Stunden in einem Büro eingepfercht zu sein, Aktenberge zu wälzen und von einem Termin zum nächsten zu hetzen. Die ganze Sache roch nach schierem Überleben. Nichts davon kam aus tiefstem Herzen, sondern aus Selbstvergewisserung. Also ging er übers Wochenende in die Berge, um seine Gedanken zu sortieren. Wie Lina wollte er Zeit mit Gott verbringen und auf ihn hören – und er meldete sich (Gott redet meistens, wenn wir ihn lassen).

»Ben, natürlich kannst du diese Stelle annehmen. Es gibt mehr als nur einen richtigen Weg. Es wäre nicht falsch, wenn du das Angebot annimmst. Aber es geht um dich. Du weißt, es würde dich umbringen. Ist es nicht so?«

Nichts gegen einen gut bezahlten Job. Nichts gegen einen großartigen Titel. Für jemand anderes wäre diese Entscheidung passend gewesen. Es war einfach nicht Bens Ding. Er wusste: »Das ist nicht mein Weg.« Er fuhr nach Hause und lehnte das Angebot ab. Der Chef zeigte sich bestürzt und die Belegschaft dachte, Ben hätte den Verstand verloren. Doch er musste es niemandem recht machen – nur Gott und sich selbst.

Nun blieb ihm mehr Freiraum für das, was für ihn richtig und wichtig war, für seine »Magie«, für sein *radah*. Heute fährt er jeden Tag bei Wind und Wetter mit dem Fahrrad zur Arbeit, um ein bisschen Abenteuer und Freiheit in seinen Alltag zu integrieren. Weil er gelernt hatte, auch mal Nein zu sagen, konnte er in anderen Bereichen plötzlich Verantwortung übernehmen. An ein paar Wochenenden im Jahr begleitet er Männer in die Natur, die ebenfalls nach ihrem wahren Herzen suchen. Ben gibt weiter, was er vom alten Douglas gelernt hat. Das ist sein *radah*. Und er fand wieder Zeit für seine geliebten Bergtouren, die ihm so guttaten.

Das Wichtigste ist, dass er es überhaupt gewagt hat, sich mit seinen Prägungen zu beschäftigen und sich selbst nicht mehr abzuwerten. Dass er gelernt hat, sich zu mögen und Dinge loszulassen, und so Frieden gefunden hat. Das war sein erster Schritt aus der Wüste, mit dem er gleichzeitig Gott die Chance gab, mehr daraus zu machen.

Und Gott machte mehr daraus.

Und so geht es weiter

Natürlich möchte ich niemandem absprechen, in die Welt hinauszuziehen und das Evangelium zu verkünden, wie es Jesus gesagt hat. Meine Güte, nein! Aber mir begegnen so viele von Schuldgefühlen geplagte Frauen und Männer – nicht nur in der Seelsorge –, weil sie es nicht »hinkriegen«, dermaßen geistlich zu leben. Und mit der Schuld laden sie andere Lügengeister und Ankläger auf sich, die oft Auslöser für Erschöpfung und Depressionen sind. So ein Leben ist nicht von Gott gedacht. Was ich sagen möchte: Gott hat Ihnen Talente und Gaben geschenkt, die Sie nutzen dürfen – ob sie auf den ersten Blick supergeistlich daherkommen oder nicht. Wenn Sie von einer Sache im Herzen ergriffen sind, was könnte daran falsch sein? Alles, was Sie lieben, kommt von Gott. Das ist ein guter Ausgangspunkt für ein gelungenes Leben – und damit tragen Sie tatsächlich gute Nachrichten in die Welt. Ich weiß, das nachfolgende Zitat klingt furchtbar abgedroschen, aber es steckt so viel Wahrheit darin.

> Frage dich nicht, was die Welt braucht. Frage dich, was dich lebendig macht […] Denn die Welt braucht nichts so sehr wie Menschen, die lebendig geworden sind.
>
> *Howard Thurman*[78]

Was die Welt braucht, sind lebendige Menschen, lebendige Christinnen und Christen. Denn wir alle sind einzigartig. Niemand ist gleich. Die Interessen und Fähigkeiten sind so verschieden wie die Menschen.

Gott kann uns dank unserer Talente gebrauchen – durch hübsch arrangierte Blumensträuße, durch gutes Essen oder ein offenes Ohr, durch schöne Fotos oder eine Weltreise, durch eine helfende Hand oder ein Geschenk an jemanden, der es nötig hat, durch eine Runde auf dem Skateboard oder als Chirurgin oder Chirurg in der Dritten Welt … Gott kennt keine Grenzen. Seine Möglichkeiten sind so unterschiedlich wie die Menschen.

Und nicht vergessen: Gott hat eine unheimlich große Schwäche dafür, gerade diejenigen loszuschicken, die sich unfähig fühlen. Die, die sich fragen: Ich soll etwas zu bieten haben? Ja, das haben Sie.

Die bekannte Schriftstellerin Elizabeth Gilbert hat zu diesem Thema viel recherchiert. In ihrem Buch »Big Magic« schreibt sie:

> Wussten Sie, dass Darwin und Tolstoi in der Schule nur durchschnittliche Leistungen brachten? Oder dass Ben Hogan, einer der größten Golfspieler aller Zeiten, in der Kindheit ein ungelenker Junge war? Dass die Fotografin Cindy Sherman, die heute als eine der wichtigsten Künstlerinnen des 20. Jahrhunderts gilt, beim ersten Fotografie-Kurs an der Universität durchgefallen war? Und dass die berühmte Hollywood-Schauspielerin Geraldine Page den Rat erhielt, sie solle sich nach einem anderen Job umsehen, da sie kein Talent habe?[79]

Ähnlich erging es auch vielen anderen Persönlichkeiten. Mose fühlte sich seinem Auftrag nicht gewachsen (vgl. 2. Mose 3,11). Josua hatte Angst, das Volk anzuführen (vgl. Josua 1,9). Der griechische Dichter

Sophokles hatte eine schwache Stimme[80] und Aristoteles lispelte[81] – aber sie ließen sich dadurch nicht aufhalten.

Also lassen auch wir uns auf den Kampf ein. Wir müssen uns beeilen, denn die Zeit ist knapp und die Laufbahn kürzer, als wir denken. Stürzen wir uns ins Leben, weil dieses Leben unsere Chance ist, etwas zu bewegen. Schritt für Schritt, auch wenn wir uns nicht qualifiziert oder bereit fühlen. Es geht nur um unsere Bereitschaft, denn mit Gott an unserer Seite ist einiges möglich.

Offenbar stehen Erfolg und persönlicher Gewinn nicht an erster Stelle, sondern die Sehnsucht und die Begeisterung für eine gute Sache, für die es sich lohnt, das Leben einzusetzen. Und wenn wir damit scheitern, dürfen wir mit voller Überzeugung sagen: »Na gut, leider hat es beim ersten Mal nicht hingehauen, aber immerhin hab ich's versucht. Es war trotz allem eine gute Zeit, denn ich bin meinem freien Herzen gefolgt.« Und dann spitzen wir die Ohren, was Gott zu sagen hat, nehmen unsere Lampe, stehen auf und gehen einfach weiter. Allzu viele geben ihre Träume auf, weil sie kein Wagnis eingehen wollen oder weil sie fürchten, der Herausforderung nicht gewachsen zu sein, oder weil ihnen nie jemand erzählt hat, dass ihre tiefsten Sehnsüchte gut sind. Aber sie sind gut.

Jede noch so kleine Geschichte trägt zur ganz großen Geschichte bei, die Gott mit der Welt schreibt. Gott kann jede und jeden von uns als sein Bodenpersonal brauchen – in großen und in kleinen Dingen.

Abraham, Noah, Josef, Jesus, die Jünger, Paulus und andere Apostel … sie alle lebten anders und wurden vielleicht schief angeschaut. Aber genau das machte ihr Leben so attraktiv. Genau darum sprechen wir heute noch über diese Leute. Genau darum haben sie das Leben von vielen Menschen bereichert. Sie sind nicht dem Mainstream, sondern Gottes Ruf in ihrem Herzen gefolgt.

Gott beruft nicht die Qualifizierten. Gott qualifiziert die Berufenen. Und berufen sind wir alle.

Lesen Sie dieses Kapitel nochmals. Einmal, zweimal. Achten Sie darauf, nach was sich Ihr Herz wirklich ausstreckt, was es wirklich liebt. Erinnern wir uns daran: Gott ist Liebe. Er hat Gutes mit Ihnen vor.

Etwas in uns erinnert sich, wenn auch nur undeutlich, genau an diese Sache: Gott hat den Menschen einen unglaublichen Auftrag erteilt. Er gibt uns das Okay, die Erde zu erkunden, zu bebauen und etwas zu erschaffen. Wir sollen uns um die Schöpfung kümmern, wie es mir der kluge Hebraist Robert Alter verraten hat.

Genauso möchte ich leben. Ich möchte nicht warten, bis andere mich zuerst lieben oder meine Pläne besonders toll finden. Ich möchte mich hineinstürzen in die schöpferische Arbeit und »mein Feld« erobern. Manchmal fühle ich mich wie diese kleine Putzmaschine, die eigentlich nicht viel zu bieten hat. Aber dann gehe ich einfach weiter. Schritt für Schritt mit der Lampe in meiner Hand. Manchmal möchte ich rennen, aber Achtung, dann könnte die Lampe ausgehen. Darum gehe ich langsam und schaue genau, wohin mich der Weg führt.

Doch gerade während ich diese Zeilen schreibe, werde ich von schlimmen Zweifeln heimgesucht. Ich frage mich ernsthaft, was ich da mache und ob ich überhaupt die Erlaubnis habe, ein solches Buch zu schreiben? Ich habe keinen Doktortitel. Ich bin weder Theologe noch Therapeut. Ganz im Gegenteil: Ich bin einer, der es immer wieder fertigbringt, auf unerklärliche Weise einen Knoten in seine Schnürsenkel zu zaubern.

Warum opfere ich so viel Zeit? Wofür eigentlich? Für eine Handvoll Leserinnen und Leser, die wahrscheinlich viel schlauer sind als ich und nicht auf Hilfe angewiesen sind? Hat Gott wirklich gesagt, ich soll das tun? Weshalb etwas wie »Zuccerro« gründen? Solche und ähnliche Institutionen, die Menschen begleiten und ermutigen, gibt es wie Sand am Meer. War es nur eine selbstgefällige Sache, um meine eigene Haut zu retten? Der Lügengeist flüstert mir ein: »Wieso das Ganze? Nimm dir ein bisschen Zeit für dich. Genieß dein Leben. Du kannst sowieso nichts ändern.«

Wenn ich von solchen Gefühlen übermannt werde, muss ich jeweils beim Chef nachfragen: »Jesus, was geht hier ab? Was denkst du darüber?«

Und er antwortet mir: »Geh weiter. Deine Lampen fangen gerade erst an zu blinken.«

WAS DIE BIBEL SAGT

Im ersten Buch der Bibel lesen wir, dass Gott dem Menschen den Auftrag gab, fruchtbar zu sein. Gemäß dem 1. Buch Mose soll der Mensch die Erde bebauen, etwas erschaffen und über die Welt herrschen. Das Wort »herrschen« (oder über etwas Macht ausüben), welches wir an jener Stelle in vielen Bibelübersetzungen antreffen, ist laut dem Literaturwissenschaftler und Hebraisten Robert Alter nicht ganz korrekt. Aus dem Grund der etwas unglücklich gewählten Übersetzung, die zuweilen missverstanden wurde, sollte man sich mit dem Wort auseinandersetzen, das im Urtext der Bibel tatsächlich benutzt wurde. Es ist das Wort *radah*. Mit dem Wort *radah* wurde gemäß Alter nicht »herrschen«, sondern viel eher »das Herumziehen eines Hirten mit der Herde« beschrieben.[82] Wörtlich genommen beschreibt *radah*, wie der Hirte seine Schafe auf gutes Weideland führt und vor wilden Tieren beschützt, sie umgibt und ihnen auf der Wanderung durchs Leben immer zur Seite steht, so der Professor. Mit anderen Worten: Der Mensch soll mit allen Geschöpfen, die seinen Lebensraum teilen, schützend und fürsorglich umgehen. Darin ist – im Gegensatz zu »herrschen« – Gottes Liebe dann auch tatsächlich zu erkennen. Demnach besteht der göttliche Auftrag aus dem 1. Buch Mose an uns darin, sich um die Welt, die Menschen und alles, was darin lebt und blüht, zu kümmern, und zwar jede und jeder mit dem ganz persönlichen Fingerabdruck.

Auch die bekannte Psychologin Pasqualina Perrig-Chiello erklärt, dass die sogenannte Generativität, die Fähigkeit, um das gegenseitige Angewiesensein zu wissen, Sinn und Glück verleihe. Generativität beschreibe nicht nur die Fähigkeit zur Fürsorge für andere Menschen, sondern auch die Sorge um das große Ganze, das dem Menschen ein Gefühl der Zugehörigkeit und Bedeutung schenke.[83] Offenbar wusste Gott schon ziemlich früh, was für uns das Beste ist: Wir sollen »unser *radah*« finden und leben.

WAS DIE WISSENSCHAFT SAGT

Wenn wir uns mit etwas identifizieren, beflügelt das den »Flow«. Wenn wir wissen, wofür wir uns einsetzen, wenn es uns wichtig und wertvoll erscheint, dann tun wir die Dinge auch gerne und sind innerlich motiviert. »Werte beflügeln und schaffen eine Verbindung mit unserer Tiefe, mit unserer Seele«, schreibt Anselm Grün dazu.[84] Die Lateiner nannten die Werte *virtutes*. Das könnte man als »Quellen« übersetzen, so Grün, aus denen uns Kraft zuströmt. Wenn wir uns einer Arbeit hingeben, die uns nicht nur Freude macht, sondern auch Sinn ergibt, steht uns viel mehr Energie zur Verfügung. Die Wissenschaft spricht hier von Kohärenz. Wenn ich im Leben Ziele habe, die mich ansporen, wenn ich weiß, wofür und für wen ich lebe, dann gibt mir das nicht nur Sinn, sondern auch Schwung. Es ist diese nach vorne schauende Denkweise, die uns Kraft schenkt,

Herausforderungen mutig anzugehen, mit Schwierigkeiten umzugehen und dabei ganz wir selbst zu bleiben.

Eine auf diesem Gebiet führende Psychologin, Tatjana Schnell, hat den Begriff der Sinnerfüllung wie folgt definiert:

> Kurz gesagt heißt es, dass man das eigene Leben als zusammenhängend und bedeutsam wahrnimmt, dass man sich als Teil eines größeren Ganzen versteht und grob die Richtung kennt, die man einschlagen möchte.[85]

Gemäß dem Duden hat das Wort »Erfüllung« folgende Bedeutung: »inneres Erfülltsein von einer Sache, sodass das Denken und Fühlen weitgehend davon beherrscht wird«[86]. Die wortwörtliche Übersetzung aus der englischen Sprache wird mit dem Begriff *fullfilment* angegeben. Wenn man den Bogen zur beruflichen Erfüllung schlägt, könnte man auch die Begriffe »Bedeutsamkeit« und »Sinnhaftigkeit« hinzufügen. Mit anderen Worten: Die Suche nach den Gründen und Motiven der Arbeit, die Zufriedenheit und Motivation, einen Beitrag für andere und das eigene Leben zu leisten, sind für die meisten von uns ausschlaggebende Kriterien, wenn es darum geht, Erfüllung oder eben die eigene Bestimmung zu finden.

FRAGEN – BEREIT FÜR IHRE ANTWORTEN

- Der Philosoph und Dichter Khalil Gibran sagte einmal: »Was man als Kind geliebt hat, bleibt im Besitz des Herzens bis ins hohe Alter.«[87] Ich glaube, er hatte recht. Schließen Sie für einen Moment die Augen und erinnern Sie sich: Wo und wie konnten Sie als Kind stundenlang spielen, ohne müde zu werden?

- Was ist Ihre beste Kindheitserinnerung?
- Was hat Sie damals begeistert? Was haben Sie am liebsten getan?
- Fragen Sie sich: Was hat mir daran eigentlich so Spaß gemacht?
- Was bedeutet das für Sie heute? Welche Bedeutung steckt hinter der damaligen Begeisterung?
- Was würden Sie in einer fremden, großen Stadt tun, wenn Sie nochmals bei null anfangen könnten?
- Wann können Sie von sich sagen: »Ich bin mit ganzem Herzen bei der Sache«?
- Was macht Sie lebendig? Welche Gedanken bringen Sie am Morgen in die Gänge? Wann haben Sie sich das letzte Mal richtig lebendig gefühlt und was haben Sie da gemacht?
- Wofür möchten Sie einstehen? Was ist die Botschaft, die Sie anderen vermitteln möchten? Welche Bilder von Ihrem Leben sollen sich in die Herzen der Mitmenschen einprägen?
- Selbst wenn es abgedroschen klingt: Welche Inschrift soll einmal auf Ihrem Grabstein stehen?
- Schließen Sie die Augen. Wie sehen Sie sich in fünf Jahren? Wo sind Sie? Was machen Sie?
- Sie sind einmalig und einzigartig. Sie sind kein Zufall. Gott hat Sie wunderbar gemacht. Was denken Sie darüber?
- Manchmal vergleichen wir uns mit anderen Menschen, die einen Unterschied machen. Oft fühlen wir uns dann minderwertig. Aber die Wahrheit ist: In uns lebt haargenau das gleiche Licht wie in den »großen

Glaubensheldinnen und -helden« auch. Was macht dieses Wissen mit Ihnen?

- Die kleine Putzmaschine war begeistert von ihrer Tätigkeit. Wie könnten Sie Ihre »LED-Lichter« zum Blinken bringen?
- Für welche drei (oder mehr) Dinge sind Sie heute dankbar?

DIE NÄCHSTEN SCHRITTE

- Glauben heißt immer auch in Bewegung sein, etwas annehmen oder danach handeln. Notieren Sie sich, was Sie in diesem Kapitel am meisten angesprochen hat.
- Was könnten Sie unternehmen, um Ihren Sehnsüchten Füße zu verleihen?
- Welche Schritte wären nötig, damit Sie Ihre Träume nicht nur anpacken, sondern auch dranbleiben?

Es gibt keine Liebe, die nicht zur Hilfe wird. Liebe ist immer geistlich, weil Gott Liebe ist. Darum sollten wir tun, was wir lieben.[88]

7

Die Träume ausleben

Ich bin ganz sicher, dass Gott sein gutes Werk,
das er bei euch begonnen hat, zu Ende führen wird [...].

Paulus[89]

Zum Schluss fädeln wir uns nochmals in die Exodusgeschichte ein: Irgendwann wurde der Leidensdruck der Hebräer zu groß. Sie hielten es als Sklavinnen und Sklaven nicht mehr aus. Sie wollten weg. Ein neues Leben anfangen. Ägypten war eine Zeit lang in Ordnung gewesen. Es hatte genug zu essen gegeben, einen Schlafplatz, ein bisschen Sicherheit. Doch irgendwann war es genug. Sie wussten: So kann es nicht weitergehen. Hier ist es zu eng. Wir müssen weg von hier und ein neues Leben beginnen.

Auch wir, viele Tausend Jahre später, dürfen aus dem Alltäglichen, aus dem, was uns belastet, ausbrechen. Bildlich gesprochen dürfen wir irgendwann das Meer oder den Fluss, der sich vor uns ausbreitet, über- oder eben durchschreiten, um ins neue Land zu gelangen.

Ich wünschte, es gäbe ein geheimes Handzeichen für alle, die bereits nach dem freien Herzen leben. Ich kenne keine Person, die es bereut hat, mehr sie selbst zu sein und diesem Leben der Liebe nachzueifern. Was könnte besser sein, als sich Gottes Absichten und guten Plänen hinzugeben? Was für ein Privileg, dass wir zu jenen Menschen gehören, die ihr Leben größtenteils selbst in die Hand nehmen dürfen. Mir ist bewusst, dass das für viele Menschen aus dem Globalen Süden nicht der Fall ist. Für die Mehrheit der Menschen aus dem Globalen Norden aber gilt: Ob superreich oder nicht, wir dürfen und können unsere Zeit selbst gestalten, unser Glück selbst suchen. Wenn der Schuh drückt, ist es an der Zeit, aus »unserem Ägypten« auszuziehen. Uns stehen gewissermaßen alle Türen sperrangelweit offen. Was für eine Einladung! Ich bin begeistert. Machen Sie weiter, wenn Gott Ihnen grünes Licht gegeben hat.

Und doch sind das ganze Universum und natürlich auch der Schöpfer selbst zutiefst geheimnisvoll. Wir können alles beherzigen, auf Gottes Stimme hören, unseren Sehnsüchten und Träumen folgen, die Lampe ergreifen und im Glauben vorwärtsgehen: Unsere Reise bleibt trotzdem unberechenbar. Vielleicht schmunzelt Gott manchmal über unsere Absichten – auch wenn sie noch so erfüllt sind von Glaube, Hoffnung und Liebe. Die Pläne, die er mit unserem Leben hat, sind vermutlich noch besser als alles, was wir uns vorstellen können. Gut möglich also, dass er uns plötzlich eine ganz andere Route vorgibt, als wir geplant haben. Also sollten wir auf unserem Weg flexibel bleiben. Ohne jede Frage: Unser Leben, die Beziehung zu Gott, unsere Berufung, all das ist durchdrungen von Fragen und Geheimnissen. Denn Gottes Gedanken sind nicht unsere Gedanken, und unsere Wege sind nicht Gottes Wege (vgl. Jesaja 55,8). Doch auch daran ist nichts Schlechtes. Im Gegenteil: Es ist Anlass zur Freude. Oswald Chambers schreibt dazu:

> Mit Gewissheit auf Gott zu bauen bedeutet, auf all unseren Wegen ungewiss sein. Wir können nicht wissen, was der

> heutige Tag bringen mag. Dies wird für gewöhnlich mit einem Seufzer der Traurigkeit ausgesprochen; es sollte aber eher Ausdruck atemloser Erwartung sein.[90]

Atemlose Erwartung ... Eine solche Einstellung wünsche ich mir. Ich hoffe, dieses Buch wird Sie ein Stück weiterbringen. Ich glaube, wir dürfen vieles davon beherzigen. Wenn Sie die Kapitel gelesen und die Fragen für sich beantwortet haben, wird Ihnen mit Sicherheit hie und da ein Licht aufgegangen sein. Vielleicht konnten Sie mit Gottes Hilfe seelische Verletzungen »abwaschen«. Vielleicht wurden Sie von einer neuen Leidenschaft für eine bestimmte Sache angesteckt, die Sie unbedingt anpacken möchten. Oder ein längst vergessener Traum wurde geweckt. Vielleicht haben Sie neuen Mut gefunden, das Alte hinter sich zu lassen und ganz Sie selbst zu werden ... und das ist großartig. Das ist genial. Sie sind auf dem richtigen Weg. Machen Sie weiter so. Aber ich wünschte, es wäre so simpel. Bei Gott gibt es keine einfachen Gleichungen. Er ist mehr als eine Lehre, keine Methode – nicht mal eine theologische Methode. Er handelt originell, manchmal komisch, manchmal unvorhersehbar, wie es eine freie Persönlichkeit eben tut. Dem Herzen zu folgen ist eine befreiende Sache – und manchmal voller Schmerz. Das wird auch klar, wenn wir auf das Leben von Jesus sehen. Ein Leben, dem Konflikte, Leid und schließlich ein schmerzvoller Tod nicht erspart blieben. Ein Leben, das aber auch voller Freude und Kraft war und mit der Liebe als Hauptmelodie.

Ich möchte Sie ermutigen, ein Leben zu gestalten, das Ihnen entspricht. Aber eins ist sicher: Es gibt kein narrensicheres Rezept. Und ja, wir können uns in der Erwartung darauf, wie sich unsere Wünsche und Ziele erfüllen, auch täuschen. Es ist gut möglich, dass Gott unsere Sehnsucht vielleicht ganz anders stillt, als wir erwarten. Darum sollten wir immer und immer wieder seinen persönlichen Rat einholen. Letztlich ist unsere Reise ein Verbundensein mit dem, der den Weg kennt (vgl. Johannes 15,5). Unser altes Ich, das falsche Selbst in uns, möchte immer zuerst eine Garantie, ein Erfolgsrezept, bevor es einen Finger krumm macht. Aber so funktioniert Gott nicht. Ich glaube, er offenbart uns den nächsten Schritt unserer Reise erst, wenn wir schon getan haben, was er uns zugeflüstert hat. Also wird der Zeitpunkt kommen, an dem wir ein Stück Sicherheit zurücklassen und mit Gott ins Unbekannte aufbrechen müssen. Dass er uns die Welt und unsere Träume anvertraut, bedeutet nicht, dass wir allein sind – im Gegenteil. Es ist vielmehr ein Zeichen von Wertschätzung und Vertrauen an uns mit dem Zuspruch von Gott: »Ich bin mit dir. Ich helfe dir. Ich führe dich.«

Ich weiß, ich weiß, die folgenden Zeilen triefen von schrecklicher Ernsthaftigkeit. Aber egal, ob Sie Ihre Bestimmung leben, einen Verlust überwinden, Ihre Kinder fördern, Gewicht verlieren, gesünder leben, seelisch heil werden oder im Beruf vorankommen möchten – Veränderung sollte durchgehalten werden. Oft ist es so, dass wir, wenn sich ein Problem bessert, schrittweise das links liegen lassen, was die Besserung bewirkt hat. Sobald wir uns besser fühlen oder ein Stück vorangekommen sind, setzen wir die »Medizin« viel zu schnell wieder ab. Wenn wir ein wenig abgespeckt oder eine schlechte Angewohnheit überwunden haben, ist das Thema im Handumdrehen wieder vom Tisch. Doch wenn wir ein Stück von dem, was uns wichtig ist, gefunden haben, dürfen wir nicht aufgeben und ins alte Fahrwasser zurückgleiten. Man muss auf die Veränderung zugehen, mit ihr leben, sie dann festhalten und nie mehr loslassen. Verteidigen Sie die neuen Glaubenssätze, das Neue und Gute mit Ihrem eigenen Leben.

Deshalb sagen die Anonymen Alkoholiker ihren Klientinnen und Klienten: »Ihr werdet immer Alkoholiker bleiben. Lasst die Finger davon. Rührt keinen Tropfen mehr an, sonst ist es um euch geschehen.« So werden sie nicht selbstgefällig und hören mit den Verhaltensweisen auf, die sie brauchen, um trocken zu bleiben. Es ist so, als würde man auch uns sagen: »Pass auf, du wirst immer verletzlich bleiben. Sei du selbst, kehre nie mehr zum falschen Ich zurück und halte daran fest.«

Ich weiß, diesen Teil der »Guten Nachricht« hören wir nicht besonders gern. Ich auch nicht. Wenn wir das Bild der Prinzessin behalten möchten, wenn Sie der neue Mann bleiben möchten, den Gott gemacht hat, dann werden Sie dafür kämpfen müssen. Veränderungen können schwer, herausfordernd, aber letztlich auch sehr bereichernd sein. Ich habe noch nie jemanden erlebt, der gesagt hat, es hätte sich nicht gelohnt, dranzubleiben.

Träumen ist etwas Wunderbares. Aber eine Entscheidung zu treffen, ist etwas anderes, als sich nur seiner Wünsche und Bedürfnisse bewusst zu werden. Deshalb müssen wir unsere Entscheidungen auch in die Tat umsetzen. Wir bleiben sonst in einer kindlichen Wunschwelt stecken und warten im Stillen darauf, dass irgendjemand im Universum sie für uns erfüllt. Aber das wird nicht passieren. Mit Sicherheit nicht. Ein Theologe sagte einmal: »Gott schenkt uns den Baum, aber den Stuhl müssen wir selbst machen.« Natürlich wird Gott uns beistehen. Natürlich wird er Türen aufmachen, die anderen vielleicht verschlossen bleiben. Gott segnet, berät und leitet uns, während wir »unseren Stuhl« zimmern. Alles hat seine Zeit. Gott weiß, wann es losgehen soll. Selbstverständlich lässt er uns nicht allein. Ja, manchmal tut er auch das Unmögliche. Unsere Zeit steht in Gottes Händen. Und doch müssen wir die Dinge letztendlich selbst anpacken. Daran führt kein Weg vorbei. Wir müssen von der Entscheidung ins Handeln kommen. Ähnlich wie bei einem Coaching zwischen zwei Menschen werden Ihnen die Fragen und Ermutigungen dieses Buches nur so gut helfen, wie Sie sich darauf einlassen. Gehen Sie Ihren Weg. Machen Sie einen ersten Schritt.

Und dann noch einen. Zimmern Sie Ihr eigenes Möbel aus dem »Baum«, den Gott Ihnen schenkt.

Wie wir uns eine starke Resilienz zulegen

Damit die beiden guten Mutes bleiben, hat der alte Douglas Lina und Ben einige Ratschläge mit auf den Weg gegeben, die auch uns helfen können, bei Rückschlägen und Herausforderungen innerlich stark zu bleiben. Ich garantiere Ihnen: Wir werden sie brauchen, diese Kraft, die von innen kommt, denn bei der Reise ins Ungewisse wird nicht immer alles rund laufen.

Eine starke Resilienz, die psychische Widerstandsfähigkeit, ist die Fähigkeit, Herausforderungen und Krisen zu bewältigen und sie durch das Zurückgreifen auf persönliche Ressourcen zu nutzen. Die nachfolgenden Hinweise werden hilfreich sein, wenn wir uns ins Neuland aufmachen. Wenn wir unsere Bestimmung anpacken und nach unserem Herzen leben, kann die Fahrt ziemlich holprig werden. Gerade dann verläuft das Leben selten nach Plan. Wir erleben Rückschläge. Selten läuft alles glatt oder nach unserem Schema. Vielleicht müssen wir uns korrigieren lassen und etliche Male neu ansetzen, aufstehen, weitergehen, daran festhalten und nicht aufgeben. Eine starke Resilienz ist wichtig, wenn wir »unseren Lauf« vollenden möchten.

Egal, was Sie sich wünschen, egal, welches Ziel Sie erreichen wollen: Zu wissen, was eine starke Widerstandskraft ausmacht, ist von Bedeutung, damit wir den Kopf nicht zu früh in den Sand stecken. Und eine starke Resilienz ist mitunter die beste Prävention gegen Erschöpfung und jede Art von Burn-out. Wir dürfen unser Leben reflektieren, selbstwirksam werden, das Heft selbst in die Hand nehmen und auf ein stimmiges Ziel zusteuern. Gesund werden, loslassen, voller Vertrauen, mit Blick auf Gott.

1. Lebensdissonanzen analysieren

Wenn wir Dinge tun, die uns wert- und sinnvoll erscheinen, blühen wir auf. Wir erleben Schwung und Kraft, wenn wir etwas tun, das unserem Herzen, unseren Wünschen und Zielen entspricht. Wir können uns fragen: Wo ist es so, wie ich es möchte? Wo nicht? Was kann verändert werden? Welche neuen Ziele beflügeln mich? Was muss losgelassen oder verändert werden? Welche Tätigkeit verbinde ich mit Sinn und Wert? Wenn wir unser Drehbuch selbst in die Hand nehmen und Dinge zum Positiven verändern (die Dinge, die in unserer Macht liegen), werden Körper, Geist und Seele in Schwung gebracht. Graben Sie Ihren Schatz aus. Nutzen Sie Ihre Talente. Was ist es, das Ihr Leben ausmacht? Von welchen Dingen werden Sie magisch angezogen? Marschieren Sie in »Ihr Kanaan« ein. Leben Sie beherzt und geben Sie niemals auf.

Notieren Sie für sich: Was ist mir am wichtigsten? Was tut mir gut?

2. Selbstvertrauen aufbauen

Ein starkes Selbstvertrauen ist für die Resilienz zentral. Überall dort, wo wir uns aufgrund von Angst vor Sachen drücken, liegt eine geheime Kraft verborgen. Wenn Sie Schiss haben, vor Leuten zu sprechen, müssen Sie vor Leuten sprechen. Wenn Sie Höhenangst beschleicht, sobald Sie auf einer Seilbrücke stehen, dann gehen Sie über die Seilbrücke – Schritt für Schritt, vielleicht in Begleitung. Wenn Sie es geschafft haben, werden Sie garantiert mit neuem Mut beschenkt. Beim ersten Vortrag zittern Ihnen vielleicht die Knie, aber beim zehnten Mal werden Sie es vielleicht mögen. Es gibt viele Beispiele von Menschen, die aus ihrem Schatten getreten sind. Der griechische

Dichter Sophokles hatte eine schwache Stimme.[91] Mose stotterte und hielt wenig von sich (vgl. 2. Mose 3,11). Aristoteles lispelte.[92] Nichtsdestotrotz haben sie sich nicht aufhalten lassen. Das englische Sprichwort *Do what you fear and it will disappear* (Tue, was du fürchtest, und es wird verschwinden) trifft den Nagel auf den Kopf. Wenn wir uns den Ängsten stellen, schafft das unheimlich viel Selbstvertrauen. Und in diesem Selbstvertrauen liegt eine große Kraft für unsere Entwicklung.

Notieren Sie für sich: Welche Angst könnte ich überwinden, um mein Selbstvertrauen zu stärken?

3. Glaube verankern

Es ist eine Tatsache, dass der Glaube eine Kraftquelle ist. Das Vertrauen auf einen guten Gott, der uns in jeder Situation bedingungslos liebt und an unserer Seite steht, schenkt Gelassenheit, Stärke und Frieden gleichermaßen – selbst in den schlimmsten Stürmen unseres Lebens. Vertrauen auf Gott gibt Ihnen die nötige innere Ruhe. Dabei stärken Sie Ihre Seele und werden widerstandsfähiger. Wie ist es bei Ihnen? Wie finden Sie Anschluss an Gott? Wo können Sie am besten Kraft, Trost und Glauben tanken? Wie steht es um Ihre Beziehung zu Jesus? Vergessen Sie nicht: Er möchte Ihr bester Freund sein. Was für eine Einladung. Sagen Sie Ja dazu – unbedingt, so oft Sie können. Schaufeln Sie sich Zeit frei. Schreiben Sie sich öfter mal einen Termin mit Gott in Ihren Terminplaner … über kurz oder lang wird es Ihr Leben verändern. Wie drückt es die Bibel aus? Wir sind die Reben, Gott der Weinstock (vgl. Johannes 15,5). Offenbar sind wir als abhängige Wesen geschaffen, um unsere Stärke bei Gott zu beziehen.

Notieren Sie für sich: Wann und wo kann ich mir regelmäßig Zeit mit Gott nehmen?

4. Ressourcen bilden

Wir alle brauchen auf unsere Art einen gesunden Ausgleich. Sei es ein Tag in den Bergen, eine Tasse Kaffee mit der besten Freundin, eine Runde Jogging, ein Glas Wein, ein gutes Buch, Cupcakes backen, am Motorrad schrauben, tanzen … was auch immer. Jede und jeder braucht Auszeiten, in denen man neue Lebenskraft schöpft. Wie erholen Sie sich am besten? Woher beziehen Sie Ihre Kraft? Was macht Ihnen Freude? Wer oder was füllt Ihre Seele? Was macht Ihren Tank wieder voll, damit Sie etwas zu geben haben? Schaffen Sie im Alltag kleine Oasen, die Sie erfrischen und neue Kraft schenken.

Notieren Sie für sich: Bei was kann ich am besten auftanken? Wo finde ich neue Kraft?

5. Optimismus leben

Mit positivem Denken allein ist es nicht getan. Wir dürfen auch mal schlechte Tage haben. Gefühle, die uns nicht in den Kram passen, sollten wir ohne schlechtes Gewissen zulassen. Dieser Rat ist oft klüger, als verbissen dagegen anzukämpfen, weil die negativen Empfindungen dadurch nur noch schlimmer werden. Dem Leben positiv gegenüberzustehen ist jedoch eine wunderbare Sache, die wir uns aneignen sollten, um unsere Resilienz zu stärken. Finden Sie ein volles Ja für sich und Ihr Leben. Manchmal wünschen wir uns, wir hätten uns früher oder anders für eine Sache entschieden, wir hätten besser dies oder jenes gemacht. Aber so, wie es ist (oder noch werden könnte), ist es auch gut. Nicht alles ist perfekt. Wir alle erleben Nöte, Schicksalsschläge und Prüfungen. Trotzdem: Erwarten Sie Gutes. Seien Sie dankbar für alles, was Sie haben. Schmieden Sie neue Pläne. Vertrauen Sie Gott und dem Leben. Das Beste liegt noch vor uns.

Notieren Sie für sich: Welche innere Haltung bräuchte ich, um ein volles Ja zu meinem Leben zu entwickeln?

6. Beziehungen pflegen

Als soziale Wesen brauchen wir andere Menschen, mit denen wir uns austauschen können (die einen mehr, die anderen weniger). Sie können sich fragen: Welche Personen tun mir gut? Wo werde ich verstanden? Bei wem fühle ich mich angenommen? Wer beflügelt mich? Und: Wem kann ich etwas geben? Für wen bin ich wertvoll?

Wie könnten Sie es angehen, regelmäßig »Beziehungszeiten« in Ihren Alltag einzubauen? Mit wem möchten Sie zusammen sein? Welche Gespräche tun Ihnen gut? Wem könnten Sie ein Segen sein? Die einen können nicht genug von Beziehungen haben, die anderen machen Dinge gerne mit sich selbst aus. Doch es ist wissenschaftlich erwiesen: Ein gesundes soziales Umfeld macht uns stärker und lässt uns Rückschläge besser verdauen.[93] Suchen Sie sich Menschen, die Ihnen guttun – und geben Sie etwas davon an andere zurück.

Notieren Sie für sich: Welche Menschen tun mir gut? Mit wem möchte ich mich öfter verabreden? Wem kann ich etwas geben?

7. Humor zulassen

Humor ist heilsam, vielleicht heilsamer als zwanzig ernsthafte Sitzungen beim Seelendoktor, bei denen sich alles »nur« um Sie dreht. Jede Krise ist nur halb so schlimm, wenn der Humor nicht auf der Strecke bleibt. Ihre Situation mag herausfordernd sein, aber es kommen wieder bessere Tage. Nehmen Sie sich und das Leben nicht immer todernst. Schauen Sie wieder einmal eine Sendung von Ihrem Lieblingskomiker beziehungsweise Ihrer Lieblingskomikerin. Bringen Sie jemanden zum Lachen. Nehmen Sie den Alltag ein bisschen lockerer, dann fällt plötzlich eine Last von Ihren Schultern. Ohne Humor hätte ich dieses Buch (das eigentlich ein ernstes Thema behandelt) nie zu Ende geschrieben. Und für Sie wäre es wahrscheinlich einfach ein langweiliges Gedudel geblieben. Humor ist heilsam. Freuen Sie sich, denn Lachen ist gesund.

Notieren Sie für sich: Bei welcher Gelegenheit könnte ich wieder einmal so richtig lachen? Welche konkrete Situation könnte ich mit etwas mehr Humor angehen?

8. Körper achten

Wenn wir uns in unserer Haut wohlfühlen, ist auch unser Selbstwert stark. Fragen Sie sich: Wie sieht es mit meiner Körperpflege aus? Was tut mir gut? Welche Kleider passen zu mir? Fühle ich mich in meinem »Zuhause« wohl oder sollte ich wieder einmal einen »Frühlingsputz« machen? Ehre ich Gott, indem ich meinem Körper gesunde Nahrungsmittel gönne? Schönheit kommt von innen, heißt es treffend. Stimmt natürlich. Wenn wir jedoch auch auf unser Äußeres, regelmäßige Bewegung, genügend Schlaf und eine gesunde Ernährung achten, fühlen wir uns noch wohler in unserer Haut – und das stärkt die Resilienz.

Notieren Sie für sich: Welche Dinge könnte ich meinem Körper regelmäßig gönnen, damit ich mich noch wohler fühle?

9. Dienen lernen

Es ist paradox, aber wahr: Wir geben dem wahren Glück Raum, wenn wir uns selbst vergessen. Wenn wir uns nicht ständig um uns selbst drehen und uns stattdessen um jemanden oder etwas kümmern, verspüren wir tiefe Freude. Wenn wir das Gefühl haben, dass unser Handeln höheren Werten und in diesem Sinne der Gemeinschaft oder auch nur einem anderen dient, kann uns das auf einer tieferen Ebene glücklich machen. Wem könnten Sie eine Freude machen? Für wen könnten Sie ein Segen sein? Wen könnten Sie ermutigen oder wem zur Seite stehen? Die heutige Gesellschaft ist drauf und dran, die anderen aus den Augen zu verlieren. Die ganze Welt dreht sich nur noch um das eigene Wohl. Wie war das mit *radah*? Der göttliche Auftrag aus dem 1. Buch Mose an den Menschen besteht darin, sich um die Welt, die Menschen und alles, was darin lebt und blüht, zu kümmern. Die paradoxe Wahrheit lautet: Helfen macht glücklich.

Notieren Sie für sich: Wem könnte ich regelmäßig etwas Gutes tun? Welche Sache liegt mir am Herzen?

10. Identität leben

Große Träume sind wichtig, aber … Wenn wir uns als Christin beziehungsweise Christ bezeichnen, dann sollten wir uns bekanntermaßen nicht nur mit dem identifizieren, was wir tun. Wir sollten auch wissen, wer wir sind. Vergessen wir also nie: Gott ist Liebe. Wir gehören zu seiner Familie. Er hat einen guten Plan mit unserem Leben. Gott kann viel mehr tun, als wir uns vorstellen können (vgl. Epheser 3,20). Es klingt verrückt, aber wir sind auserwählte Leute, Botschafterinnen und Botschafter von seinem heiligen Königreich (vgl. 1. Petrus 2,9). Das habe ich mir nicht selbst ausgedacht. So steht es in meiner Bibel. Das nenne ich einen gütigen und gleichzeitig unfassbar freigiebigen Gott. Ich frage Sie: Kann jemand großzügiger sein als ein Gott, der von sich behauptet, die Liebe selbst zu sein? In uns lebt haargenau dasselbe Licht wie in den ganz »großen Glaubensheldinnen und -helden«, zu denen wir manchmal aufschauen. Lassen Sie sich nichts anderes aufschwatzen. Gott schreibt mit jeder noch so kleinen Geschichte seine ganz große Geschichte. Was für ein Privileg! Sie gehören zur himmlischen Familie und so dürfen Sie auch leben.

Notieren Sie für sich: Wie könnte ich es anstellen, damit meine wahre Identität noch mehr zum Ausdruck kommt?

Ende gut, alles gut

Ähnlich wie Lina und Ben dürfen, nein, sollen wir unser Drehbuch selbst in die Hand nehmen (von Gott geführt, versteht sich, aber wir sollen es in die Hand nehmen) und Schritt für Schritt in »unser Kanaan« einmarschieren, wie Josua und das Volk Israel es getan haben – eine Reise in die Freiheit. Sind das nicht großartige Nachrichten? Sie und ich, zusammen mit Gott dürfen wir mehr als nur die Straße vor unserem Haus überqueren. Wir dürfen unsere eigene Welt erobern und einen Unterschied machen.

Doch gerade in diesen Zeiten sind wir gut beraten, wenn wir uns eine Extraportion Resilienz zulegen, Gottes Kraft in unserem Leben. Ja, wir dürfen das Leben selbst gestalten. Doch Gott hat nie versprochen, uns Kämpfe zu ersparen. Er verspricht jedoch, unsere Einstellung und unser Denken diesen gegenüber zu verändern. Manche Lektionen werden wir vielleicht x-Mal wiederholen, bis sie in Fleisch und Blut übergehen. Trotz der Entfernung von nur elf Tagesmärschen dauerte die Reise der Israeliten satte vierzig Jahre, bis sie im Gelobten Land ankamen. An diesem Punkt, an dem wir »das neue Land« bereits vor uns sehen, spielt sich oft die gleiche Szene ab wie damals. Wir fragen uns plötzlich: Bin ich gut genug? Kriege ich das hin? Hat es Gott tatsächlich so gemeint? Und ja, die »Gegner« sehen aus wie Riesen – ich bin nur ein kleiner Wurm.

Es klingt furchtbar ernsthaft, aber es ist wahr: Es liegt auch an uns, wie sich die Dinge ändern. Wir können nicht einfach Däumchen drehen und von Gott erwarten, dass er uns in die Freiheit beamt (sonst hätten die Israeliten nicht dafür kämpfen müssen). Auch Paulus und alle anderen »Glaubensheldinnen und -helden« der Kirchengeschichte berichten von Widerständen, Leid und Ringen.

Ich unterschreibe jederzeit folgende Theologie: Der Glaube ist ein Geschenk. Gottes Gnade steht im Zentrum. Wir können und müssen nichts mehr leisten, damit wir gerecht werden. Wir sind von Gott vollkommen angenommen. Er liebt uns ohne unsere Leistung. Natürlich! Doch genauso trifft eben auch Folgendes zu: Ohne Taten ist unser Glaube tot (vgl. Jakobus 2,14). Ohne entsprechende Handlung bleiben wir in einer geistlichen Traumwelt gefangen, die mit dem Neuen Testament im Widerspruch steht. Aus dem »Baum«, den Gott uns geschenkt hat, wird er keinen »Stuhl« machen. Gott baut keine »Stühle«. Er stellt uns das Material zur Verfügung. Ich weiß, was Sie jetzt sagen möchten: »Quatsch, Gott baut seine Kirche selbst. So steht es in der Bibel.« Das stimmt schon. Gott schenkt uns einen Traum, eine Vision, eine Idee. Er führt uns zum festgelegten Zeitpunkt zu den richtigen Menschen, die uns helfen. Und natürlich steht Gott uns bei, während wir »unseren Stuhl« anfertigen. Natürlich lässt er uns nicht allein damit, wenn wir aus Ägypten ausziehen. Er segnet, berät und leitet uns – so viel ist sicher. Und manchmal sollen wir unsere Batterien aufladen, einfach still sein und erkennen, dass er Gott ist (vgl. Psalm 46,11).

Doch früher oder später spielt Gott uns für den praktischen Teil den Ball zu und ermutigt uns: »Jetzt bist du dran! Lass deiner Kreativität freien Lauf! Ich bin mit dir! Mach dir keine Sorgen! Geh einen ersten Schritt, dann noch einen und noch einen. Manchmal korrigiere ich deinen Weg, aber du schaffst das – garantiert!« Gott kann wirken, wenn wir anfangen, den »Stuhl« zu zimmern. Gott wird aktiv, wenn wir uns auf den Weg machen. Die meisten Zeichen und Wunderwirkungen der Bibel geschahen, wenn Gottes Bodenpersonal in seiner Berufung unterwegs war.

Schließen Sie einen Deal mit sich. Legen Sie Ihr Handy abends für ein paar Wochen zur Seite. Lassen Sie sich ganz auf das Buch ein. Lesen Sie es, wo nötig, nochmals, beantworten Sie die Fragen, bleiben Sie am Ball, setzen Sie um, was Sie für sich herausgefunden haben. Vor allem setzen Sie sich zu Jesus auf den Schoss und lassen Sie sich von ihm Ihre frühkindlichen und anderen Verletzungen »abwaschen«. Er ist auf innere Heilung spezialisiert. Jesus bietet uns Wiederherstellung der zerbrochenen Herzen an. Er kann alles neu und gut machen. Wenn wir uns ans dritte Kapitel zurückerinnern:

Genau dafür ist er auf die Welt gekommen. Genau dafür ist er gestorben. Gott möchte unsere Freiheit. Werden Sie ganz Sie selbst. Auf einmal werden Sie sehen, wie gut das Leben sein kann. Es wird dann so sein wie bei Lina und Ben, die plötzlich wussten, dass sie nicht irgendwelchen Anforderungen von außen folgen mussten, sondern den Ahnungen des Herzens, diesen göttlichen Impulsen, die ihnen den Weg zum Leben gezeigt hatten.

Wenn Sie etwas möchten, das Sie nicht haben, dann müssen Sie etwas tun, das Sie noch nie getan haben – und auf Gott vertrauen. Kommen Sie vom Träumen ins Handeln. Es muss sich nicht über Nacht alles ändern, aber wir dürfen Schritt für Schritt auf ein Ziel zugehen. Schreiben Sie Ihre Vision in ein Tagebuch oder in die Notizen Ihres Handys. Halten Sie Ihre Träume fest. Denn wenn eine Absicht aufgeschrieben ist, wird sie zum Ziel. Ein Ziel, welches in Zwischenschritte aufgeteilt wird, wird zu einem Plan. Und ein Plan, auf den Taten folgen, wird schrittweise Wirklichkeit. Deshalb sind Ziele so wichtig. Sie lenken unsere Energie in die richtigen Bahnen. Wir schauen nicht mehr links oder rechts, weil Ziele Orientierung und Sicherheit schenken. So können Sie »Ihren Lauf« vollenden.

Wie das Volk Israel dürfen auch wir aus dem Alltäglichen ausbrechen. Wir dürfen etwas Neues wagen, wenn wir uns nicht frei fühlen. Dafür müssen wir bildlich gesprochen das Meer oder den Fluss vor uns über- oder durchqueren. Oft wird die Geschichte um den Fluss Rubikon für diesen Aufbruch ins Neue herangezogen. Der Übergang vom Traum zur Umsetzung erinnert an den bekannten Vergleich, als Cäsar seine letzte Nacht hinter dem Fluss namens Rubikon verbrachte. Er wusste, dass er nach dem Überschreiten des Rubikons Rom angreifen musste.[94]

Ganz so dramatisch gestaltet sich unsere Entscheidung vielleicht nicht, aber ich weiß von vielen Menschen, die sich selbst jahrelang blockiert haben. Menschen, bei denen nicht einfach nur Kosmetik dran war, sondern die eine Revolution brauchten, um die Richtung ihres Lebens zu ändern. Es ist normal, dass wir vor der großen Handlung zunächst versuchen, uns vor allzu großen Unsicherheiten und Risiken zu schützen. Daher wird es früher oder später passieren, dass wir vor »unserem Rubikon« stehen bleiben und scheuen wie ein Pferd vor einem angsteinflößenden Hindernis. Je häufiger wir aber so einen Fluss überqueren und neues Land unter den Füßen haben, desto mehr wachsen auch unser Selbstwertgefühl, unser Mut und unsere Zuversicht.

Wenn wir uns auf diese Reise mit Gott einlassen, unser Herz finden und danach leben, dann wird er das Werk vollenden, das er in uns angefangen hat, wie Paulus an die Gemeinde von Philippi schrieb (vgl. Philipper 1,6).

Ich wünschte, es gäbe irgendeine Geste oder ein Symbol für alle, die bereits nach dem freien Herzen leben. Fragen Sie sich nochmals: Was möchte ich? Was möchte ich wirklich? Wie könnte ich mehr Liebe und Freiheit in mein Leben bringen? Manchmal muss man etwas Neues wagen. »Und jedem Anfang wohnt ein Zauber inne«, schrieb Hermann Hesse in seinem Gedicht »Stufen«.[95] Im Neubeginn liegt Leben. Wenn es immer gleich ist, verlieren wir die Begeisterung. Einfach überleben macht auf Dauer niemanden glücklich. Welchen kühnen Traum haben Sie? Was würden Sie am liebsten tun? Was hält Sie davon ab? Das Leben ist zu kurz, unser Auftrag zu wichtig. Machen Sie einen ersten Schritt durch eine neue Tür.

Achten Sie gut auf sich. Lina und Ben erinnern sich immer wieder an folgenden Satz, den ihnen der alte Douglas sehr ans Herz gelegt hat: »Die Kunst besteht darin, mit sich selbst gut umzugehen. Das ist die beste Voraussetzung dafür, auch mit anderen gut umzugehen.«

Vergessen Sie nicht: Ihr Herz ist wichtiger als alles andere (vgl. Sprüche 4,23). Nichts anderes sollten wir hüten wie unseren wertvollsten Schatz.

Was immer Sie in Ihrem Rucksack mittragen, welche frühkindlichen Erfahrungen Sie auch gemacht haben: Jesus möchte uns von all dem Schutt und den Lügen befreien, die sich in unser Leben eingeschlichen haben. Achten Sie wie ein Gärtner beziehungsweise eine Gärtnerin auf »Ihr Biotop«. Jäten Sie das Unkraut in Ihrem Kopf. Lassen Sie nur noch Wahrheiten an sich heran. Bewahren Sie Glaubenssätze in Ihrem Herzen, die wahr sind. Was wir im Innern glauben, zeigt sich ganz offensichtlich in unserem äußeren Leben. Das ist das Wesen des Lebens. Deshalb schrieb Paulus, wir sollen uns durch ein neues Denken umgestalten lassen (vgl. Römer 12,2). Finden Sie tiefen Frieden, auch wenn es mal stürmt. Verbringen Sie viel Zeit mit Gott. Hören Sie auf seine Stimme. Träumen Sie seine Träume. Gehen Sie mutig vorwärts. Setzen Sie sich keine Grenzen, denn mit dem Chef von oben an Ihrer Seite können Sie richtig große Schanzen bauen.

Manchmal macht Gott das Unmögliche. Unsere Zeit steht in seinen Händen. Und doch müssen wir früher oder später ins Handeln kommen.

Über Matthias Kummer

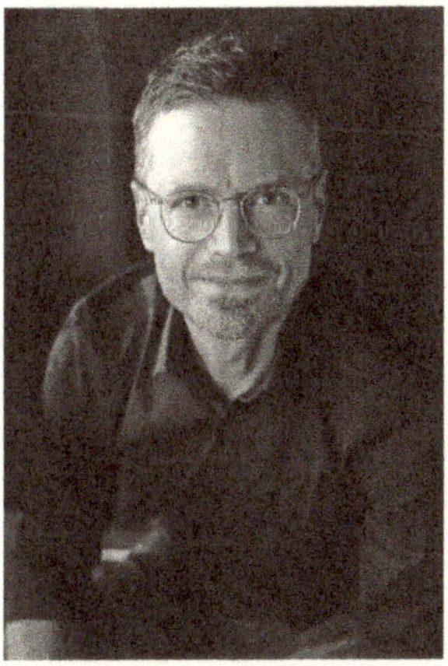

Matthias ist der Gründer von »Zuccerro«. Neben seiner Haupttätigkeit im Bereich Personalentwicklung und Coaching ist er als Seelsorger, Buchautor und Referent tätig. Neben weiteren Büchern ist er Autor von »Wie geht Berufung?« (Werd Verlag AG), worin vierzig Persönlichkeiten über ihren Weg zur Berufung erzählen. Matthias ist verheiratet und wohnt in der Nähe von Zürich.

Fachliche Aus- und Weiterbildungen

- CAS Coaching/Beratung,
  Pädagogische Hochschule Zug PHZG (2022–2023)
- Notfallpsychologie und Krisenmanagement (Care-Team),
  Kanton Zürich (2022)

- Coaching in Personal- und Organisationsentwicklung, Fachhochschule Nordwestschweiz (2020)
- Psychotraumatologie, Hochschule für Angewandte Wissenschaften ZHAW (2019)
- ZRM-Methodik, Zürcher Ressourcen Modell®, Hochschule St. Gallen HSG (2019)
- Systematische Theologie, IGW Zürich (2018–2019)
- Begleitender Seelsorger, ICL Schweiz (2015–2017)

Über Zuccerro

Zuccerro setzt sich dafür ein, Frauen und Männer in allen möglichen Lebenssituationen zu unterstützen, zu fördern und ganzheitlich zu begleiten. Mittels Coachings, psychologischer Beratung und Seelsorge stehen wir Menschen zur Seite und begleiten Sie Schritt für Schritt durch ihre Entwicklungs- und Veränderungsprozesse – im persönlichen Glauben genauso wie in alltäglichen Herausforderungen.

Zuccerro ist auch etwas wie eine Kirche. Wir bieten spannende Referate zu Glaubensthemen und engagieren uns für Bedürftige, indem wir ihnen unentgeltlich mittels Seelsorge und Coaching beistehen.

Weitere Informationen finden Sie auch auf unserer Webseite und auf Instagram.

Webseite
www.zuccerro.com

Instagram
@ZuccerroLife

Kontakt

Zuccerro
Kasernenstrasse 97
Postfach
CH-8021 Zürich

Mail

info@zuccerro.com

Gott schreibt mit jeder
noch so kleinen Geschichte
seine große Geschichte.
Wir gehören zur
himmlischen Familie...
... und so dürfen wir
auch leben.

Anmerkungen

1 Johannes 7,38.
2 Vgl. Bradley Cooper (Regie): A star is born, 2018.
3 Zitiert nach: https://zitatezumnachdenken.com/albert-schweitzer/407 (zuletzt aufgerufen am 04. 07. 2023).
4 Vgl. C. G. Jung: Archetypen und das kollektive Unterbewusstsein, Verlagsgruppe Patmos, Ostfildern 2017, S. 69.
5 Vgl. Greg L. Hawkins/Cally Parkinson: Prüfen. Aufrüttelnde Erkenntnisse der REVEAL-Studie. Die harte Wahrheit über Gemeindeleben und geistliches Wachstum, Gerth Medien, Asslar 2009.
6 Vgl. ebd.
7 Vgl. David Papineau: Philosophie – Die Geschichte der Philosophie, Librero Verlag/Bielo Verlagsgesellschaft mbH, Köln 2015, S. 112.
8 Vgl. C. G. Jung: Archetypen und das kollektive Unterbewusstsein, Verlagsgruppe Patmos, Ostfildern 2017, S. 69.
9 Brené Brown: Die Gaben der Unvollkommenheit. Lass los, was du glaubst, sein zu müssen und umarme, was du bist, Kamphausen Media GmbH, Bielefeld 2012, S. 42.
10 John Eldredge: Der ungezähmte Christ, Brunnen Verlag, Gießen 2005, S. 73.
11 Heinz Schilling: Martin Luther. Rebell in einer Zeit des Umbruchs, C. H. Beck, München 2017, S. 182.
12 Christiane Sautter: Liebe dich selbst – Gott tut es auch, E-Book, SCM Hänssler in der SCM Verlagsgruppe GmbH, Holzgerlingen 2018, S. 55.
13 Jede wehrpflichte Person, die im Schweizer Milizsystem Dienst tut (Mann und Frau), besitzt ein persönliches Sturmgewehr und/oder eine Pistole, die (heute noch) zu Hause aufbewahrt werden, vgl. dazu: https://www.vtg.admin.ch/de/die-schweizer-armee/mittel/persoenliche-ausruestung/bewaffnung.html (zuletzt aufgerufen am 14. 06. 2023).
14 Vgl. https://www.mensch-und-psyche.de/typenmodelle/temperamentenlehre/(zuletzt aufgerufen am 16. 06. 2023).
15 Karl Frielingsdorf: Vom Überleben zum Leben. Wege zur Identitäts- und Glaubensfindung, Grünewald, Mainz 2008.
16 Ebd., S. 92.

17 Brené Brown: Die Gaben der Unvollkommenheit. Lass los, was du glaubst, sein zu müssen und umarme, was du bist, Kamphausen Media GmbH, Bielefeld 2012, S. 52–53.

18 Anmerkung in Klammern vom Autor.

19 Dieses Zitat wird immer wieder Astrid Lindgren zugeschrieben, es gilt jedoch nicht als gesichert: https://falschzitate.blogspot.com/2019/11/lass-dich-nicht-unterkriegen-sei-frech.html (zuletzt aufgerufen am 14.06.2023).

20 Vgl. https://www.bibelwissenschaft.de/de/lightbox/online-bibeln/luther-bibel-1984/lexikon/bibelstelle/hiob/sachwort/anzeigen/details/seele/bibel/text/lesen/ch/0c2f2d235fb0715d73e604ac40b0cfd9/(zuletzt aufgerufen am 14.06.2023).

21 Vgl. Carl R. Rogers: Entwicklung der Persönlichkeit. Psychotherapie aus der Sicht eines Therapeuten, Klett-Cotta Verlag, Stuttgart 2018, S. 154.

22 Gus Van Sant (Regie): Good Will Hunting, 1997, 01:36:10 bis 01:39:40.

23 In der Übersetzung nach Martin Luther: https://www.bibleserver.com/search/EU/Herz; https://www.bibleserver.com/search/LUT/Glaube; https://www.bibleserver.com/search/LUT/Gebet (alle zuletzt aufgerufen am 04.07.2023).

24 Immanuel Kant: Beantwortung der Frage: Was ist Aufklärung? In: Berlinische Monatsschrift, Dezember 1784, S. 482–494.

25 Verena Wurster/Daniel Lindner: Nemo – voll versöhnt. Auf dem Versöhnungsweg ins Abenteuer deines Lebens, VERMONDA Verlag, Castrisch 2013.

26 Ebd., S. 221.

27 Vgl. Brené Brown: Die Gaben der Unvollkommenheit. Lass los, was du glaubst, sein zu müssen und umarme, was du bist, Kamphausen Media GmbH, Bielefeld 2012, S. 38 und 147.

28 Gus Van Sant (Regie): Good Will Hunting, 1997.

29 Vgl. ebd., 01:36:10 bis 01:39:40.

30 Hervorhebung und Ergänzungen in Klammern durch den Autor.

31 Hervorhebung und Ergänzungen in Klammern durch den Autor.

32 Vgl. Antoine de Saint-Exupéry: Der kleine Prinz, Anaconda Verlag, Köln 2015, Kapitel 21: »Man sieht nur mit dem Herzen gut. Das Wesentliche ist für die Augen unsichtbar.«

33 Zitiert nach: https://www.fr.de/panorama/humanistischer-schutzpatron-11299917.html (zuletzt aufgerufen am 14.06.2023).

34 Leanne Payne: Heilende Gegenwart. Heilung des Zerbrochenen durch Gottes Liebe, Asaph-Verlag, Lüdenscheid 2004, S. 196.

35 Vgl. Christiane Sautter: Liebe dich selbst – Gott tut es auch, E-Book, SCM Hänssler in der SCM Verlagsgruppe GmbH, Holzgerlingen 2018, S. 123.

36 Hervorhebungen durch den Autor.

37 Vgl. Brené Brown: Die Gaben der Unvollkommenheit. Lass los, was du glaubst, sein zu müssen und umarme, was du bist, Kamphausen Media GmbH, Bielefeld 2012, S. 38 und 147.

38 Lukas 24,32b; GNB.

39 Vgl. Prof. Brett Q. Ford: Journal of Personality and Social Psychology, 2019. Siehe auch hier: Andreas Knuf: Belastende Gefühle zulassen: Alles fühlen, was da ist, Psychologie heute, 2023: https://www.psychologie-heute.de/leben/artikel-detailansicht/42437-belastende-gefuehle-zulassen-alles-fuehlen-was-da-ist.html (zuletzt aufgerufen am 04.07.2023).

40 Dr. Johannes Hartl: Instagram @drjohanneshartl, 20.01.2023.

41 Vgl. Dominik Frey: Wort zum Tag, SWR2, 2020: https://www.kirche-im-swr.de/?page=beitraege&id=30809 (zuletzt aufgerufen am 14.06.2023).

42 Vgl. Alister McGrath: Theologie. Was man wissen muss, Brunnen Verlag, Gießen 2010, S. 304–306.

43 Hervorhebung durch den Autor.

44 Vgl. Alister McGrath: Theologie. Was man wissen muss, Brunnen Verlag, Gießen 2010, S. 304–306.

45 Anselm Grün: Vom Burnout zum Flow. Kraftvolle Visionen gegen Erschöpfung und Blockaden, Herder Verlag, Freiburg im Breisgau 2014, S. 48.

46 Vgl. Alister McGrath: Theologie. Was man wissen muss, Brunnen Verlag, Gießen 2010, S. 304–306.

47 Vgl. ebd.

48 Sonia Lippke: Den Menschen verstehen, GEO Wissen, Ausgabe 62, 2018, S. 54.

49 Vgl. Prof. Brett Q. Ford: Journal of Personality and Social Psychology, 2019. Siehe auch hier: Andreas Knuf: Belastende Gefühle zulassen: Alles fühlen, was da ist, Psychologie heute, 2023: https://www.psychologie-heute.de/leben/artikel-detailansicht/42437-belastende-gefuehle-zulassen-alles-fuehlen-was-da-ist.html (zuletzt aufgerufen am 04.07.2023).

50 https://www.youtube.com/watch?v=MdvoA-sjs0A (zuletzt aufgerufen am 31.05.2023).

51 Vgl. Bettina von Clausewitz: Fremd und verloren. Im Sog der Einsamkeit, Deutschlandfunk, 2020: https://www.deutschlandfunk.de/fremd-und-verloren-im-sog-der-einsamkeit-100.html (zuletzt aufgerufen am 15.06.2023).

52 Karin Kraft: Cool bleiben, SPIEGEL WISSEN, Heft 4 (2018), S. 24.

53 Rachel und Stephen Kaplan gehören zu den renommiertesten Spezialisten auf dem Gebiet der Umweltpsychologie. Infos zu ihrem Wirken vgl.: Unterlagen Seminar Psychotraumatologie, Hochschule für Angewandte Wissenschaften Zürich, ZHAW, 2019; https://www.wanderforschung.de/files/jeitziner-natpsych_1410201315.pdf (zuletzt aufgerufen am 16.06.2023).

54 Vgl. Anselm Grün: Vom Burnout zum Flow. Kraftvolle Visionen gegen Erschöpfung und Blockaden, Herder Verlag, Freiburg im Breisgau 2014, S. 79.

55 Vgl. Albert Schweitzer: Aus meinem Leben und Denken, S. FISCHER Verlag GmbH, Frankfurt am Main 2004.

56 Vgl. Andreas Solbach: Hermann Hesse. Ein Schriftsteller auf der Suche nach sich selbst, Wissenschaftliche Buchgesellschaft, Darmstadt 2022.

57 Mattis Kummer: Wie geht Berufung? 40 Persönlichkeiten erzählen, Werd Verlag AG, Kreuzlingen 2016.

58 Vgl. David Togni mit Andrea Specht: Love your Neighbour. Es geht nicht um mich, aber es ist meine Geschichte, Brunnen Verlag, Gießen 2016; Mattis Kummer: Wie geht Berufung?, Werd & Weber Verlag AG 2016.

59 Vgl. Maja Storch/Gunter Frank: Die Mañana-Kompetenz. Wer Pause macht, hat mehr vom Leben, Piper Verlag, München 2011, S. 84.

60 Übersetzt nach: Derek Prince: Secrets of a Prayer Warrior, Baker Publishing Group, Ada, Michigan 2018, S. 112 und 229.

61 Ergänzung in Klammern durch den Autor.

62 Albert Schweitzer: Aus meinem Leben und Denken, S. FISCHER Verlag GmbH, Frankfurt am Main 2004.

63 Johannes vom Kreuz: Worte von Licht und Liebe, Herder Verlag, Freiburg im Breisgau 2001, S. 133.

64 Zitiert nach: Michalea Diers: Bernhard von Clairvaux. Elitäre Frömmigkeit und begnadetes Wirken, Aschendorff Verlag GmbH & Co. KG, Münster 1991.

65 https://www.jesus.ch/themen/glaube/glaube/106707-auf_bergen_ist_man_gott_etwas_naeher.html

66 Karin Kraft: Cool bleiben, SPIEGEL WISSEN, Heft 4 (2018), S. 24.

67 Vgl. Unterlagen Seminar Psychotraumatologie, Hochschule für Angewandte Wissenschaften Zürich, ZHAW, 2019; https://www.wanderforschung.de/files/jeitziner-natpsych_1410201315.pdf (zuletzt aufgerufen am 16.06.2023).

68 Vgl. Anselm Grün: Vom Burnout zum Flow. Kraftvolle Visionen gegen Erschöpfung und Blockaden, Herder Verlag, Freiburg im Breisgau 2014, S. 79.

69 Zitiert nach: https://kita-ggmbh.de/zitate.html (zuletzt aufgerufen am 16.06.2023).

70 Paul Tillich: Systematische Theologie, Gruyter Walter de GmbH, Berlin 2017, S. 289.

71 https://www.duden.de/rechtschreibung/Hochmut (zuletzt aufgerufen am 31.05.2023).

72 Vgl. Robert Alter: The Hebrew Bible. A Translation, W. W. Norton & Company, New York City 2018, S. 356.

73 Zitiert nach: Manfred Frigger: Was tust du? In: Typisch! Kleine Geschichten für andere Zeiten, Andere Zeiten e. V., Hamburg 2005, S. 31.

74 Vgl. David Papineau: Philosophie – Die Geschichte der Philosophie, Librero Verlag/Bielo Verlagsgesellschaft mbH, Köln 2015, S. 167.

75 Zitiert nach: https://de.wikipedia.org/wiki/John_Sculley (zuletzt aufgerufen am 04.07.2023).

76 Zitiert nach: John Eldredge: Der ungezähmte Mann. Auf dem Weg zu einer neuen Männlichkeit, Brunnen Verlag, Gießen 2005, S. 234.

77 Paul Tillich: Systematische Theologie, Gruyter Walter de GmbH, Berlin 2017, S. 289.

78 Zitiert nach: John Eldredge: Der ungezähmte Mann. Auf dem Weg zu einer neuen Männlichkeit, Brunnen Verlag, Gießen 2005, S. 238.

79 Elizabeth Gilbert: Big Magic. Nimm dein Leben in die Hand und es wird dir gelingen, S. FISCHER Verlag GmbH, Frankfurt am Main 2017, S. 293–294.

80 Vgl. https://www.theatrum.de/2206.html (zuletzt aufgerufen am 16.06.2023).

81 Vgl. Christopher Rapp/Ansgar Lorenz: Aristoteles, Brill/Fink Verlag, Paderborn 2022, S. 24.

82 Vgl. Robert Alter: The Hebrew Bible. A Translation, W. W. Norton & Company, New York City 2018, S. 356.

83 Vgl. Pasqualina Perrig-Chiello: Den Menschen verstehen, GEO Wissen, Heft 62 (2018), S. 33.

84 Anselm Grün: Quellen innerer Kraft. Erschöpfung vermeiden – positive Energien nutzen, Herder Verlag, Freiburg im Breisgau 2011, S. 72.

85 Tatjana Schnell: Psychologie des Lebenssinns, Springer Verlag, Berlin 2016. S. 103 und 225.

86 https://www.duden.de/rechtschreibung/Erfuellung (zuletzt aufgerufen am 31.05.2023).

87 Zitiert nach: https://kita-ggmbh.de/zitate.html (zuletzt aufgerufen am 16.06.2023).

88 »Es gibt keine Liebe, die nicht zur Hilfe wird«: Paul Tillich: Systematische Theologie, Gruyter Walter de GmbH, Berlin 2017, S. 289.

89 Philipper 1,6; HFA.

90 Oswald Chambers: Mein Äußerstes für sein Höchstes, Blaukreuz, Wuppertal 2005, S. 58.

91 Vgl. https://www.theatrum.de/2206.html (zuletzt aufgerufen am 16.06.2023).

92 Vgl. Christopher Rapp/Ansgar Lorenz: Aristoteles, Brill/Fink Verlag, Paderborn 2022, S. 24.

93 Vgl. https://www.pflege-praevention.de/wissen/soziale-einbindung/#:~:text=Soziale%20Einbindung%20fördert%20die%20psychische,und%20Einsamkeit%20erhebliche%20Gesundheitsrisiken%20dar (zuletzt aufgerufen am 16.06.2023).

94 Vgl. https://www.welt.de/geschichte/kalenderblatt/article161020522/Caesar-ueberschreitet-den-Rubikon.html; https://www.geo.de/geolino/redewendungen/3869-rtkl-redewendung-den-rubikon-ueberschreiten (zuletzt aufgerufen am 16.06.2023).

95 Zitiert nach: https://www.lyrikline.org/de/gedichte/stufen-5494 (zuletzt aufgerufen am 16.06.2023).

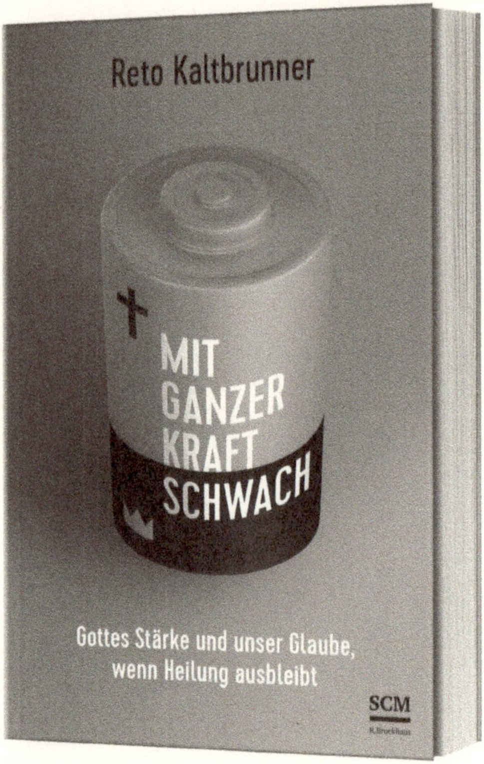
Reto Kaltbrunner
MIT
GANZER
KRAFT
SCHWACH
Gottes Stärke und unser Glaube,
wenn Heilung ausbleibt
SCM